· 全国高等学校教材
· "十三五"普通高等教育规划教材
· 供临床、基础、法医、预防、公卫、医检、医技、口腔医学等专业用

儿科学TBL教程

ERKEXUE TBL JIAOCHENG

主　编　／　万朝敏　母得志　高晓琳
副主编　／　熊　英　王一斌

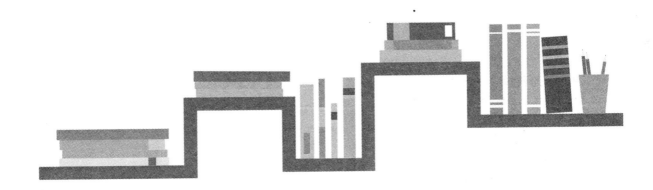

 四川大学出版社

责任编辑:傅 奕
责任校对:许 奕
封面设计:璞信文化
责任印制:王 炜

图书在版编目(CIP)数据

儿科学 TBL 教程 / 万朝敏,母得志,高晓琳主编.
—成都:四川大学出版社,2016.6
ISBN 978-7-5614-9663-3

Ⅰ.①儿… Ⅱ.①万… ②母… ③高… Ⅲ.①儿科学
—医学院校—教材 Ⅳ.①R72

中国版本图书馆 CIP 数据核字(2016)第 152392 号

书名	儿科学 TBL 教程
主　编	万朝敏　母得志　高晓琳
出　版	四川大学出版社
地　址	成都市一环路南一段 24 号(610065)
发　行	四川大学出版社
书　号	ISBN 978-7-5614-9663-3
印　刷	郫县犀浦印刷厂
成品尺寸	185 mm×260 mm
印　张	22.5
字　数	568 千字
版　次	2016 年 8 月第 1 版
印　次	2019 年 1 月第 3 次印刷
定　价	78.00 元

◆ 读者邮购本书,请与本社发行科联系。
电话:(028)85408408/(028)85401670/
(028)85408023　邮政编码:610065
◆ 本社图书如有印装质量问题,请
寄回出版社调换。
◆ 网址:http://press.scu.edu.cn

《儿科学 TBL 教程》编委会

主　编　万朝敏　母得志　高晓琳
副主编　熊　英　王一斌
编　者（按姓氏笔画数排序）

王　涛	卢　游	甘　靖	朱　渝	刘　颖
陈　忠	杨晓燕	杨　雪	周开宇	林　超
罗黎力	钟　琳	高　珊	郭　慧	蔡浅云
舒　敏	翟松会	熊　菲		

前　言

　　华西儿科源于1896年成立的仁济妇孺医院，具有百年的悠久历史，依托百年华西医学的沉淀和浓厚的华西文化，经过杜顺德、张君儒、唐泽媛、廖清奎、刘正乐、钱幼琼、姚裕家等几代儿科前辈的共同努力，儿科学在医疗、教学、科研和人才培养等方面取得了令人瞩目的成绩。目前，华西儿科学是国家重点学科、国家精品资源共享课程和国家杰出青年科学基金获得单位，是国家卫生和计划生育委员会住院医师规范化培训示范基地，拥有教育部长江学者创新团队和教育部重点实验室。华西儿科师资力量雄厚，是我国儿科高级人才培养的摇篮之一，承担临床医学五年制、七年制、八年制，医学技术，医学检验，康复，法医，基础医学，预防医学，口腔医学五年制、七年制、八年制等多个专业的理论及实践教学任务；同时还承担培养儿科学硕士、博士及博士后等高级人才的任务，对我国儿科学医学教育的发展做出了重要贡献。

　　医学教育作为高等教育中一个重要分支，如何深化教学改革促进教学质量的提高，培养出能适应新形势需求的高素质、高质量的医学生，是近来国内外医学院校关注的热点。《儿科学TBL教程》是根据儿科学本科TBL教学的实际情况，由多年从事儿科学高等医学教学工作的教师精心编著而成，凝聚了一线儿科学教师的心血，是他们辛勤劳动的结晶。本书在着重培养医学生获取知识技能、提升临床思维能力的同时，努力提高学生的团队合作精神、沟通技巧和解决问题的综合素质。通过该书的出版，以期促进儿科学TBL教学成果的交流与推广，进一步提升教师的教学水平与能力，推动儿科学精品资源共享课程的教学发展。

　　感谢对本书付出辛苦劳动的各位编者和编辑。感谢关心、支持和帮助本书编写的各位领导和老师。感谢国家级精品资源共享课程项目、中华医学会医学教育分会和中国高等教育学会医学教育专业委员会2016年医学教育研究立项课题（NO.2016B-FF094）、成都市科技局科技惠民项目（NO.2014-HM01-00017-SF）、四川大学2016年立项建设教材项目（NO.2016502）、四川大学新世纪高等教育教学改革工程（第七期）研究项目（NO.SUY7094、NO.SUY7096、NO.SUY7099、NO.SUY7100）、华西临床医学院2016年教学改革研究与实践项目（NO.2016-9）等项目的支持。

万朝敏

2016年3月于成都

目　　录

第三篇　儿科学 TBL 病例思考题参考答案及解析

第一篇　TBL 概述

第一章 TBL 的起源与现状

第一节 TBL 的起源

对很多人来说，TBL 教学法是一个陌生的概念。部分人将其理解为以任务为基础的教学，即 Task-based learning，简称 TBL。但我们在这里跟大家讨论的是以团队为基础的教学法，即 Team based learning，简称 TBL。

1979 年，俄克拉荷马大学的拉里·米夏埃尔森（Larry Michaelsen）教授负责商业管理的课程，每堂课容纳约 40 名学生。他力求最大化地应用课堂时间深入地和学生进行病例讨论。因为课程规模比较小，他可以让所有的学生都充分准备，并通过一问一答的方式完成关键问题相关的讨论，气氛非常热烈。在这种形式下，他能听到学生对这些病例的真实想法，并且帮助学生学会像企业管理者一样思考问题。

然而在课程调整之后，课程注册人数从 40 人上升到 120 人，课堂人数的增加为他这种以讨论为基础的课程教学带来了危机。学生在课堂上也感到无助和焦虑，过分依赖于"枪手"或优等生的帮助，他们甚至可以在没有进行充分课前准备的情况下来上课。在这样的大课堂中，要完成与以前一样的讨论几乎是不可能的，大部分教师更倾向于选择讲授。但拉里·米夏埃尔森不愿放弃之前小规模教学中让大家都非常满意的批判性思考模式。通过不断的改进和调整以及其他同事的帮助，他研发了一种新的教学方法，即我们目前所知道的以团队为基础的教学法（Team based Learning，TBL）。

TBL 教学法是由一些基本要素组成的，而这些基本要素都来源于实践。拉里·米夏埃尔森首先尝试通过要求学生课前阅读一些指定材料来激发他们课堂的积极性。他考虑到学生总是在考试前加班加点地努力看书复习，那为什么不用一个个小测试作为一个章节的开始呢？此外，因为他的专业强调团队沟通的重要性，所以他选择让学生先单独测试，再对小组进行同样的测试。这种做法或许可以让学生通过同样的测试来深刻认识到个体经验与群体经验之间的差异。所以他安排了第一个单元的阅读，举行了个人测试，回收了答题纸，并在小组测试时专心聆听。让他感到宽慰和高兴的是，学生都如他所想的给了彼此充分的时间去阐述自己的观点，没有"独占鳌头"的现象。学生深入地分析内容背景，从不同的角度去思考，去区分相对应的含义、后果和影响。同时学生互相讨论个人测试的答案，总结分析作答的理由。重要的是，学生也在这个过程中形成了具有凝聚力的基本社会单位,从个人转换到了团队。取得了这样意想不到的效果后,这种鼓励学生提前预习的测试被沿用下来,被人们称为预习评估过程(Readiness Assurance Process,RAP),包括个人预习评估测试(individual Readiness Assurance Test,iRAT)和随后的团队预习评估测试(team Readiness Assurance Test,tRAT)。随后经过一些其他的调整,预习评估这一过程成为 TBL 教学法的四要素之首。

拉里·米夏埃尔森深知群体中的相互关系会随着时间的推移而变得更为复杂。因此,他决定让学生在整个学期都固定在一个小组中,这样可以使彼此之间的关系继续深化,继而更有效地学习。事实上也确实如此,他们互相熟识之后能够在团队预习评估测试中以自己的方式更好地得出正确答案。这种让学生形成固定团队的形式同样也经历了一系列重要的调整,最终成为 TBL 教学法的第二要素。

为了解决固定团队中“长期依赖他人,贪图便宜”的老问题,拉里·米夏埃尔森决定引入一个新的评估机制。让团队中的学生参与评价队友的表现,并实实在在地影响彼此的最终成绩。这种做法被称为同行评价,通过不断调整和适应,这一机制最终成为 TBL 教学法的第三要素。

拉里·米夏埃尔森的教学总是布置任务,强迫学生模拟在未来的工作环境下应用现有的资料做出某些决定。他认为,营造一个特定的情景,并假设某人的课程资料是真实有效的,可以帮助学生学会在现实环境中分析应用这些原始资料,积累宝贵的经验。日积月累下来,他与同事想出了很多关于如何有效地设计应用型任务的方法,最终这些方法成为 TBL 教学法的第四要素。

随着时间的推移和广泛的实践,包括预习评估、适当采用固定团队、同行评价以及任务应用在内的四大要素已经发展成为一个协同系统。并且 TBL 教学法早已走出企业管理的课堂,被广泛应用于各个学科。

(杨雪　高晓琳)

第二节　TBL 的国内外现状

TBL 教学法并非只是简单地组建工作小组,它有其特有的运作反馈机制。其目的在于快速促使组内学生融入高效的学习小组中,彼此了解,彼此需要,并共同承担准备工作,荣辱与共。TBL 教学法的预习评估、固定团队、同行评价和任务应用等从根本上扭转了以往的教学格局。过去,教师集中精力讲授理论、概念和相关词汇,以帮助学生理解和应用课本内容。TBL 教学法则是培养学生的批判性思维能力。目前这种方法已被全世界近半数的国家和地区所认可,广泛应用于各个学科的各个方面中,包括哲学、心理学、社会学、经济学、语言文学、医学等。其中在美国至少有近 80 所医学院校采用 TBL 教学法。下面提供了各个专业方向的一些实际应用。

以经济学为例,克莱姆森大学的莫莉·埃斯佩(Molly Espey)教授在将 TBL 教学法与实际相结合的过程中,利用 TBL 教学法培养学生的定量推理和批判性思维技能。他提到“直到回顾 TBL 教学法实施之前我的学生的作业和考试试卷,我才意识到我已经在不知不觉中加深了课程的难度"。

在心理学教育中，TBL 教学法的应用更为深入。在 TBL 教学课堂上，创造认知冲突的机会比比皆是。多数心理学家认可 TBL 教学法是因为最初的基础知识水平阶段的误解提出后可以采用精心设计的预习评估测试题进行纠正。而在应用整合系统知识水平上的误解则可以通过有效的团队应用练习来明确。这是传统教学方法所不能企及的。

在方法学教育中，TBL 教学法同样发挥了重要的作用。莎拉·金·马勒（Sarah J. Mahler）教授在认识到 TBL 教学法的优越性后，在研究方法学的教学中采用了这种方法。他提到 TBL 教学法为学生提供了更多的时间去研究和分析数据，而不仅仅是学习它们，这有助于学生从本质上认识研究方法学这门学科。

在医学教育领域中，TBL 教学法也已经涵盖了大部分的亚专业，包括解剖学、生理学、药理学、病理学、病理生理学、医学统计学、临床流行病学，以及几乎所有的临床学科。与其他学科有所不同的是，大多数医学教育为了建立一个良好 TBL 教学系统都是使用所谓的逆向设计方法。也就是说，教师在设计教学模块的时候需要从终点开始，这样才知道要怎样才能到达目标。通过明确学习目标是什么、怎样达到该目标、如何促进学生学习以及如何评价这些学习效果，从根本上颠覆了传统医学教育的模式。

在我国的医学教育领域中，TBL 教学法已在骨科、中医学、口腔牙周黏膜、局部解剖、神经科、内科、外科、免疫学、生物化学实验学、医学影像学、重症医学、急诊医学、护理学、耳鼻喉科、妇产科、儿科中得到广泛应用。应用方式包括实习教学和课堂教学，甚至可以将 TBL 教学法应用于某一名患者的病例讨论及教学查房中，取得了良好的效果。它能帮助学生更好地带着问题去向患者及其家属询问病史，做有针对性的记录，并且在全面体格检查的基础上重点查体，迅速筛选出有用信息，做出初步的诊断和鉴别诊断。

（杨雪　高晓琳）

第三节　TBL 与儿科学教育

儿科是一门独立的学科，不能简单地看作内科的缩小版。它是全面研究小儿时期身心发育、保健以及疾病防治的综合医学科学。凡涉及儿童和青少年时期的健康与卫生问题都属于儿科范围。其医治对象处于生长发育期，需要儿科医生不断强化儿科医学理论，努力降低发病率、死亡率、增强儿童体质，提高儿童保健和疾病防治水平。

儿科学研究从胎儿到青春期儿童有关促进生理及心理健康成长和疾病防治的内容。目前有儿童保健、新生儿、呼吸、心血管、血液、肾脏、神经、内分泌与代谢、免疫、感染与消化、急救以及小儿外科等专业。每个专业学科又与基础医学的某些学科，如生理、生化、病理、遗传以及分子生物学等有密切联系。

儿科学有着自身的特点。例如，因为患者是孩子，他们往往不能准确地陈述自己的病情，这就需要儿科医生依靠自己的临床经验，通过仔细地看、听、问、查来判断；另外，还有来自患者父母的压力、患者病情变化快等。因为儿科学特有的高风险、高强度、低收入特点，导致众多医学院学生毕业后不愿意从事儿科。因此造成了我国目前儿科医生紧缺的局面，同时国家"二胎"政策的开放，将导致这一缺口矛盾更为突出。

身为儿科医生同时又承担着教学任务，更应该积极改进儿科学教学方法，提高学生的学习积极性，为儿科学发展留住人才。目前我国儿科学教育更多地仍是采用传统的大课讲授形式，也就是 Lecture-based learning，LBL。也有不少医学院校如中山医科大学、四川大学等，已经开始尝试将 PBL 教学法（Problem-based learning，PBL）和 TBL 教学法应用于儿科学教学中，但是仅仅使用于临床见习和实习教学的过程。

课堂教学是儿科传统教学模式中最重要的一个环节。它主要依靠教师"独角戏式的"讲授方式传授基础理论、临床知识等给学生，而学生只能被动接受。虽然随着技术手段的改进，幻灯片、图片、影像资料等的充分应用使这种传统教学法得到了改善，但仍不能摆脱其被动学习的本质。提高课堂教学应该正确认识与处理临床、教学与科研的联系，应当将知识的虚幻形态转化为简单易懂的实物形态，将知识的书面形态转化为生动鲜活的立体形态。更重要的是"授人以鱼不如授人以渔"，教学的过程不仅是传授知识，而且是启发学生科学的思考，训练学生解决问题的能力。在国外，不乏 TBL 教学法在儿科学教育应用的成功病例，使儿科学教师从过去的讲授中解脱出来，用更多的时间和精力去聆听，并适时地帮助学生理解和应用课本材料，发展学生的批判性思维能力和资源整合分析能力。

临床见习是学生在接受了基础理论学习后开始接触临床的起点，是从理论过渡到临床实践的桥梁。LBL 教学法的弊端日益彰显，学生无法很好地消化大课堂上教授的重点和难点，甚至有学生根本就混淆了相关知识点，也就更谈不上综合分析、理解儿科学相关知识的特点了。TBL 教学法在儿科见习的引入，使教学变得多元化，激发了学生主动学习的动力，注重理论知识与实际应用的结合，提高了课堂效率。见习教师的工作变为通过解决"明确学习目标是什么、怎样达到该目标、如何促进学生学习以及如何评价这些学习效果"等几个方面的问题，结合临床实际情况精心设计 TBL 教学模式，巧妙穿插预习评估、固定团队、同行评价以及任务应用等内容。目前大多数国内文献报道，TBL 教学法在理论知识考核中与传统教学法无显著差异，但在系统整合资料、分析解决问题等实践方面优于传统教学法。

（杨雪　高晓琳）

第二章　TBL 的理论基础

第一节　TBL 的定义

TBL 是 Team based learning 三个英文单词的首字母缩写，按原义翻译就是以团队为基础的教学。以团队为基础的教学是一种围绕一个个专题进行循证的合作学习教学策略，每个专题又被称为"模块"，以预习准备、课上准备保证测试、以应用为导向的练习为一个学习周期，周而复始。通常一堂课包括一个模块。通俗地讲，就是将学生组织成一个个团队，以团队为基础进行学习。每次学习围绕一个专题，每次的学习过程分为三个步骤，通过这些主动性的学习，发挥团队合作精神和集体荣誉感，并形成团队中各自的角色和责任。随着学习深入，团队的能力以及个人的能力均明显提升。TBL 设计的理念就是超越传统教学简单涵盖教学内容的方式，主要的目标为确保学生能有机会运用课程中应当学习的概念去真正解决问题。因此，TBL 确保学生既能掌握理论知识，又能实践。

在 TBL 课程学习过程中，首先要恰当地分组，形成一个适合的团队。将不同的学生交叉分在一个团队，包括性格外向的和内向的，学习主动的和不主动的，以确保团队能组织起来完成学习项目。学生必须在上课前学习所分配到的资料，因为每个单元的课程应当以一个确保有准备的过程（Readiness assurance process，RAP）开始。RAP 含有一个小测试，针对每位学生课前应当自学的材料，接着他们所组成的团队再次测试，由团队给出一个一致同意的答案。小组测试后学生会立即得到结果反馈，如果他们的回答被认为是错误的，但他们认为自己有合理的解释，那他们可以给出证据相关的申诉。RAP 最后一步是一个简短但是非常特征化的小讲座，使教师能阐述清楚前面过程中所有的错误理解，尤其是在小组测试和申诉中表现出来的。一旦 RAP 完成后，课程剩余时间（很可能是课程的大多数时间）要用于学生实践课程内容而进行的课堂内的互动和任务。

TBL 含有四大核心要素：

（1）应正确形成团队（如不同智力的人才应平等地分布在团队中）。这些队员是固定的，一直参与整个学习过程。

（2）学生为自己在团队中的学习和工作负责。

（3）团队学习和实践必须促进学生的学习和团队的发展。

（4）学生必须经常并且立即收到反馈。

TBL 的目标是将教学从使学生简单地通晓课程知识转换为使学生能运用这些知识概念去解决实际问题。这是一项艰巨的任务。要真正实现这种转化，需要教师和学生同时改变自己的角色。教师的主要任务应从传授知识信息转变为设计、控制教学过程，学生的任务应从被动接收知识信息转变为从一开始就主动获取课程知识，以确保课堂上的团队分工合作。这种学习态度的大转变不会自发地发生，更像是梦想而不是轻易可以企及的现实。因此，要实现这一目标就必须成功实施 TBL 的四大要素：

（1）团队。团队的组成必须恰到好处，形成团队后有团队管理。

（2）责任。学生必须对个人和团队的工作质量负责。

（3）反馈。学生必须及时并且经常接到反馈。

（4）任务分配。团队的任务分配必须能促进团队的发展和学生的学习。

TBL 的教学结构为：课前准备，即学生自学；然后是 45~75 分钟的 RAP，包括个人测试、团队测试、团队申诉、教师反馈四个部分；最后是应用课程概念部分，时间为 1~4 小时，是以应用为导向的实践活动。

（朱渝　高晓琳）

第二节　TBL 的教育心理基础

教育包含教学和育人两个概念。教学是指一切经验传授和经验获得的活动；而育人则内涵深刻，是指培育人才，使之拥有独立的思想以及解决问题的能力。这些概念均是从教师、传授者的角度阐述。让我们再从学生的角度来解析并学习这个理论概念。学习从广义来说是指人或动物在生活过程中，凭借经验而产生的行为或行为潜能的相对持久的变化。由此可以看出，不论是从教还是学的角度，教育或学习都是一个经验的传递与继承过程。随着人类的进化、时代的发展，现今的高等教育已经固化为一种模式：即人类的经验高度浓缩为文字，并形成有序的条目——书本，在专门的场所——课堂，由专人——教师对学生进行灌输和记忆。这样的学习方式已完全脱离了经验传授和实践验证的过程，虽然具有高效性，但在一些实践性很强的教学领域就显得越来越捉襟见肘。比如：医学教育既要求繁杂的理论记忆，又要求灵活的实践运用。以往单一的课堂讲学不仅枯燥，还缺乏实践过程，等到医学生进入临床实习阶段时，所学理论知识大多已经忘记，从而造成理论与实践严重脱节。因此，一大批新型的教育教学理念和模式应运而生。这其中就包括了 TBL。TBL 如同基于问题的教学（Problem based learning，PBL），但同时也是 PBL 的延伸。它们都具有构建学生主动学习理论知识和概念的课前准备部分。课上将实际病例与理论知识相结合，将理论知识融合到实际病例分析中，使学生既能更深入地理解理论知识，及时纠正对理论知识的理解偏差，又能及时地把理论知识直接运用到实践中。这样的教学模式不仅将学生从被动地接收理论知识信息转变为主动学习，而且通过整合理论知识，分析及运用实践，锻炼了学生检索、思维、分析、辩证、阐述、归纳以及动手操作等多方面的能力。这种教学方法的改革也掀起了教学理念的新思潮。从人的记忆模式来看，这种教学方式也更科学合理。

一、学习的动力和获益

学习是一种需求，在改造客观世界的生活实践中，生存实践这种内心的动力驱使我们主动去探索，去积累经验。而传统的学习与这种迫切的需求联系不紧密，再加上教学方式的陈旧，使学习的动力不足。布鲁纳（Bruner）是美国著名的认知教育心理学家，他认为学习包含获得、转化和评价三个过程。布鲁纳（Bruner）很强调学习的主动性和认知结构的重要性。TBL 恰恰符合这种认知心理学。

不仅如此，TBL 的优势还在于团队学习。团队精神告诉我们，挥洒个性、表现特长保证了成员共同完成任务，而明确的协作意愿和协作方式则产生了真正的内心动力。因此团队学习可以激发学生的学习动力，包括那些对所学知识可能不太感兴趣的学生，还有不愿意做作业的学生，以及对所学知识理解困难的学生。TBL 可以引导学生学会如何学习、工作、互动及合作，这是在商业、医疗、组织等工作环境中获得成功必不可少的。TBL 每次课程通过一个项目、任务解决一个问题。初学者享受这种对任务、项目的掌控，由此更促进了他们的主动性。在此过程中，教师作为资深工作者，只需要在全过程督导、解疑，负责掌握学习方向的正确性，这样减少了教学所花费的时间，大大地提高了教学效率。团队学习具有一种集体荣誉感，每个队员在团队的角色和任务不可或缺，这使那些对所学知识可能不太感兴趣的学生，还有不愿意做作业的学生都必须为团队负责，从而完成学习任务。而对于那些通过传统讲学模式学习困难的学生，也能通过自己前期的准备、课程中队员的交流、课程后的实践，从而更容易地掌握所学内容。在长期的团队合作下，每个学生通过磨合，能更准确地找到自己的定位，发现自己的优点和短板，明确适合自己的职位、学习工作方法，也能培养学生的团队合作精神。TBL 将传统学习内容转换为解决问题和应用实践能力的培养，同时还可促进人际交往能力。TBL 在商业、组织工作、职业以及工业等教学领域有非常重要的作用，能发展有效的工作技巧和能力，这些领域的许多任务和项目都需要团队来实施和完成。团队精神能推动团队运作和发展。在团队精神的作用下，团队成员会产生互相关心、互相帮助的交互行为，显示出关心团队的主人翁责任感，并自觉努力地维护团队的集体荣誉，自觉地以团队的整体声誉来约束自己的行为。

二、记忆的特点

TBL 的教育心理还基于人类记忆的特点。人的记忆分为不同的类型，包括形象记忆、情景记忆、语义记忆、情绪记忆和运动记忆。传统高校教学的主要内容所需的仍然是语义记忆。虽然其具有高度概括性、逻辑性，便于教学和不受地点、时间限制等特点，但是同时也具有抽象性，不与实际的图像、事物联系，需要缜密思维理解，并且容易遗忘，需反复记忆等缺陷。

根据德国心理学家艾宾浩斯（Ebbinghaus）的遗忘曲线，遗忘在学习之后立即开始，而且遗忘的进程并不是均匀的。最初遗忘速度很快，以后逐渐缓慢。艾宾浩斯还在关于记忆的实验中发现：记住 12 个无意义音节，平均需要重复 16.5 次；记住 36 个无意义音节，平均需要重复 54 次；而记忆六首诗中的 480 个音节，平均只需要重复 8 次。TBL 的教学过程是符合这一科学理论的。首先，课程安排上设计了课前预习这一环节，使学生一开始就进行理论概念的记忆；紧跟着进行测试与反馈，近期内对记忆内容进行一次复习，强化了记忆；然后再予以实践练习。由于测试、申诉以及讲座都是一次辩证，使每个学生都能深刻地理解所学的内容，每次讨论又加深了记忆，而实践练习中通过动手的方式使记忆更为深刻。

（朱渝 高晓琳）

第三节 TBL 的基本原理与特征

传统医学教育（LBL 教学模式）是以教师为中心的演讲教学（Didactic teaching）；学生角色是对知识的单纯记忆，并可能将这种单纯记忆误认为是对知识的真实理解，并不能在复杂的实际情况下进行灵活运用。

TBL 教学模式是以学生为中心的辩证教学模式（Dialectic teaching）；学生角色是通过批判性思维和逻辑性讨论，对课程材料进行辩证的评估，针对医学实际问题提出自己的想法和解决方案，从而达到对所学知识的进一步理解和应用的目的。

TBL 的基本原理既是基于团队精神，又是以学生为中心，以问题或项目任务为导向的。TBL 的原理既包含学生主动性，对学习内容负责，要在实践练习中辩证地运用所学知识；同时还延伸出团队合作，强调对团队负责，通过每次学习促进团队发展。

TBL 的特征包括以下几方面：

课前准备——以问题、任务或项目为导向的学习，通过自学相关资料，以便课上进行问题测试和申诉。课前准备的必要性比起其他主动性学习模式更强，因为不仅有个人测试，同时还有团队测试，需队员探讨后得出一致的答案。团队的精神会促使个人进行课前准备。

辩证性——无论是团队测试中队员协商甚至争论获得一致的答案，还是教师反馈后的申诉，以及最后教师的讲座解答，都充满了辩证思维的力量。将抽象的理论概念放到实际的项目、问题、任务中，让学生通过一次次的辩论，真正理解并掌握理论知识及其实际运用的原理。

团队的建立——TBL 的核心是团队，每次的学习必须促进团队的发展。TBL 考察的不再是单纯的记忆，还包括团队的领导决策能力、人与人的相处技巧。在实践为主的项目任务中，动手能力可能更为重要，因此团队要进步，需要全体队员的齐心协力，每次根据任务特点，发挥不同的特长。个人英雄主义在 TBL 中无法达成效果。因此，TBL 在学习过程中还促进了团队精神的建立，使学生了解自己和队员的特点，明白团队协作的重要性。

（朱渝 高晓琳）

第三章　TBL 的实施策略

第一节　TBL 的教学目的

"以学生为主体"的教学模式是目前医学教育者和教育管理者积极探索实践的改革方向。传统的演讲教学（Didactic teaching）主要是把知识传授给学生，是以教师为主导，其优点是易于开展，对知识的传授较为系统。然而，演讲教学是一种以教师为主体、学生被动接受知识的学习模式。而辩证式的教学（Dialectic teaching）则是以学生为主导，可让学生训练、思考的过程，可反映学生能否应用学到的知识解决实际的临床问题。

弗莱克斯纳（Flexner）在他的医学教育改革建议中，已明确指出医学教育应训练学生解决问题的技巧，而不是只把课本的内容背熟。团队导向学习是一种辩证式的教学，同时运用了成人学习理论（Adult learning theory）及协同合作学习（Collaborative and cooperative learning）方法，其理论基础在于将学习目标由课程知识的获得，引导到课程观念的运用，将教师的角色由教学者转变为指导者，将学生由被动地接受知识转变为主动地学习，并能将学习到的知识运用到解决实际临床问题中去。

团队为基础的教学法（Team based learning，TBL）的关键点是学生自己要对自己的学习负责，也就是由学生来承担学习的责任。当然，这样的改变需要策略，才能使学生对学习内容及同学间的互动产生兴趣。通过课前测验、教师的激励、课堂内小组成员互相合作的架构，鼓励学生利用足够的时间进行课程预习，同时教师也需对学生学习及团队合作成果作出适当的评价。如此，则能将 TBL 学习过程视为一个连贯的整体、完整的课程学习目标。TBL 不仅教导学生基本知识和知识运用，师生在教学中的角色与功能也发生改变。教师必须设计并管理整个课程的进行，学生则必须先行阅读材料。通过团队协作方式，提高每个学生的学习能力和效率，学会与不同个性和能力背景的人在交流与协作中学习、工作，并学会在研究和创造中学习，从而适应现代临床医学发展的需要。

TBL 适用于不同的医学教育课程，其对教师而言，一个人即可引导多个小组讨论，可减少教师的人力投入以及时间耗费，同时可避免教师针对不同的小组反复实施同一个课程的疲劳感。对学生而言，有助于个人自我学习并提升成绩，尤其对原本成绩较差的学生效果更为显著。因为 TBL 加强了学生解决问题的能力，也使读书成为日常生活的一部份。已有相当多的研究结果显示，TBL 适用于基础医学（如解剖学、胚胎学、药理学）以及临床医学（如儿科、精神科）的医学生及住院医师教学，其优势在于增加学生的学习参与度、改进解决问题的方法、促进同学间的有效沟通、获得较好学习成绩，甚至可提升国家考试的成绩，最重要的是培养学生养成良好的思维习惯，获得在临床实践中解决问题的基本知识及能力。

（王涛　周开宇　高晓琳）

第二节　TBL 教学的基本过程

TBL 是学生在团队基础上，围绕各教学单元中包含的核心概念及其应用展开主动学习，经过"个人独立预习概念—预习确认测验掌握概念—团队练习运用概念"的过程获取知识，并掌握知识的运用。

一、TBL 开展前的准备

（一）设计 TBL 教学课程

首先，教师确定各单元的教学目标，并为学生准备关于预习目的与要求的提纲和参考资料，同时还需认真准备各单元的预习确认测验试题和在课堂教学中进行讨论的应用练习。

（二）分组并形成团队

TBL 课程开始时需要将学生分组，其目的是以小组为团队基本单位，进行讨论、交流，提高学生的学习兴趣。分组需遵循 TBL 的原则：①减少影响团队凝聚力的因素；②合理分配小组成员的各种资源；③小组的大小适当；④小组成员保持相对稳定不变。

开始分组时不能让班上成员自己找组员，而需将过程透明化，由教师将课程的内容特性作为分组的基本依据，将成员分配至各个组合，每一组 7~9 人。小组成员维持越久越好，最好能维持整个学期不变。小组成员的背景尽量多元化，以便在讨论中能发表不同的意见。分组过程中尽可能把不同特色或不同经验背景的成员平均分布在不同的小组，但应避免其中有互动特别好或特别差的个人关系，以免影响团队的凝聚力。

（三）设计评分方案

TBL 中个人的课程成绩包括：个人表现得分，由个人测验成绩和期末考试成绩组成；团队表现得分，主要是团队测验和合作能力成绩；同行评价得分，在 TBL 结束后，各小组成员评价组内其他成员在参与团队的表现、个人表现、对团队贡献大小、出勤率等方面的表现，一般以不同的得分或划定不同的等级进行评价。

二、TBL 实施流程

TBL 的特性为各小组的互动必须在课堂上进行。教室的环境以不互相干扰为原则，因此所需的空间不像"问题导向学习"的教学模式中各小组所需的独立空间。各小组在讨论时按照设计的进度进行，指导教师即为上课教师 1 位。TBL 的实施流程包括三个基本阶段，每个课程主题皆需包含此三个阶段，但在实际课堂运用上可依情况调整或增减。

（一）第一阶段：预习准备过程

TBL 教学活动设计重点在于，每一个课内活动需包含两个教学目的：一是让学生充分了解课程内容；二是增加团队的凝聚力，使团队所有人都能自主管理自己的学习团队。学期课程开始之前，教师需先分配课程内容，将一门课分成 4～7 个主题，这些主题一方面是学习的主要目标，另一方面也是课前预习确认测验的参考方向。教师一定要有很清楚的概念，学生上完课后能够获得什么样的知识与能力，才能依照此目标指定学生课前预习的读物，让学生在上课前即具备必要的知识，从而在上课时顺利进行团队讨论活动。学期课程开始后，第一堂课上教师必须要让学生了解采取 TBL 方式教学的目的，同时完成小组分配。每个小组以 7～9 个学生为宜，并依据团队评分制度建立团体合作的模式。学生在预习参考资料或提纲的指导下，通过课前的个人独立学习，熟悉教学单元的课程内容。

（二）第二阶段：预习确认测验过程

上课伊始，首先对学生进行个人课前预习确认测验（Readiness assessment process，RAP），以了解学生对即将学习内容的熟悉程度。课前预习确认测验包括 5 个主要部分：

（1）指定读物。教学单元开始时，学生必须完成指定的课前阅读。指定读物应该涵盖必要的概念，而课前测验内容正是预习的内容。

（2）个人预习。一种方式是：确认测验的各教学单元最先进行的是评价学生个人预习情况的预习确认测验，测验的内容主要由侧重于概念的单选题组成。课程单元进行的第一件事就是课前预习确认测验，学生完成测验后，会得到个人成绩（Individual readiness Assurance test，IRAT）。课前预习确认测验一般是 15～20 道选择题，学生可在 15～20 分钟完成，题目需要包括主要的概念，不必太刁钻古怪，但最好能在之后团队评量时制造讨论的机会。其他方式是：课前发放资料，学生通过查阅图书、网络、数据库及请教教师等方式，提前预习与资料相关的知识。

（3）团队预习确认测验。当个人预习确认测验完成后，学生立即通过团队讨论完成同样题目的测验。团队测验完成后，教师将评分后的个人和团队的答卷交还给学生，让他们针对测验题目展开讨论。当学生做完测验卷之后，整组再针对同一份考卷重新考试，可以一起讨论达成共识。作答时可使用立即回馈评估卡（Immediate feedback assessment technique，IF-AT），此卡片形式类似刮刮乐卡，学生决定答案后，即把答案上的覆膜刮除，可以马上显示答案的对错，答案正确即进行下一题，答案错误则从头讨论，直到选出正确答案为止。一旦整组完成作答，立刻评分，此时可得到团队成绩（Group readiness assurance test，GRAT）。从答案卡上选项被刮除的情况，可以了解团队的答题情况，大家可以回顾自己与团队的表现，了解团队学习方式的效率，并达到实时回馈的效果。此阶段的重点是针对题目的小组内相互讨论，20～30 分钟完成。当然，测验方式可以多样化，可有刮刮卡、网络测试等。

（4）申诉。在讨论后允许和鼓励申诉，即向教师提出任何意见或疑问。这时学生可以查阅图书籍、网络、数据库等，用各种理由申辩，找出证据说服教师答案中疏漏的部分或是与其他小组不同的意见，这样也温习了先前预习的内容。若学生的申辩有理，整个小组可得到分数，但没有申辩的小组则不会给分。

（5）教师反馈或总结。对于申诉，教师可通过一个小型的演讲或讲座来解决学生的问题。教师可以针对团队测验中回答不够理想的题目，或学生还不是很了解的部分予以澄清。课前预习确认测验的好处是教师可以把"念书给学生听"的时间省下来，创造适时回馈的环境，并让学生练习自我学习的技巧；另外一个好处是可以让学生提升共同回答问题、解决问题及互相辩证的能力。引发学生课前预习动机的机制之一是将个人成绩与团队成绩都纳入期末成绩的组成部分；另外在团队讨论的过程中，可以逐渐增加对困难问题的练习，训练团队如何合作解决问题，培养团队精神，促进团队凝聚力。

完成第二阶段需要 45～75 分钟。

（三）第三阶段：运用课程概念过程

在此阶段，学生开展讨论、概念运用练习的活动，每个团队成员必须积极参与，并记录讨论结果。在讨论结束后，各小组选择代表发表团队的讨论结果，并与班里的其他小组讨论自己的答案。最后，教师总结该单元的学习情况并进行同行评价。

此阶段的重点是要将先前所学习到的知识用来解决临床可能遇到的问题。教师需要设计一份题目，形式可以是单选题，内容以概念延伸或临床问题为主，但需包含课前预习的架构。学生接收到题目后开始进行分组讨论并对答案达成共识。一个好的应用情境必须符合四个"S"原则：第一个"S"为重要相关的问题或情境（Significant problem），最好能与现实学习有关；第二个"S"为所有小组同时讨论同样题目（Same problem）；第三个"S"为各小组必须针对题目决定一个特定的答案（Specific choice）；第四个"S"为各小组必须同时回答（Simultaneous report）。各组以不同色卡或号码牌同时举牌表示自己的答案，此时教师开始引导各分组间的讨论，要求学生说明其答案的依据并答复其他组学生的质疑，在讨论过程中可再次让学生充分认识自己的思考方向是否正确。教师在此阶段要确定学生是否充分表达各自的观点，学生是否注意到答案的每个方面，同时也要避免把太多自己主观的意见传达给学生，毕竟课堂上强调的是学生间的讨论，而非师生间的讨论。

练习完应用问题后进入评估阶段。指导教师应对该主题单元进行总回复并评分，第三阶段在 1～2 小时内完成。当所有团队都已经准备好了，就可以进行下一个单元，此时，学生又应该开始预习下一个单元的内容。在实际应用上，TBL 一般并不受上课人数的限制，只要在教室的容许下，20 人与 200 人上课都可以由原上课的教师负责，并不需要额外增加教学或辅导的人力，学生只要按照设计规划的流程进行，便能进行小组的讨论。一学期 2 学分的课程，每周上课 2 小时，正适合 TBL 的开展；但若课程只有 1 学分，则建议隔周上课，一样可以执行 TBL 教学；每学期若为 3 学分的课程，则可增加第二阶段问题的深度与广度，使学生能充分运用学到的知识。无论课程为多少学分，第一节课必须对学生充分说明 TBL 的教学模式，学生亦可参与制订各项测试结果在期末成绩的比重。

TBL 课程发展过程与其他课程发展过程类似，必须先确立学生学习的目标，教师应思考学生在每一单元结束时所应具备的解决问题的能力，根据此目标制订每一单元的学习内容、活动及情境问题，以达到提升学生能力的最终目标。

（王涛　周开宇　高晓琳）

第三节　TBL 与传统教学方法的区别

　　传统课堂教学强调的是单向式学习，教师先设定学习目标、内容及相关学习的信息，上课时直接讲解课程内容或响应学生的问题。学生会在课堂上做笔记，通常以阅读笔记为主作为考试的准备，学生在传统课堂的工作就是上课、准备笔记及参加考试。其缺点是教学方法缺乏结构，学生学习较被动，教师没有及时回馈学生，也无法有效确定学生是否具备足够的技能或知识。PBL 强调由学生主导学习的过程，通过小组的讨论去解决实际的问题，从而获得相关的知识。教师需设计引发学生学习动机的个案以促进小组的讨论，是引导学习过程的促进者（Learning process facilitator），因此需要有 PBL 教育观念。小组教师的工作是引导与协助，并不是主导与传授知识。学生运用七阶段的讨论方式（Seven-step approach），阅读个案后了解相关的名词、界定问题、分析问题、澄清问题后，建构共同学习目标，课后进行独立的学习，如此可增加学生解决问题及批判的能力，同时也训练了沟通能力及有效的团队合作。其缺点是需要大量教师，需要的设施及所花的经费较多，且仍有研究质疑其成效。

　　TBL 强调在大课堂中以小组讨论方式，学习如何运用教师指定的课程内容及知识解决问题。教师须清楚了解需要讲解的内容及学生的学习目标，同时设计可引发讨论的题目，并随时响应学生提出的答案或问题。学生上课前必须先做准备，上课时先分别以个人及小组方式接受测验，再以刚学到的知识，通过组内及组间的讨论，解决教师设定的应用问题。如此学生能有效获得知识并适时运用，增加批判思考能力，同时能增进与同学互动并训练合作精神。其缺点则是与学生原来学习的习惯不同，学生需花时间适应，教师是否有经验也影响学习结果（见表 3－1）。

表 3－1　传统课堂讲授、基于问题的教学及以团队为基础的教学的比较

	传统课堂讲授	基于问题的教学（PBL）	以团队为基础的教学（TBL）
教学原理	教师把知识传授给学生，学生记笔记以便将来复习	学生自我主导学习，在教师指导下，以小组讨论方式，设定个别学习的议题以解决实际问题	教师预先设定学生必备的知识，在课堂中以小组方式学习，并用于解决实际问题
基本教学方法	教师直接讲解授课内容，有时会给予课程大纲或讲义以协助学生做笔记	教师按照个案的进度逐步提供个案的信息，学生在提供的资料中分析问题，自我学习以解决问题	学生课堂前先做预习，上课时先个人接受测验，其后再以小组方式接受测验，并以所学到的知识，通过讨论以解决教师设定的问题
预期的结果	知识的获得及了解观念	知识的获得与了解、增强解决问题及批判的能力、改善沟通能力及促成小组有效的运作	知识的获得与了解、训练运用知识解决问题的能力、促进批判思考能力、培养有效与他人合作的能力

	传统课堂讲授	基于问题的教学（PBL）	以团队为基础的教学（TBL）
教师的角色	设定学习目标、内容及相关学习的信息，准备上课内容，响应学生的问题	设定学习目标、设计引发学生讨论的个案以促进小组的讨论、适当地给予学生回馈及指引	设定学习目标、选择学习的内容及资源、准备能促进讨论的病例及题目、响应学生相关的问题及改正学生错误的观念
学生的角色	上课、准备笔记及参加考试	进行独立的学习或小组共同学习，上课时参与小组讨论	上课前作独立的学习，课堂中把学习的知识用于小组讨论，同时能为小组共识的结果答辩

在课堂时间的运用上，TBL强调的是其概念应用时间远较传统课程多。在传统课堂中，课程大部分时间都花在学习知识概念，但概念应用的时间很短，甚至没有训练如何把知识运用在工作或实务上。但在以团队为基础的教学中，知识的获得由学生于上课前完成，上课时评估他们对课题的了解程度，再以小组讨论方式找到共同的答案，并运用学到的知识解决实际问题，从而提升运用知识的能力。TBL的教师角色与传统教学中教师角色不一样的是，教师可以决定学生学习的内容及方向，使教学内容有其专业性，同时也在课堂上掌控讨论流程，扮演讨论促进者的角色。

由于TBL是在课堂中实施的小组讨论，兼具课堂讲授中与教师交集多及小组讨论中学生间互动多的优点，有此结果并不意外。从上述的讨论可以发现，每一种教学模式都有其优缺点及适应的状况，授课教师必须针对课程的需要及班级的特性，选择适合的教学模式。

（王涛　周开宇　高晓琳）

第四章　TBL 效果评价

儿科学是大学阶段本科生接触的重点学科，不仅应注重理论教学，而且要强调临床实践教学。通过运用 TBL 教学方法在调动学生积极性的同时，还能提升学生的实践能力、合作能力和运用知识解决问题的能力。此种教学方法要求教师在课前做好准备，合理分组，编写病例及提出需要自学的内容大纲。

TBL 教学法需要学生有团队合作意识、沟通技巧，学生通过以团队为基础的学习，课前除了需要阅读各相关学科教材外还需借助网络资源、图书馆等，查阅文献，搜集、汇总与学习任务相关的资料。在课前阅读和准备阶段、课堂小组测试和应用性练习教学环节中，学生难免会遇到不理解、有争议的问题，经过小组内的讨论、分析、整理及教师的引导和启发，学习后要能理解基本的、重要的概念，阐释各种基本病理过程发生的原因和机制、功能代谢变化及其机制，且应用这些知识讨论、分析病例，解决实际问题，培养学生的临床思维能力。

TBL 的教学模式不仅能培养学生熟练掌握基本理论知识的能力，还能培养学生的实践操作能力，同时能有效锻炼学生的临床思维能力，实现理论知识与实践操作的完美结合，为以后的教学和临床工作打下扎实的基础。TBL 教学法有助于提高学生的自主学习能力，培养学生的临床思维能力，是一种符合医学教育培养目标要求的新型教学模式，值得在医学课程教学中推广应用。

第一节　评价原则

TBL 教学过程对学生的评价主要包括课堂表现评价、病例讨论、导师评价、学生自评以及学生互评五个方面。对于课堂表现评价及病例讨论，小组答案只是评分的很小一部分，主要评价的是学生在学习过程中所表现出来的状态、思维能力。对于导师评价等三个部分的评价，主要是评价学生的责任心和对他人的尊重，以及分析归纳推理能力，信息管理能力，表达、交流和教育别人的能力等几个方面的表现。

一、小组组织及管理是否合理

小组讨论能顺利进行和推动，在规定时间内完成小组任务，并确定小组内成员的职责，能表现出相应的行为（例如：担任组长时，能顺利组织和推动小组讨论；担任发言人时，能认真倾听并如实总结小组讨论意见，并适当促进意见达成一致；担任小组成员时，能尊重和服从团队意见，坚持自己观点时能提供有力证据）。小组成员在组内也能够独立思考，能心平气和地接受以及回应批评或不同意见。

二、学生是否有责任意识

考查学生的守时概念，如有无迟到和缺席现象；考查所有团队是否都按计划认真完成课前布置的所有学习任务；在病例考试中是否都积极参与讨论；在讨论的过程中学生的发言及行为表现是否利于讨论的进行；学生在讨论过程中是否能认真倾听团队内及其他团队的发言，不随意打断他人发言，尊重他人意见。

三、团队任务是否能促进学习和团队发展

TBL 是以学生为主导、以团队为载体的教学方式，是课前预习、团队讨论以及应用性练习等学生自主的学习过程。团队成员能从病例中或在讨论中提炼出核心问题，分清主次。团队讨论制定的任务能简要概括可能涉及的学习目标，合理分配学习任务，确保团队中的每个学生都能完成学习任务，通过分享学习成果的方式完成自学的所有学习目标，促进团队的健康发展。

四、学生是否得到经常和及时的反馈

教师在 TBL 课堂上要营造以学生为主体的学习氛围，以利于学生开拓思维，积极参与讨论。教师在引导学生参与讨论的过程中要观察每个小组的情况，在对学生进行评价的同时，有技巧地调整和指引学生，使他们在讨论和学习中学会学以致用，将以往的书面知识整合并灵活地应用到实际的病例问题中去。教师观察完学生及团队后，可以对学生或团队进行谈话反馈，对学生或团队的优点进行鼓励，并指出其不足之处，提出改进意见。

（罗黎力　高晓琳）

第二节　评价方法

将 TBL 应用于儿科学教学，极大地增强了学生实习的兴趣和学习的主动性。在 TBL 课堂上，教师主要对学生的责任意识、小组组织管理、团队任务和发展几个方面进行评价，一般采用一个小组一个量表的方式进行，便于评分及统计。课后学生也会得到自己或小组的反馈，一般通过单独面谈、网络提交评论意见等方式进行。TBL 课堂上一般会有1 位或 2 位指导教师，并进行分工，除了引导学生讨论和激发学生兴趣之外，需要教师进行观察、巡察和现场评分。课后汇总后根据学生表现，进行重点的谈话反馈，或通过教学专用网站填写评语的方式进行反馈。

判定一种教学模式是否成功，归根到底取决于对学生学习态度、学习兴趣的影响程度和学生对所学知识的掌握和应用程度。研究结果发现，在医学教育中，学生仅凭个体狭隘的学习经验，效率普遍较低，无法适应时代的要求。TBL 教学方式能让学生感受到学习

的压力和动力，并能真正地学到东西，并且 TBL 的评分体系改变了期末一次考试决定最终成绩的方式，使学生的综合素质在潜移默化中得到发展和提高。

（罗黎力 高晓琳）

第三节 评价内容和指标

小组组织管理主要从以下几个方面进行评价。

一、小组成员

（1）是否能够独立思考，不过分依赖他人帮助。
（2）担任组长时，是否能顺利组织和推动小组讨论。
（3）能尊重和服从团队意见，坚持自己观点时是否能提供有力证据。
（4）是否能心平气和地接受以及回应批评或不同意见。
（5）小组讨论后提出团队意见，陈述团队观点时是否能提供有力证据。

二、学生的责任意识

（1）是否守时，无迟到和缺席现象。
（2）是否按计划认真完成所有课前布置的学习任务。
（3）在病例讨论中是否积极参与讨论。
（4）是否认真倾听团队内及其他团队的发言，不随意打断他人发言，尊重他人意见。

三、团队任务能否促进学习和团队发展

（1）是否能从病例中或在讨论中提炼出主要问题。
（2）在作诊断假设或其他结论时，是否能充分利用已知信息加以证明。
（3）考虑问题时是否思维开阔（如针对具体症状、体征和检查，是否能考虑到多种可能性）。
（4）在面对多种诊断假设或其他可能时，是否能利用信息加以确诊或排除。

四、学生能否得到经常和及时的反馈

（1）小组或团队运行不良时，是否得到教师及时的引导。
（2）小组讨论偏离主题时，是否通过适当的方式加以引导。
（3）个别学生发言或讨论不能融入团队时，教师课后是否加以引导。
（4）对学生或团队的优点是否进行鼓励。

（罗黎力 高晓琳）

第二篇　儿科学 TBL 病例及思考题

第五章 儿童生长发育与儿童保健病例和思考题

第一节 儿童生长发育规律和影响因素

一、病史

患儿，男，11月龄，因"要求进行身体检查"到儿童保健门诊进行体检。该患儿为足月顺产，出生体重3300 g，否认出生窒息抢救史。现人工喂养，每天奶量800 ml，稀饭50 g，肉40 g，蔬菜、水果少许。睡眠较好。家长自觉患儿自4个月后生长速度减慢，4~6个月平均每月体重增长约600 g，身长增长约2 cm；6~11个月平均每月体重增长约250 g，身长增长约1 cm；自觉患儿阴茎短小，未发育，家长要求进行儿童保健。

二、体格检查

体重9 kg，身长75 cm，头围46 cm，意识清楚，反应好，前囟0.5 cm×0.5 cm，营养状况可，头颅外观无异常，面容无特殊，心、肺、腹无异常，阴茎长度3 cm，双侧睾丸均降至阴囊。

三、提出问题

如何根据儿童正常生长发育规律和影响因素进行临床判断？如何选择评价指标对该儿童进行保健？如何进行体格生长评价？

四、诊断

通过病史和体格检查，诊断该儿童生长发育正常。对这类保健儿童，不能单纯依赖家长提供的带有主观印象的病史进行判断，首先要理解正常儿童的生长发育规律是什么，有哪些影响因素。如婴儿期是人一生中生长发育的第一个高峰期，但第一年也是非匀速增长的，头3个月体重、身长的增长量约等于后9个月的增长量，所以该儿童自4个月后生长速度减慢是正常现象；各个器官系统的发育也是不平衡的，生殖系统在青春前期基本处于幼稚阶段，故该儿童现有阴茎大小为正常，需要进行长期随访。此外，对该儿童还需要选择合适的体格指标进行生长评价。

五、思考题

1. 小儿生长发育最快的时期是：
   A. 新生儿期
   B. 婴儿期
   C. 幼儿期
   D. 学龄前期
   E. 学龄期

2. 小儿体格生长发育的第二高峰是在：
   A. 新生儿期
   B. 婴儿期
   C. 幼儿期
   D. 学龄期
   E. 青春期

3. 判断小儿体格生长的最常用指标是：
   A. 运动能力
   B. 体重、身高、头围、胸围等
   C. 语言发育程度
   D. 智力发育情况
   E. 对外界的反应能力

4. 最能反映骨骼发育的重要指标是：
   A. 头围
   B. 胸围
   C. 牙齿数
   D. 坐高
   E. 身长

5. 最能反映婴儿营养状况的体格生长指标是：
   A. 头围、胸围
   B. 牙齿数
   C. 身长
   D. 体重
   E. 前囟的大小

6. 在不能测量儿童身高、体重时，欲了解儿童的发育情况，可采用的指标是：
   A. 坐高/身高
   B. 上部量/下部量
   C. 头围
   D. 胸围
   E. 上臂围

7. 小儿机体发育最晚的系统是：

    A. 呼吸系统

    B. 循环系统

    C. 消化系统

    D. 神经系统

    E. 生殖系统

8. 不属于婴儿特点的是：

    A. 体格生长迅速

    B. 脑发育很快

    C. 易患消化功能紊乱及营养不良等疾病

    D. 易患急性传染病

    E. 易发生意外事故

9. 不属于青春期儿童特点的是：

    A. 体格生长速率出现第二个高峰

    B. 淋巴系统发育处于高潮

    C. 生殖系统发育逐渐成熟

    D. 心理发育如逻辑思维等达到新的水平

    E. 此期常发生月经不调、痤疮等与内分泌有关的疾病

10. 不是常用的评价儿童体格生长的方法为：

    A. 离差法

    B. 百分位数法

    C. 标准差积分法

    D. 生长曲线图示法

    E. t 检验法

11. 以下是幼儿期的主要特点，但要除外的一项是：

    A. 智能发育迅速

    B. 易患各种传染病

    C. 易发生意外伤害事故

    D. 体格发育较前减慢

    E. 接触社会事物渐多

12. 小儿身高增长的规律下列各项中不正确的是：

    A. 进入青春期躯干长得最快

    B. 第1年内躯干长的速度比头部慢

    C. 第1年头部增长的速度最快

    D. 10~13岁时女孩的身高比同龄男孩高

    E. 2~10岁每年身高平均增长5~7 cm

13. 下列小儿生长发育的一般规律中错误的是：

    A. 由上到下

    B. 由远到近

    C. 由粗到细

D. 由低级到高级

E. 由简单到复杂

14. 生长发育的影响因素中对身高的影响是：

    A. 遗传因素决定了一切

    B. 遗传赋予了生长潜力，环境决定了生长发育的现实性

    C. 基因决定了最终身高

    D. 营养决定了最终身高

    E. 体育锻炼决定最终身高

15. 用均值离差法评价儿童体格生长，正常范围一般指：

    A. 均值上下半个标准差以内

    B. 均值上下一个标准差以内

    C. 均值上下二个标准差以内

    D. 均值上下三个标准差以内

    E、均值上下四个标准差以内

16. 下列关于生长发育一般规律的论述错误的是：

    A. 各系统的发育是平衡而直线性的

    B. 生长发育过程是连续的

    C. 生长发育过程中有阶段性

    D. 生长发育的速度呈波浪式

    E. 儿童个体生长发育呈现出一定的轨迹

（熊菲　高晓琳）

第二节　儿童生长发育评价

一、病史

患儿，男，2 岁，因"体重、身高较同龄儿差 1 年多"到儿童保健门诊进行检查。该儿童为足月顺产，出生体重 3300 g，否认出生窒息抢救史。现每日配方奶量 400～500 ml，其他饮食基本同成人。每年体重、身高增长速度不详。现上幼儿园，智力发育基本同同龄儿。父亲身高 170 cm，母亲身高 158 cm。

二、体格检查

体重 9 kg，身长 82.5 cm，头围 48 cm，前囟 0.5 cm×0.5 cm，牙齿 16 颗，意识清楚，反应好，营养状况可，心、肺、腹无异常，神经系统无异常。

三、提出问题

如何判断该儿童生长发育是否正常？

四、诊断

生长发育评价需要同时评价体格生长和神经心理发育。从体格生长评价来说，需要评价生长水平、生长速度、匀称程度。根据该儿童的病史和体格检查的生长指标测量结果，该儿童体重的生长水平低于 $\bar{x}-2SD$，故诊断为蛋白质－能量营养不良：低体重。

对于这类儿童，首先要了解生长发育评价的内容、体格生长常用指标、基本的生长规律是怎样的，以及与体格发育有关的各系统的发育规律是怎样的（如前囟、牙齿的发育等），结合体格生长指标、相关系统的发育情况等做出综合判断。

五、思考题

1. 囟门迟闭见于：
   A. 脑瘫
   B. 缺铁性贫血
   C. 呆小病
   D. 小头畸形
   E. 肾小管性酸中毒

2. 前囟的测量方法是：
   A. 对角顶连线
   B. 对边中点连线
   C. 邻边中点连线
   D. 周径长度
   E. 邻角顶连线

3. 儿童前囟闭合之后头围还能长：
   A. 5～6 cm
   B. 8～9 cm
   C. 15～16 cm
   D. 11～12 cm
   E. 17～20 cm

4. 小儿乳牙共有：
   A. 20 颗
   B. 24 颗
   C. 26 颗
   D. 28 颗
   E. 32 颗

5. 大多数小儿乳牙出齐的时间是：
   A. 1～1.5 岁
   B. 1.5～2 岁
   C. 2～2.5 岁
   D. 2.5～3 岁

E. 4～6 岁

6. 萌牙延迟的判断为生后：
   A. 6 个月未萌牙
   B. 8 个月未萌牙
   C. 10 个月未萌牙
   D. 12 个月未萌牙
   E. 14 个月未萌牙

7. 一个 11 个月的婴儿，按一般发育规律最可能的乳牙数是：
   A. 3～5 颗
   B. 5～7 颗
   C. 7～9 颗
   D. 9～11 颗
   E. 11～13 颗

8. 正常小儿前囟和颅骨骨缝闭合的年龄，下列各组中正确的是：
   A. 6～10 个月，2～3 个月
   B. 6～10 个月，3～4 个月
   C. 1～1.5 岁，3～4 个月
   D. 1～1.5 岁，5～6 个月
   E. 6－10 个月，1～2 个月

9. 3 岁幼儿，腕部骨化中心的数目约为：
   A. 2 个
   B. 3 个
   C. 4 个
   D. 5 个
   E. 6 个

10. 4 岁小儿根据体重公式计算，平均体重应为：
    A. 14 kg
    B. 15 kg
    C. 16 kg
    D. 17 kg
    E. 18 kg

11. 根据身高计算公式，6 岁小儿平均身长应为：
    A. 90 cm
    B. 95 cm
    C. 100 cm
    D. 105 cm
    E. 120 cm

12. 小儿智力发育，下列各项中正确的是：
    A. 6 个月会笑

　　B.　10 个月见陌生人会哭

　　C.　12 个月会听懂自己的名字

　　D.　18 个月会表示大小便

　　E.　3 岁会说出身体各部分名称

13.　小儿体重 7 kg，身长 65 cm，前囟约 2 cm×2 cm，开始出牙，能伸手取玩具，可独坐片刻，发出单音节。最可能的月龄是：

　　A.　1~2 个月

　　B.　3~4 个月

　　C.　6~7 个月

　　D.　8~9 个月

　　E.　11~12 个月

14.　下列各项中错误的是：

　　A.　出生时平均体重 3 kg

　　B.　出生时平均身长 50 cm

　　C.　出生时平均头围 40 cm

　　D.　出生时平均胸围 32 cm

　　E.　出生时前囟 1.5~2 cm

15.　女孩，6 岁，营养发育正常，其标准体重、身长最可能为：

　　A.　18 kg，105 cm

　　B.　18 kg，110 cm

　　C.　20 kg，113 cm

　　D.　20 kg，117 cm

　　E.　22 kg，117 cm

（熊菲　高晓琳）

第三节　　儿童神经心理发育评价

一、病史

　　患儿，男，1 岁，因"不能独走"到儿童保健门诊进行咨询。该儿童为足月顺产，出生体重 3300 g，否认出生窒息抢救史。3 个月抬头，8 个月能独坐，11 个月扶物站立，现能扶物走但不能独走，能有意识喊"爸爸"，能撕纸，能抓笔乱画，能按指令指鼻。否认家族中智力低下病史。

二、体格检查

　　体重 10 kg，身长 74 cm，头围 46 cm，前囟 0.5 cm×0.5 cm，牙齿 8 颗，意识清楚，反应好，营养状况可，心、肺、腹无异常，神经系统无异常。

三、提出问题

如何判断该儿童神经心理发育是否正常？

四、诊断

结合该儿童病史提供的年龄和神经心理发育过程，及体格检查结果判断，该儿童为正常儿童，神经心理发育正常。

对儿童的神经心理发育评价，首先需要了解正常儿童神经心理发育的过程，包括粗大运动、精细运动、语言、社会适应能力等。如在什么样的年龄范围内应该出现什么样的神经心理发育。同时要了解记忆、思维、情感、性格等心理活动的发展过程。对于初步评估有发育迟缓的儿童，可以进行相应的心理测试。心理测试可以判断儿童神经心理发育水平，为智力低下、神经系统疾病的诊断、鉴别诊断、预后以及治疗效果的评价提供依据。临床上对儿童进行测验的方法分为筛查性测验和诊断性测验两大类。可以根据儿童的临床表现、年龄等因素选择合适的测验方法。

五、思考题

1. 大脑的最快速生长期为：
   A. 婴儿期
   B. 幼儿期
   C. 学龄前期
   D. 学龄期
   E. 青春期

2. 下列各项中与 1 岁小儿发育年龄不符的是：
   A. 独走不稳
   B. 不会用筷子
   C. 会说 1 或 2 个字
   D. 能区别简单的几何图形
   E. 听不懂自己的名字

3. 一个既能爬行又能扶物站立的孩子年龄最有可能是：
   A. 5 个月
   B. 8 个月
   C. 11 个月
   D. 13 个月
   E. 15 个月

4. 人体接受信息最多的感觉通路是：
   A. 听觉
   B. 视觉
   C. 嗅觉
   D. 味觉

　　E.　皮肤觉

5.　一个能翻身且能主动伸手抓物的孩子年龄大约是：

　　A.　1 个月

　　B.　3 个月

　　C.　5 个月

　　D.　7 个月

　　E.　9 个月

6.　握持反射消失的年龄大约是：

　　A.　9 个月

　　B.　7 个月

　　C.　5 个月

　　D.　3 个月

　　E.　1 个月

7.　能够有意识叫爸爸、妈妈的年龄是：

　　A.　5 个月

　　B.　7 个月

　　C.　9 个月

　　D.　12 个月

　　E.　15 个月

8.　小儿语言发育三个阶段的顺序是：

　　A.　发音、理解、表达

　　B.　理解、表达、发音

　　C.　表达、理解、发音

　　D.　听觉、发音、理解

　　E.　模仿、表达、理解

9.　新生儿的注意表现为：

　　A.　有意注意

　　B.　有意后注意

　　C.　随意注意

　　D.　无意注意

　　E.　持久的注意

10.　短时记忆储存的信息的时间大约是：

　　A.　24 小时

　　B.　12 小时

　　C.　3 小时

　　D.　1 小时

　　E.　30 秒

11.　12 岁以上儿童的思维模式为：

　　A.　模仿性思维

    B. 创造性思维

    C. 具体形象思维

    D. 直觉行动思维

    E. 抽象逻辑思维

12. 1 岁小儿运动、语言发育是：

    A. 能独坐一会，能发出单词音节

    B. 能独站，能说"再见"

    C. 独走，能叫物品名字

    D. 能爬台阶，能认识和指出身体各部分

    E. 能双脚跳，会说 2 或 3 字构成的词或句子

13. 韦氏儿童智能量表修订版（WISC-R）的适用年龄为：

    A. 7~12 岁

    B. 6~14 岁

    C. 8~18 岁

    D. 5~13 岁

    E. 6~16 岁

14. 儿童可诊断遗尿症的年龄是：

    A. 3 岁

    B. 4 岁

    C. 5 岁

    D. 6 岁

    E. 7 岁

15. 下列各项中不是性格行为问题的是：

    A. 违拗

    B. 胆怯

    C. 社交退缩

    D. 挑食

    E. 嫉妒

16. 以下属于筛查性智力测验的是：

    A. 韦氏儿童智能量表

    B. 绘人测验

    C. 贝利婴幼儿发育量表

    D. 盖塞尔发育量表

    E. 斯坦福-比奈智力量表

（熊菲　高晓琳）

第六章 儿童营养与营养障碍性疾病

第一节 蛋白质－能量营养不良

一、病史

患儿，女，10月龄，因"体重不增2个月"就诊。该患儿2个月前因"支气管肺炎"住院治疗10天后，好转出院。出院后出现反复腹泻，大便呈稀水样或蛋花样，每日10余次。给予止泻、补液等治疗1周后，症状痊愈。病程中精神、食欲尚可，小便量可。近2个月测量体重无增加，身长增长2 cm。患儿为G_1P_1足月顺产，出生体重3.5 kg，身长50 cm，出生史无异常，自幼体质欠佳，多次患呼吸道感染性疾病。该患儿由纯母乳喂养至8个月，开始转为白米粥及配方奶喂养。以白米粥喂养为主，食量少，配方奶量每日约300 ml，未添加配方米粉、蛋黄及肉类。

二、体格检查

T 36.2 ℃，P 118次/分，R 28次/分，身长70 cm，体重7 kg，头围43 cm。意识清楚，消瘦。全身无水肿；浅表淋巴结无肿大；前囟1 cm×1 cm，平软；头发较稀少；口唇、甲床欠红润。双肺呼吸音清晰。心音有力，无杂音；腹软，腹壁皮下脂肪薄。肝、脾肋下未扪及。神经系统无异常。

三、实验室检查

血常规：白细胞（WBC）$5.2×10^9$/L，中性粒细胞（N）0.38，淋巴细胞（L）0.58，血红蛋白（Hb）87 g/L，血小板（PLT）$250×10^9$/L。

大便常规：黄色稀糊状便，镜检未见红细胞、白细胞。

血生化：转氨酶、肌酐（Cr）、尿素氮（BUN）、电解质未见明显异常。总蛋白（TP）49 g/L，白蛋白（ALB）29 g/L。

四、提出问题

该类营养不良患儿是儿童保健门诊常见病例，也是一个复杂的临床综合征，常伴有全身各系统的功能紊乱及多种营养素的缺乏。我们该如何对其进行体格发育评价及营养状态分析？如何进行喂养指导及常见疾病防治的宣教？

五、病史特点分析

（1）10 月龄女性婴儿，起病隐匿。

（2）主要临床表现为体重增长缓慢，近 2 月来体重不增。

（3）出生时各种体格测量指标均正常。现体重 7 kg，身长 70 cm，体态消瘦，皮下脂肪薄。根据我国 2005 年九市城区儿童体格发育调查数据研究制定的量表进行体格发育评价为：体重低于−2SD，身长为−1SD，身长的体重低于−2SD。生长发育落后于同龄儿。

（4）喂养不当。长期以白米粥喂养为主，奶量不达标，淀粉食物过多，蛋白质、脂肪摄入不足，关键营养素比例失衡。未添加强化铁米粉、蔬果及动物性食品，每日维生素、微量元素、能量摄入均不足。

（5）因营养不良导致免疫功能低下，反复并发呼吸道感染；消化功能低下，消化酶活性减弱，菌群失调，易患腹泻病。疾病状态更增加能量消耗，形成恶性循环。

（6）贫血貌，血红蛋白降低，继发营养性贫血。总蛋白及白蛋白降低，提示营养不良，合成不足。

六、诊断

蛋白质−能量营养不良：体重低下，消瘦。

诊断依据：

（1）体重低下。根据我国 2005 年九市儿童体格发育调查数据中 0～3 岁女童体重标准差单位曲线图查得，患儿体重低于同年龄同性别参照人群均值−2SD。

（2）消瘦。据 2005 年中国九市儿童体格发育调查数据中 0～3 岁女童身长的体重标准差单位曲线图查得，患儿体重低于同性别同身高参照人群均值−2SD。

（3）喂养不当，淀粉喂养为主，奶量及动物性食品摄入不足；各种宏量及微量元素摄入不足，且比例失调。

（4）有反复呼吸道感染及腹泻病史，影响食物的消化吸收。

（5）伴其他系统功能紊乱，如低蛋白血症、贫血等。

七、总结

对于该类患儿应重点询问出生史、喂养史，了解辅食添加情况，如饮食的种类、数量；询问饮食习惯，有无偏食挑食等；分析一天内热量、蛋白质、脂肪和碳水化合物摄入量以及配比是否得当；了解伴随疾病及治疗的情况，去除诱因。准确测量身长、体重等指标，根据图表对其生长发育水平、生长速度及身材匀称度进行评价。治疗原则为综合治疗。根据患儿的具体情况进行喂养指导，包括食材的选择、搭配、数量的把握等。循序渐进，缓慢递增。同时注意治疗并发症，加强日常护理，预防各类疾病。

八、思考题

1. 早期发现营养不良患儿最主要的措施是：

A. 开展生长发育监测

B. 开展健康教育

C. 指导喂养

D. 开展疾病预防

E. 推广预防接种

2. 婴儿期体格生长迅速，1 岁时体重已达到出生体重的：

A. 1 倍

B. 2 倍

C. 3 倍

D. 4 倍

E. 5 倍

3. 4～6 月龄的婴儿食物中铁的主要来源是：

A. 菜汤

B. 蛋黄

C. 强化铁的米粉

D. 动物肝

E. 水果

4. 在对能量的需求中，儿童不同于成人的部分是：

A. 基础代谢率

B. 食物的热力作用

C. 活动消耗

D. 生长所需

E. 排泄消耗

5. 为适应消化道发育，训练进食技能，添加辅食的适应年龄是：

A. 1～2 个月

B. 3～4 个月

C. 4～6 个月

D. 6～7 个月

E. 8～10 个月

6. 蛋白质－能量营养不良体格测量的诊断标准应是：

A. 体重降低

B. 身高<中位数－2SD

C. 皮下脂肪减少

D. 体重、身高、体重/身高<中位数－2SD

E. 胸围<头围

7. 小儿总能量的 50% 来自：

A. 蛋白质

B. 脂肪

C. 碳水化合物

D. 维生素

E. 矿物质

8. 以下哪种维生素不属于脂溶性维生素：

A. 维生素 A

B. 维生素 B

C. 维生素 D

D. 维生素 E

E. 维生素 K

9. 牛乳的成分和特点不包括：

A. 以酪蛋白为主

B. 含饱和脂肪酸多

C. 含乳糖量低

D. 含抗感染因子多

E. 钙磷比例不适宜

10. 下列各项中错误的是：

A. 一次哺乳过程中，第一部分乳汁含蛋白质低、脂肪高

B. 母乳中含多种生物活性物质

C. 母乳中含较多游离氨基酸

D. 母乳对婴儿肾负荷小

E. 母乳中乳糖含量较牛奶高，利于婴儿脑发育和钙的肠道吸收

11. 治疗营养不良患儿时，食物选择的原则为：

A. 选择适合患儿消化能力和营养需要的食物

B. 尽可能选用高糖、高蛋白质的食物

C. 食物量应根据食欲来增加，不必加以限制

D. 营养不良程度越重，食物添加速度越快

E. 轻−中度营养不良，不必补充各种维生素

12. 营养不良的婴儿首先出现的临床表现为：

A. 体重不增或减轻

B. 身长低于正常

C. 皮下脂肪减少或消失

D. 皮肤干燥、苍白、失去弹性

E. 肌张力低下，体温偏低，智力迟钝

13. 母乳最适合婴儿和营养需要，下列各项中不正确的是：

A. 母乳蛋白质总量较少，但含乳清蛋白多，且仅以 α 乳清蛋白为主

B. 母乳中尚有独特的抗感染成份如 SIgA、乳铁蛋白及溶菌体

C. 母乳蛋白质的氨基酸比值适宜，含游离氨基酸较多

D. 母乳乳糖含量多于牛乳，且以乙型乳糖为主

E. 母乳脂肪以饱和脂肪酸为多

14. 下列各年龄组的小儿每公斤体重需热量最多的是：

  A. 1 岁内

  B. 1～3 岁

  C. 4～6 岁

  D. 7～12 岁

  E. 13～14 岁

15. 母乳中钙磷比例是:

  A. 1：2

  B. 2：1

  C. 1：4

  D. 4：1

  E. 1：1

（卢游　高晓琳）

第二节　营养性维生素 D 缺乏

一、病史

  患儿,男,7 月龄,因"睡眠欠佳、易惊、多汗 2 个月余"就诊。患儿近 2 个月来睡眠不安,哭闹,易激惹,时有惊跳,多汗。平素食欲、大小便正常。患儿生于 11 月份,足月顺产,出生体重 3.2 kg,身长 50 cm。采用混合喂养,5 个月后每日添加少量蔬菜汁、果汁,未添加配方米粉、蛋黄、肝泥等食物。自 3 月龄开始间断服用维生素 D 制剂,户外活动少。母亲孕期无特殊疾病史,偶有下肢肌肉抽搐现象。次日患儿于门诊给予维生素 D_3 制剂 30 万单位肌内注射,突发惊厥。立即给予吸氧、10% 水合氯醛灌肠、葡萄糖酸钙输注后缓解。后给予钙剂口服,嘱门诊定期随访。

二、体格检查

  T 36.8 ℃,P 116 次/分,R 28 次/分,身长 72 cm,体重 8.5 kg,头围 44 cm。意识清楚,反应好,身材匀称,无特殊面容,前囟 2.5 cm×2.5 cm,枕秃明显,方颅,未出牙;胸廓无畸形,无赫氏沟,未扪及肋骨串珠。心、肺未见异常;腹部柔软,肝肋下 1 cm,质软,脾肋下未扪及;四肢肌力、肌张力正常,无手镯及脚镯征,双下肢形态未见异常。神经系统无异常。

三、实验室检查

  血常规:WBC $10.8×10^9$/L,N 0.30,L 0.66,Hb 128 g/L,PLT $180×10^9$/L。

  血生化:肝、肾功能正常,血电解质总 Ca^{2+} 1.9 mmol/L,P 1.0 mmol/L;K^+ 3.9 mmol/L,Na^+ 140 mmol/L,Cl^- 101 mmol/L;25－羟维生素 D_3 45mmol/L (18 ng/ml)。骨碱性磷酸酶 300 U/L;X 线检查:尺桡骨远端呈毛刷样及杯口样改变,干骺端骨皮质疏

松，临时钙化带消失，软骨间隙增宽。

四、提出问题

营养性维生素 D 缺乏是临床上较为常见的疾病。该疾病的发病机制是什么，如何根据病史、症状、部分典型体征及辅助检查对该病进行识别判断，如何针对各阶段临床表现进行疾病分期，防治原则是什么等，均需要掌握。

五、病史特点分析

（1）男性婴儿，7 月龄。

（2）近 2 个月来临床表现为夜惊、激惹、睡眠不安、多汗，为佝偻病非特异性神经精神症状。

（3）体检发现身高增长快，故对维生素 D 和钙需求增加。明显枕秃，前囟及头围较大。方颅为 6 月龄以后患儿骨组织异常堆积所致较为特征性颅骨改变。身材匀称，无特殊面容，神经系统发育正常（鉴别于软骨发育不良、甲低、脑积水等）。

（4）母亲孕期有小腿肌肉抽搐史，考虑可能维生素 D、钙摄入不足，可致新生儿营养素储备缺乏。

（5）出生于冬天，日照少，户外活动少，未及时添加辅食及正常服用维生素 D。

（6）血清生化指标异常：血钙、磷降低，25－羟维生素 D_3 明显降低（最敏感指标），骨碱性磷酸酶升高（较血碱性磷酸酶更具特异性）。X 线检查提示特征性骨骼改变。

（7）患儿血钙低，肌内注射大剂量维生素 D_3 制剂后，出现惊厥，止惊及补钙治疗有效。考虑患儿大量补充维生素 D 后导致骨钙沉积增多，而肠道钙吸收供不应求，甲状旁腺功能代偿不足，造成血离子钙降低导致惊厥。

六、诊断

维生素 D 缺乏性佝偻病［活动期（激期）］，维生素 D 缺乏性惊厥。

诊断依据：

（1）佝偻病好发年龄出现神经系统激惹症状。

（2）有枕秃、方颅等佝偻病体征。

（3）有维生素 D 储备不良、摄入不足的诱因。

（4）血生化指标根据全国佝偻病防治科研协作组及中国优生科学协会小儿营养专业委员会于 2015 年提出的维生素 D 缺乏及维生素 D 缺乏性佝偻病防治建议，血清维生素 D 水平达 20～100 ng/ml 为适宜的维生素 D 营养状况，该患儿为 18 ng/ml，低于正常值：此外，血钙、磷降低，骨碱性磷酸酶升高。X 线检查有骨质疏松，临时钙化带消失，杯口样、毛刷样改变等佝偻病的典型表现。

（5）排除其他临床表现类似佝偻病的疾病。

（6）明确诊断佝偻病，肌内注射维生素 D 后出现无热惊厥，给予止惊、补钙后惊厥停止。

七、总结

随着儿童保健工作的大面积开展，维生素 D 口服制剂的宣传普及，在门诊患儿中，以严重 X 形或 O 形腿等典型佝偻病骨骼畸形为首发表现者已少之又少。大部分患儿常常以睡眠不安、多汗为主诉就诊。对于这类患儿，病史中应重点询问母亲孕期营养状态，有无缺钙症状；患儿是否是早产或多胎，出生体重；是否按时添加辅食及维生素 D 制剂，平时日光照射是否充足，有无腹泻等诱因影响维生素 D 及钙的吸收，有无肝胆疾病和服药等病史影响维生素 D 的代谢。结合临床表现、钙磷浓度、25－羟维生素 D_3 浓度、骨碱性磷酸酶浓度，以及骨骼摄片等辅助检查，对疾病进行诊断、分期及鉴别诊断。采取综合措施，加强孕期保健，生后正确喂养，规范化口服预防，合理使用维生素 D 制剂控制佝偻病的活动，防止骨骼畸形。

八、思考题

1. 佝偻病易发生于：

    A. 发育较快的婴幼儿

    B. 室外活动少的婴幼儿

    C. 配方奶喂养婴儿

    D. 母乳喂养婴儿

    E. 患慢性腹泻的婴幼儿

2. 佝偻病活动期（激期）的表现是：

    A. 临时钙化带重新出现

    B. 颅骨软化

    C. 骨骺 X 线检查正常

    D. 血钙浓度正常

    E. 肌张力增强

3. 维生素 D 缺乏性佝偻病早期诊断的灵敏指标是：

    A. 血磷降低

    B. 碱性磷酸酶增高

    C. 血钙降低

    D. 25－羟维生素 D_3 降低

    E. 甲状旁腺素增高

4. 维生素 D 的作用下列各项中错误的是：

    A. 促进肠道对钙磷的吸收

    B. 促进旧骨的骨盐溶解

    C. 促进新骨的骨盐沉积

    D. 过量的维生素 D 可引起中毒

    E. 抑制肾小管对磷的重吸收

5. 小儿生后，给予维生素 D 预防佝偻病，其预防量应是：

    A. 每日 400 单位

    B. 每日 1000 单位

    C. 每日 1500 单位

    D. 每日 2000 单位

    E. 每日 3000 单位

6. 佝偻病活动期（激期）骨骼 X 线改变哪项是错误的：

    A. 骨骺软骨增宽

    B. 干骺端临时钙化带重现

    C. 干骺端临时钙化带增宽

    D. 骨质疏松

    E. 干骺端成毛刷样、杯口状改变

7. 关于维生素 D 缺乏性手足搐搦症，下列各项中不正确的是：

    A. 缺乏维生素 D

    B. 血中钙离子降低

    C. 神经肌肉兴奋性降低

    D. 多见于 4 个月至 3 岁的婴幼儿

    E. 出现全身惊厥或手足搐搦症

8. 维生素 D 缺乏可引起搐搦症主要是由于：

    A. 血钙迅速转移至骨骼

    B. 甲状旁腺反应迟钝

    C. 食物中含钙量低

    D. 血钙磷乘积小于 30

    E. 尿钙排出过多

9. 8 月龄女婴，冬季出生，足月顺产，混合喂养，未加辅食，今晨突然面肌、眼角、口角抽动约半分钟，抽动后一般情况好，不发热，不呕吐。体格检查：体重 7 kg，T 37 ℃，会笑，前囟平坦，颈无抵抗，面神经征可疑阳性，余未见异常。首先想到的诊断及进一步检查为：

    A. 中枢神经系统感染，做腰穿

    B. 败血症，做血培养

    C. 癫痫，做脑电图

    D. 低钙惊厥，查血钙

    E. 低血糖，查血糖

10. 2 岁小儿，方颅、手镯及脚镯明显，下肢为 O 形腿，长骨 X 线片提示干骺端毛刷状及杯口样改变。下列各项措施最合适的是：

    A. 预防量的维生素 D 口服

    B. 用治疗量维生素 D 口服

    C. 给予大剂量钙剂口服

    D. 收住院进一步确诊

    E. 估计不会再发展，可不必治疗

11. 预防佝偻病的关键是：

    A. 孕妇应多户外活动，食用富含钙的食物

    B. 婴幼儿多行日光浴

    C. 确保儿童每日获取维生素 D 至少 400 U

D. 骨科矫形治疗

E. 肌内注射维生素 D 15 万~30 万 U/次

12. 下列不属于佝偻病初期常见临床表现的是:

A. 易激惹

B. 睡眠不安

C. 多汗

D. 枕秃

E. 骨骼形变

13. 6 个月以内佝偻病患儿多见的骨骼系统改变是:

A. 方颅

B. 脊柱或胸廓畸形

C. 手镯、脚镯征

D. 颅骨软化

E. 下肢畸形

14. 维生素 D 缺乏性手足搐搦症惊厥发作时,应立即进行:

A. 止痉

B. 抗感染

C. 补钙

D. 维生素 D 肌内注射

E. 止痉+抗感染

15. 患儿 5 月龄,烦躁不安,多汗,后枕部脱发,颅骨有"乒乓感"。诊断及治疗正确的是:

A. 佝偻病早期（初期）,维生素 D 0.5 万~1 万 U/d

B. 佝偻病活动期（激期）,维生素 D 500~1000 U/d

C. 佝偻病恢复期,维生素 D 400~80 U/d

D. 佝偻病早期（初期）,维生素 D 1 万~2 万 U/d

E. 佝偻病活动期（激期）,维生素 D 2000~4000 U/d

（卢游　高晓琳）

第三节　儿童单纯性肥胖症

一、病史

患儿,男,4 岁,因"体重增长加速 2 年"就诊。近 2 年来体重共增长 6.8 kg。患儿平素食量较同龄儿大,2 年前食量明显增大,喜欢面食、油腻食物和甜食。幼儿园教师反馈其平时不喜活动,活动耐量、肢体力量及协调性欠佳;家长反馈其在家喜独坐看电视。精神、睡眠可,时有夜间打鼾现象;大小便正常。足月顺产儿,出生体重 3200 g,身长

50 cm；既往无特殊疾病史；按计划预防接种。患儿父亲肥胖，无其他家族性疾病及遗传病史。

二、体格检查

T 36.2 ℃，P 102 次/分，R 26 次/分，体重 22.4 kg，身高 102 cm。意识清楚，精神可，应答好。体形肥胖丰满，脂肪分布均匀，皮肤无色素沉着，甲状腺未触及，心、肺未见异常，肝脏未触及，四肢未见异常，双侧睾丸容积 2 ml，阴茎大小正常。

三、辅助检查

血常规：WBC $8.1×10^9/L$，N 0.46，L 0.50，Hb 122 g/L，PLT $180×10^9/L$。血脂、血糖、皮质醇、甲状腺功能、胰岛素样生长因子 1（IGF-1）均正常。肝胆胰脾彩超未见明显异常。

四、提出问题

肥胖为儿童营养障碍性疾病中的重要类型。根据病因分为由过度营养及运动不足导致的单纯性肥胖，以及由其他药物、内分泌疾病、遗传代谢性疾病所致的非单纯性肥胖。肥胖患儿体脂的过度堆积不仅影响其身心健康，且与成年期代谢综合征的发生密切相关。对于该类患儿我们该如何完成体格发育评估，明确诊断后如何进行饮食及运动管控，应从哪些层面着手预防肥胖并避免代谢综合征的发生，是决定患儿预后的重要内容。

五、病史特点分析

（1）男性患儿，起病缓，病程长。

（2）主要表现为体重增长速度过快，食欲增加。无长期服用药物史。

（3）患儿喜高糖、高淀粉、高脂肪食物，摄入能量过剩；同时该患儿少活动，喜欢静坐的生活方式，造成能量消耗减少。两类因素共同作用导致脂肪堆积过多。

（4）体格检查皮下脂肪明显增多，分布均匀，无满月脸、水牛背、肢体细小等表现。身高在正常范围，无特殊面容，生殖器外观正常。对答切题，智力发育正常。

（5）血常规、血脂、血糖、皮质醇、甲状腺功能、胰岛素样生长因子 1 均正常；暂无脂肪肝等内脏受累表现。

（6）结合病史、体格检查及实验室检查结果，主要排除药物影响、生长激素缺乏、甲状腺功能减低、库欣综合征（皮质醇增多症）、Prader-Willi 综合征等内分泌及遗传代谢性疾病。

六、诊断

儿童单纯性肥胖症。

诊断依据：

（1）体格指标评价。4 岁男童，体重 22.4 kg，身高 102 cm。据我国 2005 年九市儿童体格发育调查数据中 2～18 岁男童身高的体重、BMI 百分位曲线图查得，其符合单纯性肥胖诊断标准（满足其中一条即可诊断）：

①查表得出该患儿体重/身高大于 P97。

②BMI 大于 P95。BMI=体重/身高^2〔式中体重的单位为千克（kg），身高的单位为米（m）〕。该患儿的 BMI 为 21.5，查表得出其 BMI 大于 P95。

（2）喜食高糖、高脂食物，活动量少，有能量摄入过多、消耗过少的诱因。

（3）体脂分布均匀，无特殊面容，智力正常，外生殖器无畸形。无长期服药史。实验室检查甲状腺功能、皮质醇等指标正常，排除其他内分泌及遗传代谢性疾病。

七、总结

随着生活水平的改善，单纯性肥胖症患儿日益增多。定期进行准确的生长发育评估是早期发现有超重或肥胖趋势患儿的最佳方法。根据单纯性肥胖 BMI 或体重/身长的标准，诊断较为容易。但须排除由药物、内分泌及遗传代谢性疾病所致的继发性肥胖。饮食管理、加强运动、合理用药及心理疏导是单纯性肥胖的核心治疗原则。同时需要医患配合，持之以恒，长期监测与治疗，最终达到控制体重，阻断成人期代谢综合征进程，改善预后的目的。

八、思考题

1. 下列各项中叙述不正确的是：
   A. 人体脂肪细胞数量的增多主要发生在出生前 3 个月、出生后第 1 年和 11~13 岁
   B. 肥胖儿对外界体温变化不敏感
   C. 肥胖儿长大成人后易发生动脉硬化、冠心病、高血压
   D. 脂肪细胞体积增大的肥胖儿较脂肪细胞数目增加者治疗困难
   E. 肥胖儿有低温倾向

2. 肥胖可发生于任何年龄，但最常见于：
   A. 新生儿期和幼儿期
   B. 幼儿期或青春期
   C. 婴儿期和青春期
   D. 中年期
   E. 青春期以后

3. 参照同年龄同性别人群 BMI 诊断肥胖的标准为：
   A. BMI 超过 P80 者
   B. BMI 超过 P85 者
   C. BMI 超过 P90 者
   D. BMI 超过 P93 者
   E. BMI 超过 P95 者

4. 治疗小儿单纯性肥胖症主要采用：
   A. 外科手术去除脂肪
   B. 饮减肥茶
   C. 服用减肥中药
   D. 减少产生热能性食物摄入和增加机体对热能的消耗

E.　内分泌药物调节治疗

5.　关于儿童单纯性肥胖症的预防措施错误的是：

A.　妊娠期患糖尿病时，进行精确的血糖控制

B.　鼓励母乳喂养

C.　限制看电视和玩游戏的时间

D.　母乳不足时，早期引入固体食物和液体甜食如果汁等

E.　对学校教师进行基础营养与体力活动益处的教育

6.　关于儿童单纯性肥胖的治疗说法正确的是：

A.　宜采用禁食、饥饿或半饥饿疗法以减轻体重

B.　禁止短期内快速减肥

C.　可购买减肥药物及减肥食品服用

D.　可行"抽脂"手术以达到减肥目的

E.　可用蔬菜完全替代米面等主食及瘦肉

7.　单纯性肥胖症可能出现的实验室指标通常不包括：

A.　三酰甘油（甘油三酯）升高

B.　胆固醇升高

C.　脂肪肝

D.　胰岛素降低

E.　糖耐量减低

8.　临床上需与单纯性肥胖鉴别的疾病通常不包括：

A.　甲状腺功能亢进

B.　库欣综合征

C.　肾病综合征

D.　Prader-Willi 综合征

E.　Alstrom 综合征

9.　10 月龄女婴，体重 12 kg，身长 72 cm，其日常护理中不正确的是：

A.　定期正规儿保，监测身高、体重发育情况

B.　控制每日配方奶摄入量，代之以蔬果泥

C.　增加活动量

D.　为保证消化吸收尽量选择精制米面

E.　正餐以外避免其他零食摄入

10.　2 岁男童，身高 88 cm，体重 13 kg，其 BMI 值为：

A.　0.15

B.　16.7

C.　6.7

D.　14.7

E.　0.52

11.　引起单纯性肥胖的病因错误的是：

A.　营养摄入过多

B. 活动过少

C. 行为偏差

D. 由疾病引起

E. 精神创伤

12. 肥胖患儿的体格检查描述不正确的是:

A. 女孩胸部脂肪堆积

B. 男孩阴茎隐匿

C. 皮下脂肪丰满，向心性肥胖

D. 皮肤白纹

E. 扁平足

13. 重度肥胖患儿可能出现的并发症中错误的是:

A. 睡眠呼吸暂停综合征

B. 认知能力下降

C. 红细胞增多

D. 心脏扩大

E. 贫血

14. 关于小儿单纯性肥胖说法错误的是:

A. 儿童肥胖可致成人代谢综合征风险增高

B. 肥胖不会引发患儿社会心理问题

C. 肥胖患儿易发生痛风

D. 肥胖女孩月经初潮常提前

E. 肥胖患儿骨龄常超前

15. 中度肥胖的标准为小儿体重超过同性别同身高正常儿的:

A. 10%～19%

B. 20%～29%

C. 30%～49%

D. 50%～69%

E. 60%～79%

（卢游　高晓琳）

第七章　新生儿与新生儿疾病

第一节　早产儿

一、病史

患儿，男，出生 35 分钟，因"早产 35 分钟"入院。患儿系 G_2P_2 孕 32 周，因母亲"重度子痫前期，妊娠期高血压"剖宫产，产前母亲使用地塞米松治疗，患儿出生体重 1200 g，Apgar 评分 1—5—10 分钟分别为 6—8—8 分，生后经保暖、清理呼吸道等治疗后转新生儿科。

二、体格检查

早产儿貌，反应可，T 36 ℃，P 140 次/分，R 50 次/分，BP 55/38 mmHg，前囟平软，皮肤绛红，四肢肌张力减低，原始反射减弱，瞳孔对光反射存在，颈软，双肺呼吸音清晰，未闻及干湿啰音，心律齐，心音有力，胸骨左缘闻及连续性杂音，腹软，肝脾不大，肠鸣音正常，脐带未脱落，脐周无红肿，肛门开口可见，双侧睾丸未降至阴囊。

三、辅助检查

血常规：WBC $12×10^9$/L，N 0.70，L 0.27，Hb 152 g/L，PLT $318×10^9$/L。血生化：pH 值 7.21，PO_2 72 mmHg，PCO_2 35 mmHg，HCO_3^- 25 mmol/L，ALT 23 U/L，TB 16 μmol/L，ALB 24 g/L。胸部平片提示双肺透光度减低。

四、思考题

1. 妊娠期高血压分类主要可依据的临床表现是（可多选）：
    A. 血压
    B. 蛋白尿
    C. 血肌酐
    D. 不能解释的抽搐
    E. 视物模糊，眼底点状出血

2. 母亲产前使用地塞米松的目的是：
   A. 控制血压
   B. 预防眼底出血
   C. 预防子痫
   D. 促进胎儿肺成熟
   E. 预防胎膜早破

3. 参考表 7−1，32 周早产儿体重第 10 百分位是：

表 7−1

孕周	平均值	标准差	第 5 百分位	第 10 百分位	第 90 百分位
28	1385	312	931	972	1799
30	1715	400	1086	1175	2255
32	1970	438	1369	1488	2660
34	2363	449	1724	1860	3013
36	2708	401	2095	2238	3312
37	2922	368	2269	2413	3442

   A. 1321 g
   B. 1488 g
   C. 1670 g
   D. 1860 g
   E. 2051 g

4. 早产儿外观特点包括（可多选）：
   A. 皮肤绛红
   B. 耳郭软
   C. 指甲未达指端
   D. 足底纹路少
   E. 乳腺结节小

5. 该早产儿在暖箱中的适宜温度是多少：
   A. 35 ℃
   B. 34 ℃
   C. 33 ℃
   D. 32 ℃
   E. 31 ℃

6. 患儿生后出现进行性加重呼吸困难，考虑原因是：
   A. 新生儿气胸
   B. 肺部感染加重
   C. 新生儿呼吸窘迫综合征
   D. 先天性心脏病引起心力衰竭

E. 贫血引起呼吸困难

7. 此时复查血气，pH 值为 7.14，PO_2 为 45 mmHg，PCO_2 为 55 mmHg，HCO_3^- 为 35 mmol/L，考虑酸碱平衡紊乱的类型是：

A. 代谢性酸中毒

B. 代谢性碱中毒

C. 呼吸性酸中毒

D. 呼吸性碱中毒

E. 混合性碱中毒

8. 患儿气管内注入肺表面活性物质及呼吸机辅助通气后，呼吸困难好转，但反复出现呼吸暂停。呼吸暂停的治疗手段包括（可多选）：

A. 刺激呼吸

B. 氨茶碱

C. 咖啡因

D. 呼吸机

E. 糖皮质激素

9. 患儿胸骨左缘闻及连续性杂音，以下处理不适合的是：

A. 无心功能不全表现者，可以观察

B. 限制液体

C. 使用布洛芬治疗动脉导管未闭（PDA）

D. 药物治疗无效，考虑手术结扎

E. 积极补液

10. 新生儿母乳喂养的优点是（可多选）：

A. 促进肠道正常菌群的建立

B. 易于吸收

C. 能量高

D. 有特殊的免疫作用

E. 卫生、经济

11. 早产儿奶和足月儿奶最大的区别是：

A. 蛋白质种类

B. 热量

C. 钙磷比例

D. 微量元素含量

E. 维生素含量

12. 患儿住院 1 周后，出现消化道出血，不能经口喂养，需静脉营养。为满足患儿生长发育需要，静脉营养液需满足：

A. 液体 150～180 ml/kg，能量 100～120 kcal/(kg·d)

B. 液体 130～150 ml/kg，能量 80～100 kcal/(kg·d)

C. 液体 100～130 ml/kg，能量 60～80 kcal/(kg·d)

D. 液体 80～100 ml/kg，能量 50～60 kcal/(kg·d)

E. 液体 60~80 ml/kg，能量 40~50 kcal/(kg·d)

13. 患儿治疗 1 周后撤机，改无创呼吸机，又治疗 1 周后改鼻导管吸氧，鼻导管吸氧 3 周仍未能脱离氧气，复查胸片见双肺网格状改变，考虑所患疾病是：

    A. 结核分枝杆菌（结核杆菌）感染

    B. 支气管肺发育不良

    C. 真菌感染

    D. 心力衰竭加重

    E. 细菌感染

14. 针对支气管肺发育不良，下一步处理（可多选）：

    A. 完善胸部 CT

    B. 复查痰培养

    C. 限制液体入量

    D. 使用糖皮质激素

    E. 抗结核治疗

15. 经过治疗，患儿成功脱离氧气，进行眼底检查发现双眼 Ⅱ 期病变，针对早产儿视网膜病，需要的下一步治疗是：

    A. 择期复查

    B. 不用随访

    C. 择期手术

    D. 限期手术

    E. 急诊手术

（陈忠　高晓琳）

第二节　新生儿败血症

一、病史

患儿，女，出生 3 天，因"少吃少哭 1 天"入院。系 G_1P_1 孕 40 周，母亲经阴道分娩，出生体重 3100 g，Apgar 评分 1—5—10 分钟分别为 9—10—10 分，羊水清亮，入院前 1 天出现奶量减少，少哭少动，不伴发热，小便量减少，大便 2 次、色黄。母亲胎膜早破 2 天，产前不伴发热，血型 O 型；父亲血型 B 型。

二、体格检查

足月儿貌，反应差，嗜睡，皮肤轻度黄染。P 150 次/分，R 40 次/分，BP 62/48 mmHg。前囟膨隆，四肢肌张力正常，瞳孔对光反射存在，咽部充血，颈有阻力。双肺呼吸音粗，未闻及干湿啰音。心律齐，心音有力，未闻及杂音。腹软，肝肋下 1 cm、质软，脾肋下未扪及，肠鸣音正常。脐带未脱落，脐周无红肿。肛门开口可见。

三、辅助检查

血常规：WBC 15×10^9/L，N 0.70，L 0.27，Hb 16 g/L，PLT 318×10^9/L，CRP 16 mg/L。血生化：ALT 35 U/L，TB 188 μmol/L，间接胆红素（BU）188 μmol/L，直接胆红素（BC）0 μmol/L，ALB 38 g/L，Na^+ 138 mmol/L，K^+ 4.2 mmol/L，Glu 5.4 mmol/L。

四、思考题

1. 该患儿首先考虑诊断为：
   A. 新生儿缺氧缺血性脑病
   B. 新生儿败血症
   C. 新生儿黄疸
   D. 新生儿腹泻
   E. 新生儿低血糖

2. 母亲胎膜早破对新生儿的影响包括（可多选）：
   A. 脐带脱垂
   B. 新生儿感染
   C. 羊水栓塞
   D. 胎儿窘迫
   E. 产后出血

3. 早期经阴道分娩新生儿常见病原体有（可多选）：
   A. B 族溶血性链球菌
   B. 大肠埃希菌（大肠杆菌）
   C. 李斯特菌
   D. 金黄色葡萄球菌
   E. 铜绿假单胞菌

4. 该患儿抗生素首选：
   A. 口服广谱头孢菌素
   B. 静脉滴注广谱头孢菌素
   C. 静脉滴注喹诺酮类
   D. 口服喹诺酮类
   E. 静脉滴注亚胺培南－西司他丁纳（泰能）

5. 新生儿败血症治疗的原则是（可多选）：
   A. 早期
   B. 静脉
   C. 联合
   D. 足疗程
   E. 注意药物毒副作用

6. 需进一步完善的检查包括（可多选）：

    A. 脑脊液常规及生化

    B. 小便常规及培养

    C. 胸部 X 线摄影

    D. 血培养

    E. 脑脊液培养

7. 患儿皮肤黄染考虑原因（可多选）：

    A. 早期新生儿血红蛋白分解增多，胆红素生成过多

    B. 新生儿肝脏酶活性不成熟，胆红素代谢能力差

    C. 胆红素肝肠循环增加

    D. 胆红素从胆道无法排出

    E. 遗传代谢性疾病

8. 患儿抗感染治疗 2 天后，血培养报告李斯特菌，此时对抗生素的调整为：

    A. 更换万古霉素

    B. 更换泰能

    C. 加用氨苄西林

    D. 加大环内酯类

    E. 加抗厌氧菌治疗

9. 调整抗生素 2 天后，患儿精神好转，吃奶好，哭声大，但皮肤黄染加重。查血胆红素升至 310 $\mu mol/L$，此时的处理：

    A. 继续抗感染，其余治疗不变

    B. 加用光疗

    C. 输注白蛋白帮助胆红素代谢

    D. 输注免疫球蛋白预防溶血

    E. 换血治疗

10. 光疗选择的光源为（可多选）：

    A. 红外线

    B. 紫外线

    C. 蓝光

    D. 红光

    E. 绿光

11. 光疗的不良反应包括（可多选）：

    A. 发热

    B. 腹泻

    C. 费用高

    D. 皮疹

    E. 血尿

12. 患儿已查血型为 B 型，判断是否存在 ABO 溶血病还需做的检查是：

    A. 血型抗体鉴定

    B. 测 UDPGT 活性

C. 测血红蛋白

D. 测网织红细胞

E. 测丙酮酸激酶活性

（陈忠　高晓琳）

第三节　新生儿缺氧缺血性脑病

一、病史

患儿，男，出生 30 分钟，因"窒息复苏后 30 分钟"入院。系 G_1P_1 孕 40 周，因母亲"第二产程延长"产钳助产娩出，出生体重 3100 g，Apgar 评分 1—5—10 分钟分别为 2—7—9 分，羊水Ⅲ度污染，生后予复苏抢救后转新生儿科。

二、体格检查

足月儿貌，反应差，嗜睡。T 36 ℃，P 140 次/分，R 30 次/分，BP 62/48 mmHg。头顶扪及 4 cm×3 cm 包块，有波动感，边界清楚，不超过骨缝。前囟平软。四肢肌张力减低，原始反射减弱，瞳孔对光反射存在。咽部充血。颈软。双肺呼吸音清，未闻及干湿啰音。心律齐，心音有力，胸骨左缘闻及连续性杂音。腹软，肝肋下 1 cm、质软，脾肋下未扪及，肠鸣音正常。脐带未脱落，脐周无红肿。肛门开口可见，双侧睾丸降至阴囊。

三、辅助检查

血常规：WBC $11×10^9$/L，N 0.70，L 0.27，Hb 152 g/L，PLT $318×10^9$/L。血生化：pH 值 6.9，PO_2 52 mmHg，PCO_2 45 mmHg，HCO_3^- 13 mmol/L，LAC−8。

四、思考题

1. 第二产程（宫口开全至胎儿娩出）持续时间：
    A. 初产妇 0.5~1 小时，经产妇小于 0.5 小时
    B. 初产妇 1~2 小时，经产妇 0.5~1 小时
    C. 初产妇 2~4 小时，经产妇 1~2 小时
    D. 初产妇 4~6 小时，经产妇 2~4 小时
    E. 初产妇小于 6 小时，经产妇小于 4 小时
2. 孕晚期的羊水组成，以下各项不包括：
    A. 母亲血浆经胎膜进入羊膜腔的透析液
    B. 胎儿产生的尿液
    C. 胎儿肺分泌的液体
    D. 脐带华通胶的渗出液
    E. 胎粪

3. 新生儿头颅血肿消失时间为：
   A. 2~4 天
   B. 5~7 天
   C. 2~4 周
   D. 5~7 周
   E. 2~4 个月

4. 新生儿头颅血肿可能引起的并发症包括（可多选）：
   A. 感染
   B. 贫血
   C. 黄疸
   D. 精神运动发育落后
   E. 颅内出血

5. 缺氧缺血性脑病的最根本发病机制是：
   A. 缺氧缺血后全身血流的二次重新分配
   B. 缺氧缺血影响神经细胞的能量代谢
   C. 缺氧缺血产生自由基损伤
   D. 缺氧缺血产生兴奋性氨基酸的兴奋毒作用
   E. 缺氧缺血造成炎性细胞及炎性细胞因子的作用

6. 以下各项检查中属于肌张力检查的是（可多选）：
   A. 上肢弹回试验
   B. 竖颈试验
   C. 围巾征
   D. 腘窝角
   E. 下肢弹回试验

7. 中度缺氧缺血性脑病（HIE）的表现包括：
   A. 意识状态为嗜睡，肌张力减低，原始反射减弱
   B. 意识状态为兴奋，肌张力减低，原始反射减弱
   C. 意识状态为昏迷，肌张力松软，原始反射消失，频发惊厥
   D. 意识状态为兴奋，肌张力增高，原始反射活跃
   E. 意识状态为昏迷，肌张力正常，原始反射减弱

8. 重度 HIE 的表现包括：
   A. 意识状态为嗜睡，肌张力减低，原始反射减弱
   B. 意识状态为兴奋，肌张力减低，原始反射减弱
   C. 意识状态为昏迷，肌张力松软，原始反射消失，频发惊厥
   D. 意识状态为兴奋，肌张力增高，原始反射活跃
   E. 意识状态为昏迷，肌张力正常，原始反射减弱

9. HIE 临床分度包括的指标（可多选）：
   A. 意识状态
   B. 肌张力

    C. 原始反射

    D. 中枢症状

    E. 惊厥

10. 该患儿血气分析结果提示酸碱平衡紊乱的类型是：

    A. 呼吸性酸中毒

    B. 呼吸性碱中毒

    C. 代谢性酸中毒

    D. 代谢性酸中毒

    E. 混合型酸中毒

11. HIE 治疗的"三支持"包括（可多选）：

    A. 呼吸支持

    B. 循环支持

    C. 血糖支持

    D. 营养支持

    E. 肾脏支持

12. HIE 治疗的"三对症"包括（可多选）：

    A. 控制惊厥

    B. 抗感染

    C. 降颅内压

    D. 消除脑干症状

    E. 亚低温治疗

13. HIE 后遗症包括（可多选）：

    A. 慢性肺病

    B. 智力障碍

    C. 癫痫

    D. 营养不良

    E. 运动发育落后

14. HIE 亚低温治疗的时间选择：

    A. 生后 6 小时以内

    B. 生后 6 小时以后

    C. 生后 12 小时以内

    D. 生后 12 小时以后

    E. 生后 24 小时以后

15. HIE 亚低温治疗的核心机制是：

    A. 减少再灌注损伤

    B. 减少能量代谢

    C. 减轻脑水肿

    D. 抑制脑细胞凋亡

E. 减少脑外其他器官的无氧代谢

（陈忠　高晓琳）

第四节　新生儿黄疸

一、病史

患儿，女，出生 7 天，因"反复皮肤黄染 6$^+$天"入院。入院前 6$^+$天（患儿生后未满 24 小时），发现患儿皮肤黄染，经皮测胆红素值为 10.1 mg/dL（172.71 μmol/L），未予特殊处理。患儿皮肤黄染呈进行性加重，入院前 5 天查血胆红素为"总胆红素 289 μmol/L，未结合胆红素 278 μmol/L"。予以"茵栀黄、金双歧"口服，患儿皮肤黄染无明显减轻，入院前 3 天复测胆红素为 17.7 mg/dL（302.67 μmol/L）。遂入当地医院治疗，予以蓝光光疗 1 天并予以配方奶喂养，患儿黄疸减轻、好转出院。出院后患儿皮肤黄染反复，入院当日复测胆红素为 24.1 mg/dL（412.11 μmol/L），再次入院。病程中患儿无发热、抽搐、拒奶等表现。近 2 日奶量明显下降，并伴有精神差，大便色黄、略稀，小便色黄。

个人史：G$_3$P$_2^{+1}$孕 38^{+5}周顺产娩出，出生体重 3050 g，Apgar 评分 1—5—10 分钟均为 10 分。胎膜早破 5 小时，脐带绕颈 1 周，羊水清亮。生后予以乙肝疫苗接种，已注射维生素 K$_1$。生后半小时开奶，纯母乳喂养，按需喂养（具体喂养量不详），喂养间隔时间为 3~4 小时。生后 6 小时解第一次小便，生后 12 小时解第一次大便。

家族史：母血型为 O 型、RhD 阳性，孕定期产检，未提示异常，既往体健，既往孕 2 次，产 1 次，人工流产 1 次。父血型为 A 型、Rh 血型不详，既往体健。姐姐 3 岁，体健，新生儿期曾有黄疸表现，但未予以特殊处理。

二、体格检查

T 38.8 ℃，HR 170 次/分，R 65 次/分，BP 72/36 mmHg。足月成熟儿貌，反应欠佳，刺激后哭声小。全身皮肤呈重度黄染，手足心均可见黄染，躯干部皮肤有散在少许红色斑丘疹。前囟平软，张力正常。巩膜可见明显黄染。气促，双肺呼吸音粗，未闻及干湿啰音。心律齐，心音有力，心前区未闻及确切杂音。腹软，肠鸣音正常，肝于肋下 3 cm、质软，脾未触及。四肢肌张力稍增高，觅食、握持反射均减弱。

三、辅助检查

血常规：WBC 15.9×10^9/L，N 0.73，RBC 4.55×10^{12}/L，Hb 120 g/L，PLT 189×10^9/L，CRP 55 mg/L；胆红素示 TSB 415 μmol/L，未结合胆红素 410 μmol/L。

四、思考题

1. 该患儿生后早期的黄疸最可能的原因是：

    A. 生理性黄疸

    B. 母乳性黄疸

    C. 血型不合溶血病性黄疸

    D. 胎便排出延迟所致的黄疸

    E. 宫内感染性黄疸

2. 造成新生儿胆红素产生较多的原因包括（可多选）：

    A. 红细胞寿命相对较短

    B. 红细胞破坏相对较多

    C. 单核吞噬细胞系统（网状内皮系统）过度活跃

    D. 肝脏和其他组织中血红素较多

    E. 骨髓红细胞前体较多

3. 患儿目前黄疸的原因考虑（可多选）：

    A. 感染所致黄疸

    B. 母乳性黄疸

    C. 血型不合溶血性黄疸

    D. 胎便排出延迟所致的黄疸

    E. 生理性黄疸

4. 为明确诊断，此刻还需要进行的检查是（可多选）：

    A. 肾功能

    B. 血培养

    C. 血清电解质

    D. 放散试验

    E. 血气分析

5. 从患儿入院时的初步检查结果来看，目前的正确处理方法为（可多选）：

    A. 蓝光光照治疗

    B. 换血治疗

    C. 继续单用口服药物退黄

    D. 静脉输注哌拉西林防治感染

    E. 无须处理，继续监测胆红素情况

6. 为保障患儿光疗的效果，下列措施必要的是（可多选）：

    A. 脱去患儿全身衣物，在光疗时仅保留尿不湿及眼罩

    B. 将蓝光光源尽可能接近患儿，间隔距离越小越好

    C. 尽可能双面光疗，并可在床单元周围放置铝箔以加强光疗强度

    D. 为防止青铜症，光疗时间不宜过长，每光疗 4 小时需停下来休息 1 小时

    E. 可采用加强光疗，即辐照度大于 $30\ \mu\mathrm{W}/(\mathrm{cm}^2 \cdot \mathrm{nm})$

7. 光疗可能的不良反应包括（可多选）：

    A. 一过性发热

    B. 腹泻

    C. 皮疹

D. 呼吸道感染

E. 青铜症

8. 如患儿需要换血，首选备血：

A. 选择 O 型洗涤红细胞及新鲜冰冻血浆

B. 选择患儿同型的红细胞悬液及新鲜冰冻血浆

C. 选择 O 型的红细胞悬液及 AB 型新鲜冰冻血浆

D. 选择 AB 型的红细胞悬液及新鲜冰冻血浆

E. 选择 AB 型的红细胞悬液及 O 型新鲜冰冻血浆

9. 换血治疗的目的包括（可多选）：

A. 换出血中胆红素，防止胆红素脑病的发生

B. 换出血中致敏红细胞及抗体，减轻溶血

C. 纠正贫血，防止心力衰竭

D. 补充白蛋白水平，增加胆红素的转运

E. 补充营养，加速患儿恢复

10. 典型的胆红素脑病后遗症包括（可多选）：

A. 手足徐动

B. 眼球运动障碍

C. 听觉障碍

D. 釉质发育不全

E. 角弓反张

11. 经过积极治疗后，患儿的黄疸有所减轻，复测血胆红素值为TSB 230 μmol/L、未结合胆红素 160 μmol/L，但血培养结果显示大肠埃希菌生长，目前的处理方案为（可多选）：

A. 继续蓝光光照治疗

B. 停止光疗，密切监测胆红素水平

C. 继续静脉输注哌拉西林抗感染

D. 完善脑脊液检查

E. 再次予以换血治疗

12. 治疗 7 天后，患儿体温正常，黄疸消退，脑脊液检查结果显示蛋白定性阳性，白细胞 20×10^6/L，蛋白质 1.1 g/L，葡萄糖 4.0 mmol/L，氯化物 120 mmol/L。目前的治疗方案为：

A. 患儿已临床治愈，可考虑出院

B. 继续哌拉西林抗感染治疗

C. 换用能更好通过血−脑脊液屏障的药物如头孢曲松抗感染治疗

D. 继续抗感染 1 周后复查脑脊液

E. 改为口服抗生素继续治疗

13. 该患儿治疗 14 天后黄疸消退，复查血培养阴性，予以出院。出院 1 周后再次于门诊就诊，家属述患儿出院后继续纯母乳喂养，吃奶、精神都好，但近 2 日再次出现皮肤黄染，复查血胆红素值为 TSB 280 μmol/L、未结合胆红素 270 μmol/L。目前可能的原

因为：

    A. 母乳性黄疸

    B. 生理性黄疸

    C. 婴儿肝炎综合征

    D. 败血症所致黄疸

    E. 母乳喂养相关的黄疸

14. 目前需完善的辅助检查包括：

    A. 复查血培养

    B. 复查脑脊液

    C. 肾功能检查

    D. 痰培养检查

    E. 不需要做其他检查

15. 目前的处理方案为：

    A. 入院接受蓝光光照治疗

    B. 门诊随访，监测胆红素变化情况

    C. 换血治疗

    D. 口服苯巴比妥治疗

    E. 抗感染治疗

（杨晓燕　高晓琳）

第五节　新生儿呼吸窘迫综合征

一、病史

患儿，男，25 分钟，因"窒息复苏后反应差、肌张力低下 25 分钟"入院。

患儿系 G_1P_1 孕 28^{+5} 周顺产娩出，出生体重 1200 g，Apgar 评分 1—5—10 分钟为 6—8—8 分。入院前 25 分钟（即患儿出生后），发现患儿自主呼吸弱、肌张力低，伴明显发绀，经皮氧饱和度约 70%。产房内立即予以清理呼吸道后行气管插管术等复苏抢救，患儿发绀缓解，肌张力仍低，反应差，故转入新生儿科。病程中患儿无发热、抽搐等表现。

个人史：G_1P_1 孕 28^{+5} 周顺产娩出，出生体重 1200 g，Apgar 评分 1—5—10 分钟为 6—8—8 分。否认胎膜早破及脐带绕颈，羊水清亮。否认宫内窘迫史，生后抢救情况见现病史描述。生后尚未开奶，尚未解大小便。

家族史：母血型为 A 型、RhD 阳性。孕中期发现"妊娠合并糖尿病"，饮食控制后血糖正常。既往体健。父血型不详，既往体健。

二、体格检查

T 36 ℃，HR 150 次/分，R 40 次/分，BP 52/26 mmHg。未成熟儿貌，反应欠佳。

气管插管、复苏囊正压通气下抱入病房，未见明显发绀，经皮氧饱和度约 90%。前囟平软、张力正常。双肺呼吸音粗，未闻及干湿啰音。心律齐，心音有力，心前区未闻及确切杂音。腹软，肠鸣音正常，肝于肋下 1.5 cm、质软，脾未触及。四肢肌张力减低，觅食、握持反射均有减弱。

三、辅助检查

床旁胸部 X 线摄影检查示双肺透光度明显下降，见大片状、颗粒状阴影，可见支气管充气征，请结合临床。

四、思考题

1. 该患儿目前诊断考虑：
   A. 新生儿肺炎
   B. 新生儿湿肺
   C. 新生儿呼吸窘迫综合征
   D. 支气管肺发育不良
   E. 先天性肺发育异常

2. 可用于诊断新生儿呼吸窘迫综合征的是（可多选）：
   A. 泡沫试验
   B. 羊水卵磷脂/鞘磷脂值
   C. 胸部 X 线摄影
   D. 胸部听诊
   E. 病史询问

3. 新生儿呼吸窘迫综合征的临床表现不包括：
   A. 呼吸急促（大于 60 次/分）
   B. 呼气呻吟
   C. 发绀
   D. 进行性加重的呼吸困难
   E. 生后 12 小时后出现的呼吸困难

4. 新生儿呼吸窘迫综合征患儿的肺功能异常包括（可多选）：
   A. 肺顺应性增加
   B. 气道阻力增加
   C. 通气/血流增加
   D. 气体弥散障碍
   E. 呼吸功减低

5. 关于肺表面活性物质，说法正确的是（可多选）：
   A. 肺表面活性物质是由 I 型肺泡上皮合成分泌
   B. 肺表面活性物质覆盖于肺泡表面，可降低表面张力，防止呼气末肺泡萎陷
   C. 肺表面活性物质的本质是一种磷脂蛋白复合物
   D. 鞘磷脂是起表面活性作用的最重要的物质

  E. 卵磷脂的含量在整个孕期都保持恒定

 6. 此时的治疗方案应包括（可多选）：

  A. 保暖、监测生命体征

  B. 保证液体及营养供应

  C. 维持酸碱平衡稳定

  D. 肺表面活性物质替代治疗

  E. 必要时考虑关闭动脉导管

 7. 患儿在使用肺表面活性物质 200 mg/kg 气道内注入后，呼吸困难症状缓解，予以拔除气管导管，改为 nCPAP 辅助通气（FiO_2 25％，PEEP=4 cmH_2O）。第 2 日患儿突然再次出现呼吸困难加重，三凹征阳性，伴有发绀，目前应考虑：

  A. 症状缓解不好，再次予以第二剂肺表面活性物质

  B. 肺部感染，加用抗生素抗感染治疗

  C. 参数设置不当，应予以提高 PEEP

  D. 可能出现了气漏综合征，应立即复查胸部 X 线摄影

  E. 无须处理，继续观察

 8. 经积极处理后，患儿逐渐脱离呼吸支持，未吸氧下氧饱和度维持在 90％左右。并渐经口进行母乳喂养。住院第 10 天，患儿出现腹胀、呕吐，大便中可见血性物。查体示腹部张力较高，肠鸣音未闻及。此时可能出现了：

  A. 喂养不耐受

  B. 胃食管反流

  C. 功能性腹胀

  D. 新生儿坏死性小肠结肠炎

  E. 先天性幽门肥厚

 9. 此时应进一步进行的检查是（可多选）：

  A. 腹部 X 线摄影

  B. 全血细胞计数及分类

  C. 胸部 X 线摄影

  D. 血培养

  E. 消化道造影检查

 10. 此时的处理应为（可多选）：

  A. 继续减量喂养

  B. 绝对禁食至少 10～14 天及胃肠减压

  C. 加用抗生素抗感染

  D. 维持水、电解质和酸碱平衡

  E. 静脉营养支持

 11. 本病最常受累的部位为（可多选）：

  A. 回肠末端

  B. 升结肠

  C. 十二指肠

  D. 乙状结肠

  E. 直肠

12. 本病可能的并发症包括（可多选）：

  A. 肠穿孔

  B. 肠狭窄

  C. 腹膜炎

  D. 电解质紊乱

  E. 慢性腹泻

13. 关于本病的发病机制，正确的是（可多选）：

  A. 缺氧时的机体血流再分布使肠道血流量明显下降，发生缺氧缺血性损伤

  B. 肠道内致病菌过度繁殖，可导致肠道黏膜损伤

  C. 配方奶渗透压过高可诱发本病

  D. 本病的发生与奶量增加速度无关

  E. 早产儿肠道不成熟，局部免疫力低下，故为易感人群

14. 在给予积极处理及对症支持治疗 10 天后，该患儿腹胀缓解、大便隐血阴性，复查 X 线片异常征象消失，此时（可多选）：

  A. 可考虑逐渐恢复奶量

  B. 仍需禁食满 3 周后考虑开奶

  C. 逐渐减停静脉营养

  D. 注意维持水和电解质平衡

  E. 密切监测消化系统症状

15. 该患儿的喂养方案应首选：

  A. 母乳

  B. 早产配方奶

  C. 足月配方奶

  D. 深度蛋白水解配方奶

  E. 无蔗糖的特殊配方奶

（杨晓燕　高晓琳）

第六节　新生儿寒冷损伤综合征

一、病史

  患儿，男，3 天，因"发现体温不升 1^+ 天"入院。

  入院前 1^+ 天，家属发现患儿全身冰凉，自测体温无法测出，在家中予以保暖后体温仍无法测出，伴反应差、哭声弱、进食奶量下降，不伴抽搐、发热等表现，遂来我院。病后进食奶量明显下降，并有精神差，大便略稀，小便色黄、量少。

个人史：G_2P_2 孕 30^{+5} 周自行在家中分娩，出生体重 1490 g，Apgar 评分未评。否认胎膜早破及脐带绕颈，否认羊水污染。宫内窘迫情况不详，否认生后抢救史。生后半小时开奶，现为混合喂养，母乳为主，母乳量不详，配方奶每次约 10 ml（病后减至每次 5 ml），喂养间隔时间 3~4 小时。生后 24 小时内解第一次大小便。

家族史：母血型为 AB 型、RhD 阳性，孕期未行产检，既往体健，既往孕 1 次、产 1 次，为顺产，新生儿不明原因死亡。父血型为 A 型、Rh 血型不详，既往体健。

二、体格检查

T 30.0 ℃（肛温），HR 60 次/分，R 20 次/分，BP 62/30 mmHg。未成熟儿貌，反应差，刺激后哭声低。全身皮肤冷，面部、四肢及臀部均可扪及明显硬肿。躯干部皮肤散在少许红色斑丘疹。前囟平软、张力正常。呼吸欠规则，双肺呼吸音粗，未闻及干湿啰音。心律齐，心音稍低，心前区未闻及确切杂音。腹软，肠鸣音稍弱，肝于肋下 2 cm、质软，脾未触及。四肢肌张力减低，觅食、握持反射明显减弱。

三、辅助检查

暂缺。

四、思考题

1. 新生儿在寒冷时发生低体温的可能原因有（可多选）：
   A. 体温调节中枢本身不成熟
   B. 体表面积相对较大，易于失热
   C. 体内储存热量少，对失热的耐受性差
   D. 棕色脂肪产热的代偿能力有限
   E. 缺乏寒战反应

2. 皮肤硬肿的面积计算方法为（可多选）：
   A. 头颈部 18%
   B. 双上肢 18%
   C. 臀部 8%
   D. 双下肢 28%
   E. 前胸及腹部 14%

3. 硬肿发生的顺序为：
   A. 下肢→臀部→躯干→上肢→面部
   B. 上肢→躯干→面部→臀部→下肢
   C. 下肢→臀部→面部→上肢→全身
   D. 上肢→面部→臀部→下肢→全身
   E. 四肢→臀部→躯干→面部

4. 发生低体温和硬肿症的可能原因包括（可多选）：
   A. 寒冷及保温不足
   B. 严重感染

    C. 严重的颅脑疾病

    D. 新生儿呼吸窘迫综合征

    E. 新生儿呼吸暂停

5. 低体温可能出现的并发症（可多选）：

    A. 缺氧及代谢性酸中毒

    B. 弥散性血管内凝血（DIC）

    C. 心力衰竭

    D. 肾衰竭

    E. 新生儿湿肺

6. 此时拟予以复温治疗，其中错误的处理手段为（可多选）：

    A. 通过提高环境温度来恢复和保持体温正常

    B. 需在 6～12 小时内使体温恢复正常

    C. 可采用热水袋、母亲的怀抱或预热至中性温度的暖箱等方式进行加热

    D. 可采用腋温与肛温的差值来作为棕色脂肪产热状态的标志

    E. 体温越低、复温越慢

7. 除复温外，还应给予何种处理（可多选）：

    A. 给予能量供应，从 50 kcal/(kg·d) 起始，缓慢增加至 100～120 kcal/(kg·d)

    B. 早期足量给予所需的营养，即 100～120 kcal/(kg·d)

    C. 需严格禁食，并辅以全静脉营养

    D. 根据临床情况控制液体的输入速度及量

    E. 纠正器官功能的紊乱

8. 患儿在入院后迅速出现了明显发绀，经皮氧饱和度约 60%，体格检查双肺可闻及明显湿啰音，很可能是发生了：

    A. 新生儿湿肺

    B. 新生儿重症肺炎

    C. 新生儿呼吸暂停

    D. 新生儿呼吸窘迫综合征

    E. 新生儿肺出血

9. 此时的处理应为（可多选）：

    A. 中断复温

    B. 继续按照原定计划复温

    C. 纠正可能的凝血功能异常或 DIC

    D. 呼吸机辅助通气

    E. 注意维持循环稳定

10. 该患儿的硬肿分度应为：

    A. 轻度

    B. 轻度～中度

    C. 中度

    D. 中度～重度

  E. 重度

11. 此时需完善的检查（可多选）：

  A. 全血细胞计数及分类

  B. DIC 筛查

  C. 动脉血气分析及血电解质

  D. 胸部 X 线摄影

  E. 腹部平片

12. 该患儿适宜的血气分析结果应为（可多选）：

  A. $PaO_2 > 50$ mmHg

  B. $PaCO_2 < 50$ mmHg

  C. PaO_2 50～80 mmHg

  D. $PaCO_2$ 40～60 mmHg

  E. 以上都不适宜

13. 机械通气可能的并发症包括（可多选）：

  A. 呼吸机相关性肺炎

  B. 气胸

  C. 早产儿视网膜病

  D. 纵隔气肿

  E. 新生儿坏死性小肠结肠炎

14. 经过积极处理，患儿按计划结束复温后，此时的处理应为（可多选）：

  A. 继续注意监测并维持体温

  B. 控制输液速度及入量

  C. 恰当地予以营养支持

  D. 维持水、电解质和酸碱平衡

  E. 注意监测出入量

15. 为预防寒冷损伤综合征的发生，可采取的措施包括（可多选）：

  A. 避免早产、窒息等，及时治疗诱发寒冷损伤的各种疾病

  B. 尽早开始喂养，保证充足的热量供应

  C. 注意保暖，低出生体患的早产儿应放置于中性温度的暖箱中保暖

  D. 加强对新生儿寒冷损伤综合征的各种宣传，提高群众的相关意识

  E. 以上均不正确

（杨晓燕　高晓琳）

第八章　遗传代谢性疾病

第一节　唐氏综合征（21－三体综合征）

一、病史

患儿，男，出生1天，因"特殊面容"就诊。患儿出生时儿科医生体格检查发现眼距宽，鼻梁低，外耳小，通贯掌。出生时体重为3.5 kg，无窒息抢救史。其母35岁，孕期无疾病及用药史。

二、体格检查

身长49 cm，体重3.5 kg。反应可，哭声较大，皮肤红润，眼距宽，鼻梁低，外耳小，通贯掌。心律齐，心前区未闻及杂音。肺、腹无异常。神经系统无异常。

三、思考题

1. 唐氏综合征（21－三体综合征）属于：
    A. 常染色体显性遗传
    B. 常染色体隐性遗传
    C. 常染色体畸变
    D. X连锁显性遗传
    E. X连锁隐性遗传

2. 21－三体综合征细胞遗传学特征是21号染色体呈三体征，其发生在：
    A. 生殖细胞减数分裂时
    B. 生殖细胞有丝分裂时
    C. 体细胞有丝分裂时
    D. 体细胞减数分裂时
    E. 受精卵减数分裂时

3. 21－三体最常见核型为：
    A. 46,XY（XX）/47,XY（XX），＋21

B. 47,XY（XX），+21

C. 46,XY（XX），der（14；21）（q10；q10），+21

D. 45,XO

E. 46,XY（XX），−14，+t（14q21q）

4. 21-三体综合征的产前确诊依据是：

A. 胎儿彩超

B. 唐氏综合征筛查

C. 胎儿颈部透明层检查

D. 羊膜腔穿刺（羊水穿刺）

E. 母亲年龄超过 35 岁

5. 导致 21-三体综合征的常见原因不包含：

A. 母亲高龄

B. 病毒感染

C. 药物

D. 辐射

E. 习惯性流产

6. 21-三体综合征临床表现不包含：

A. 特殊面容

B. 生长发育落后

C. 先天性心脏病

D. 喂养困难

E. 皮肤粗糙

7. 该患儿父母询问，再生育孩子发生 21-三体综合征的风险，下列回答正确的是：

A. 标准型再发生风险为 10%

B. 母亲为 D/G 易位，每胎风险 4%

C. 父亲为 D/G 易位，每胎风险 4%

D. 父母为 D/G 易位，每胎风险 10%

E. 父母如有 21/21 易位携带，每胎风险 50%

8. 关于患儿体格检查，下列说法正确的是：

A. 患儿舌常伸出口外，是因为舌体肥大

B. 患儿心脏听诊未闻及杂音，说明患儿无先天性心脏病

C. 患儿患各种感染或肿瘤性疾病的风险高于正常儿童

D. 患儿神经系统查体未见异常，说明患儿的染色体核型是嵌合体型

E. 以上说法均不正确

9. 该患儿在就诊过程中发生抽搐，表现为双眼凝视，肌张力增高。下列处理正确的是：

A. 立即予地西泮（安定）静脉推注止痉

B. 立即予苯巴比妥静脉推注止痉

C. 立即行头部 CT 或头部血管 B 超

D. 完善脑脊液检查

E. 立即急诊检测血气分析

10. 患儿急诊入院，经脑脊液检查未见异常，头部 CT 未见异常。考虑抽搐发作最可能的原因为：

    A. 颅内感染

    B. 胆红素脑病

    C. 癫痫

    D. 低血糖发作

    E. 缺氧缺血性脑病

11. 关于低血糖诊断，以下说法正确的是：

    A. 血糖<2.8 mmol/L

    B. 血糖<2.2 mmol/L

    C. 血糖<3.0 mmol/L

    D. HbA_{1c}<2.8%

    E. HbA_{1c}<2.2%

12. 关于低血糖的治疗，下列说法正确的是：

    A. 不管有无症状，都要及时治疗

    B. 对于无症状的患儿，应立即静脉注射葡萄糖

    C. 对于低出生体重儿，每分钟葡萄糖输注量大于 8 mg/kg

    D. 持续或反复低血糖，可加用儿茶酚胺类药物治疗

    E. 对早产儿，暂时性低血糖可观察，严密监测血糖，不必立即治疗以防止高血糖

13. 该患儿行心脏彩超检查提示室间隔缺损，下列说法正确的是：

    A. 该患儿将来的心脏改变是左心室、右心房长大

    B. 该患儿将来的心脏改变是左心室、左心房长大

    C. 该患儿将来的心脏改变是右心室、左心房长大

    D. 该患儿将来的心脏改变是右心室、右心房长大

    E. 该患儿将来的心脏改变是左心室、右心室长大

14. 该患儿如果在将来的发育过程中出现声音嘶哑，需考虑：

    A. 左心房增大压迫喉返神经

    B. 左心室增大压迫喉返神经

    C. 右心房增大压迫喉返神经

    D. 先心病伴急性喉炎

    E. 肺动脉扩张压迫喉返神经

15. 对于该患儿，目前的处理合理的是：

    A. 介入手术行室间隔缺损封堵术

    B. 定期复查心脏彩超，必要时手术治疗

    C. 开胸行手术矫形

    D. 使用地高辛口服

    E. 使用毛花苷丙（西地兰）

（刘颖　高晓琳）

第二节　Tuner 综合征

一、病史

患儿，女，13 岁，因身材矮小就诊。患儿自小身高增长缓慢。出生体重 3 kg，身长约 50 cm，否认出生窒息抢救史。生后无喂养困难，食欲可，运动量可，成绩良好。月经未来潮。其父亲身高 170 cm，母亲身高 156 cm。

二、体格检查

身高 117 cm，体重 35 kg。对答切题，智力正常。胸平而宽，乳房未发育。心、肺、腹无异常。神经系统无异常。

三、思考题

1. 该患儿诊断最可能的是：
   A. 先天性甲状腺功能减低
   B. 生长激素缺乏症
   C. 21－三体综合征
   D. Tuner 综合征
   E. 特发性矮小
2. 如果该患儿行染色体检查，最可能的结果是：
   A. 46,XX
   B. 45,XO
   C. 47,XX，+21
   D. 47,XX，+13
   E. 46,XY
3. 该疾病属于：
   A. 染色体病
   B. 常染色体遗传病
   C. 多基因遗传病
   D. 线粒体病
   E. 性连锁遗传病
4. 患儿如果行妇科 B 超可能出现的结果是：
   A. 子宫及附件未见异常
   B. 无子宫
   C. 无卵巢
   D. 幼稚子宫，卵巢发育不良

E. 双子宫

5. 患儿的激素水平可能是:

A. LH 降低

B. FSH 降低

C. E2 升高

D. TSH 升高

E. T 正常

6. 该病的遗传病理是:

A. 减数分裂过程中发生常染色体分离

B. 减数分裂过程中发生性染色体不分离

C. 有丝分裂过程中发生常染色体不分离

D. 有丝分裂过程中发生性染色体不分离

E. 以上都不对

7. 该疾病可能出现的合并畸形:

A. 生长发育落后

B. 心脏畸形

C. 肾脏畸形

D. 关节松弛

E. 以上都对

8. 患儿目前身高 117 cm, 其遗传身高是多少:

A. 160 cm

B. 163 cm

C. 156.5 cm

D. 158 cm

E. 169.5 cm

9. 该患儿还进行了生长激素激发试验,结果如表 8-1:

表 8-1 生长激素激发试验结果

	0 h	30 min	60 min	90 min	120 min
GH（μg/L）	0.12	2.6	7.5	6.9	4.3

该结果说明:

A. 生长激素分泌正常

B. 生长激素部分缺乏

C. 生长激素绝对缺乏

D. 生长激素分泌过多

E. 生长激素刺激无反应

10. 该患儿将来是否有生育能力取决于:

A. 新生儿期治疗

B. 使用雄激素种类

    C. 染色体核型

    D. 生长激素的治疗

    E. 青春期开始治疗

11. 新生儿期有下列表现中可怀疑此病的是：

    A. 肢体畸形

    B. 手和/或足背水肿

    C. 特殊面容

    D. 母亲高龄

    E. 极低出生体重

12. 此病的治疗方案是：

    A. 使用生长激素

    B. 确诊后先用雌激素，到成年后加用生长激素

    C. 单用雌激素

    D. 确诊后立即使用生长激素+雌激素

    E. 确诊后即用生长激素，到骨龄达 12 岁以上时加用雌激素

13. 该患儿如使用生长激素，使用剂量是：

    A. 0.1 U/kg，每晚一次

    B. 0.1~0.15 U/kg，每晚一次

    C. 0.15~0.2 U/kg，每晚一次

    D. 0.2~0.25 U/kg，每晚一次

    E. 0.2 mg/kg，每周一次

14. 该患儿使用生长激素过程中，可能出现的不良反应没有下列哪项：

    A. 头痛

    B. 血压升高

    C. 血糖浓度升高

    D. 注射部位结节

    E. 骨关节粗大

15. 对于生长激素的促生长作用，下列描述不正确的是：

    A. 促进肝糖原合成，减少对葡萄糖的利用

    B. 促进细胞摄取氨基酸，使蛋白质合成增加

    C. 促进脂肪组织分解及游离脂肪酸的氧化

    D. 促进人体各种组织细胞增大和增殖

    E. 促进骨骼软骨细胞增殖，合成含有胶原和黏多糖的基质

（刘颖　高晓琳）

第九章 免疫性疾病

第一节 过敏性紫癜

一、病史

患儿，男，4岁1个月，因"皮疹伴关节肿痛3天"入院。入院前3天，患儿无明显诱因出现双下肢及臀部鲜红色皮疹，呈对称分布，压之不褪色，略高出皮面，伴双膝关节、双踝关节肿痛，无发热、腹痛、水肿、血尿、便血、腰痛、咳嗽等，为求进一步治疗至我院就诊。既往史、个人史、家族史无特殊。

二、体格检查

T 36.8℃，P 110次/分，R 26次/分，BP 96/60 mmHg，体重18 kg。意识清楚，精神可。躯干部可见散在红色片状、压之不褪色的斑疹，双膝关节可见片状瘀斑，全身无水肿。咽部稍充血，扁桃体无肿大，未见分泌物。双肺呼吸音清晰，未闻及干湿啰音。腹软，无压痛、反跳痛及肌紧张。双膝关节稍肿胀，无压痛。神经系统无异常。

三、辅助检查

无。

四、思考题

1. 请问不是目前必须做的检查是：
   A. 血常规
   B. 小便常规
   C. 凝血功能
   D. 肝、肾功能
   E. 风湿筛查

2. 该患儿入院完善血常规示 WBC 10.31×10^9/L，N 0.565%，L 0.386%，RBC 4.73×10^{12}/L，Hb 131 g/L，PLT 243×10^9/L，CRP 8 mg/L。目前最可能的诊断是：

    A. 过敏性紫癜

    B. 荨麻疹

    C. 免疫性血小板减少性紫癜

    D. 幼年类风湿关节炎

    E. 风湿热

3. 下列各项中不是鉴别免疫性血小板减少性紫癜与过敏性紫癜的条件是：

    A. 皮疹形态

    B. 血常规

    C. 有无血尿

    D. 抗血小板抗体检查

    E. 骨髓检查

4. 引起过敏性紫癜的诱因是（可多选）：

    A. 感染

    B. 食物或药物过敏

    C. 疫苗接种

    D. 被昆虫叮咬

    E. 寒冷刺激

5. 过敏性紫癜的并发症包括（可多选）：

    A. 胃肠道出血

    B. 肾炎

    C. 肺出血

    D. 心律失常

    E. 关节炎

6. 过敏性紫癜可引起的外科急腹症包括（可多选）：

    A. 肠穿孔

    B. 肠套叠

    C. 急性胰腺炎

    D. 阑尾炎

    E. 腹膜炎

7. 如该患儿入院后无新发症状，化验血常规、大小便常规均无异常，目前的诊断是：

    A. 单纯性紫癜

    B. 胃肠型紫癜

    C. 紫癜性肾炎

    D. 关节型紫癜

    E. 过敏性紫癜混合型

8. 单纯性紫癜的治疗不包括：

    A. 注意休息

    B. 双嘧达莫

    C. 维生素 C

D. 糖皮质激素

E. 病因治疗

9. 如果该患儿入院后出现腹痛、消化道出血，其治疗不包括：

A. 禁食、补液

B. 山莨菪碱或阿托品解痉

C. 血液净化

D. 糖皮质激素

E. 剖腹探查

10. 过敏性紫癜的出院医嘱包括（可多选）：

A. 注意休息

B. 给予易消化的无渣饮食

C. 避免可疑过敏的药物，避免食用易过敏食物

D. 预防感染，近期内不进行预防接种

E. 定期复查尿常规

11. 该患儿出院后在门诊随访，发病后几个月内复查小便常规显示血尿和（或）蛋白尿，考虑患儿存在紫癜性肾炎：

A. 1个月

B. 2个月

C. 3个月

D. 4个月

E. 6个月

12. 儿童继发性肾炎中最常见的是：

A. 狼疮肾炎

B. 紫癜性肾炎

C. 乙肝病毒相关性肾炎

D. 放射性肾炎

E. 痛风性肾炎

13. 确诊过敏性紫癜有无肾脏损害的"金标准"是：

A. 血尿

B. 蛋白尿

C. 水肿

D. 管型尿

E. 肾脏病理学检查

14. 紫癜性肾炎的临床分型包括（可多选）：

A. 孤立性血尿或孤立性蛋白尿

B. 急性肾炎型

C. 急进性肾炎型

D. 慢性肾炎型

E. 肾病综合征型

15. 紫癜性肾炎使用激素的指征不正确的是：
   A. 镜下血尿，轻微蛋白尿
   B. 大量蛋白尿
   C. 临床表现为肾炎或肾病综合征
   D. 临床表现为急进性肾炎
   E. 肾脏病理学检查为弥散性系膜增生性肾炎

（郭慧　高晓琳）

第二节　幼年型类风湿关节炎

一、病史

患儿，女，12 岁，因"多关节肿痛 6 个月以上"入院。入院前 6 个月，患儿无明显诱因出现双手指间关节疼痛，伴肿胀、活动障碍，不伴关节局部皮温升高及皮疹，无发热、口腔溃疡、头晕、头痛、盗汗、鼻出血、血便等，患儿家长未给予重视。后逐渐累及双踝关节、双跖趾关节，性质同前。现患儿左侧踝关节肿胀、疼痛明显，伴活动障碍。为进一步治疗来我院就诊，以"多关节肿痛原因待诊"收入我院。患儿自患病以来，体重无明显减轻。既往史、个人史、家族史无特殊。

二、体格检查

T 36.8 ℃，P 96 次/分，R 22 次/分，BP 100/58 mmHg。慢性病容，发育正常，意识清楚，全身皮肤未见皮疹、瘀点、瘀斑，双手指间关节及左侧踝关节肿胀。双手手指呈"天鹅颈"样畸形，关节强直，掌指关节向尺侧偏斜，伴压痛及活动受限。全身浅表淋巴结未扪及肿大，口唇红润，口腔黏膜正常，咽部无充血，双肺呼吸音清晰，未闻及干湿啰音。心律齐，心音有力，未闻及杂音。腹软，无压痛、反跳痛及肌紧张。神经系统无异常。

三、辅助检查

暂无。

四、思考题

1. 不是目前必须做的检查是：
   A. 脑脊液检查
   B. 关节 X 线检查
   C. 自身抗体
   D. 细胞及体液免疫检查
   E. 风湿筛查

2. 该患儿入院完善双手及左踝关节 X 线摄影，显示：右、左第四、五近节指关节间隙变窄、指关节成角，余关节骨质未见异常。血常规示：WBC $12.19 \times 10^9/L$，N 0.683%，Hb 120 g/L，PLT $298 \times 10^9/L$，CRP 18 mg/L，癌胚抗原阴性，RF 及抗 CCP 抗体阳性。目前最可能的诊断是：

　　A. 肿瘤骨转移

　　B. 化脓性关节炎

　　C. 结核性关节炎

　　D. 幼年型类风湿关节炎

　　E. 幼年强直性脊椎炎

3. 不是鉴别幼年型类风湿关节炎与幼年强直性脊椎炎的条件：

　　A. 类风湿因子（RF）

　　B. 红细胞沉降率（血沉）

　　C. HLA－B27

　　D. 抗核抗体（ANA）阴性

　　E. 骶髂关节 X 线摄影

4. 不是幼年型类风湿关节炎的诊断条件：

　　A. 年龄小于或等于 16 岁

　　B. 出现关节炎症状 6 周以上

　　C. 6 个月内需明确发作类型

　　D. 排除其他疾病如感染性风湿热、继发性关节炎

　　E. 类风湿因子阳性

5. 如该患儿确诊为幼年特发性关节炎，按国际风湿病学协会关于幼年特发性关节炎分类标准，其目前分型为：

　　A. 全身型

　　B. 多关节型

　　C. 少关节型

　　D. 银屑病性幼年特发性关节炎

　　E. 与附着点炎症相关的关节炎

6. 如该患儿病程中伴有每日发热且持续时间超过至少 2 周以上，同时病程中有一过性的红斑样皮疹，诊断考虑为：

　　A. 全身型

　　B. 多关节型

　　C. 少关节型

　　D. 银屑病性幼年特发性关节炎

　　E. 与附着点炎症相关的关节炎

7. 不是幼年型类风湿关节炎的关节外症状：

　　A. 慢性葡萄膜炎

　　B. 皮下类风湿结节

　　C. 弥漫性肺间质纤维化

D. 缩窄性心包炎

E. 血尿和（或）蛋白尿

8. 引起幼年型类风湿关节炎的病因包括（可多选）：

A. 感染因素

B. 免疫学因素

C. 遗传因素

D. 营养不良

E. 精神因素

9. 提示幼年型类风湿关节炎活动期的指标不包括：

A. 血沉

B. C-反应蛋白

C. 免疫球蛋白

D. 补体

E. 类风湿因子

10. 对幼年型类风湿关节炎有辅助诊断意义的指标不包括：

A. 类风湿因子

B. HLA-B27

C. 抗核抗体

D. 关节滑液检查

E. 血沉

11. 该病的晚期病理改变不包括：

A. 关节腔狭窄

B. 关节畸形

C. 关节强直

D. 关节脱位

E. 关节积液

12. 该病的治疗目的包括（可多选）：

A. 控制病变活动，减轻和消除关节疼痛和肿胀

B. 预防感染和关节炎症加重

C. 预防关节功能不全和残废

D. 恢复关节功能及生活劳动能力

E. 处理关节外表现

13. 该病治疗的一线药物为：

A. 非类固醇类抗炎药（非甾体类抗炎药）

B. 慢作用抗风湿药

C. 糖皮质激素

D. 免疫抑制剂

E. 丙种球蛋白

14. 对减少幼年型类风湿关节炎关节破坏无效的药物包括（可多选）：

A. 非甾体类抗炎药

B. 慢作用抗风湿药

C. 糖皮质激素

D. 免疫抑制剂

E. 生物制剂 TNF-α 拮抗剂

15. 幼年型类风湿关节炎（JRA）使用激素的指征不正确的是：

A. 严重血管炎

B. 多关节型 JRA

C. 持续高热

D. 多器官损害

E. 眼及中枢神经系统并发症 JRA 患儿

（郭慧　高晓琳）

第三节　风湿热

一、病史

患儿，男，9 岁，因"发热、关节肿痛半个月"就诊。患儿半个月前出现发热，体温最高达40 ℃，高热时有畏寒、寒战，伴头痛、头晕、疲乏无力、咽部疼痛，并有膝、踝、肘等大关节肿胀、疼痛，呈游走性，伴行走、抓握困难，手指肿胀。至当地医院就诊，拟诊"扁桃体炎，关节肿痛待诊"，予以青霉素等治疗，体温反复，但关节疼痛稍缓解。现转院就诊，以"扁桃体炎，风湿热，败血症待排"收入院。患儿既往有反复"化脓性扁桃体炎"病史。

二、体格检查

T 39 ℃，P 110 次/分，BP 100/64 mmHg，体重 25 kg。意识清楚，精神稍差，呼吸平稳。咽部充血，两侧扁桃体Ⅲ度肿大，表面凹凸不平，附着少许脓性分泌物。双肺无异常。心律齐，心音正常，心前区未闻及病理性杂音。腹软，肝、脾无增大。右侧膝关节、腕关节、指关节肿胀、触痛，活动受限。神经系统无异常。

三、辅助检查

（1）血常规＋CRP：CRP 80 mg/L，白细胞 20.1×10⁹/L，血红蛋白 102 g/L，血小板 288×10⁹/L，中性粒细胞 0.78，淋巴细胞 0.20。

（2）血沉：50 mm/h。

（3）ASO：652 kU/L。

（4）类风湿因子（rheumatoid factor，RF）：阴性。

（5）咽拭子培养：检出 A 组乙型溶血性链球菌。

（6）尿常规：正常。

（7）超声心动图：未见明显异常。

（8）心电图：Ⅰ度房室传导阻滞。

（9）膝关节 X 线检查：双侧膝关节积液。

四、初步诊断

患儿，男，9 岁，发热时间长，咽部疼痛，有膝、踝、肘等大关节肿胀、疼痛，呈游走性，伴行走困难，手指肿胀、抓握困难为主要症状。咽部充血，两侧扁桃体Ⅲ度增大，表面凹凸不平，有少许脓性分泌物。右侧膝关节、腕关节、指关节肿胀、触痛，活动受限。血常规提示白细胞升高，以中性粒细胞为主，CPR、血沉升高，ASO 升高，既往有反复"化脓性扁桃体炎"病史。诊断为扁桃体炎，风湿热（rheumatic fever，RF）。

五、治疗经过

给予青霉素抗链球菌治疗，阿司匹林抗风湿热及对症治疗，直至患儿全身关节肿胀、疼痛消失，四肢活动正常，体温恢复正常，咽部无红肿及分泌物，辅助检查中各项指标均恢复正常。治疗后每隔 3~4 周肌内注射苄星青霉素（长效青霉素）继续清除感染灶，防止复发。

六、思考题

1. 风湿热的发病机制是 A 组乙型溶血性链球菌感染后的：

    A. 全身的自身免疫反应

    B. 心脏继发病毒感染

    C. 关节交叉感染

    D. 心脏的免疫反应

    E. 常伴有肾脏损害

2. 风湿热的好发年龄为：

    A. 3~8 岁

    B. 5~15 岁

    C. 3~15 岁

    D. 11~18 岁

    E. 13~20 岁

3. 风湿热的诊断标准中，不是主要表现的是：

    A. 心肌炎

    B. 皮下小结

    C. 舞蹈病

    D. 关节痛

    E. 环形红斑

4. 风湿热的诊断标准中次要表现不包括：

    A. 发热

    B. 关节痛

C. 血沉增高

D. CRP 阳性

E. 环形红斑

5. 下列检查中为风湿活动性指标的是：

A. 血清 ASO 升高

B. 抗链球菌抗体阳性

C. CRP 增高

D. 咽拭子培养阳性

E. 以上都是

6. 急性风湿热伴有心肌炎时宜选用的抗风湿药物：

A. 阿司匹林

B. 安乃近

C. 泼尼松（强的松）

D. 苄星青霉素（长效青霉素）

E. 洋地黄

7. 儿童风湿热的相关发病机制是：

A. 链球菌直接损害

B. Ⅲ型变态反应

C. Ⅳ型变态反应

D. Ⅰ型变态反应

E. 肠球菌的毒素作用

8. 男孩，10 岁，因发热，关节肿痛，皮肤出现环行红斑，心率快出现奔马律，血沉增快，经治疗上述症状、体征消失。需进行继发性预防的方法是：

A. 避免关节损伤

B. 忌海鲜

C. 减少体育运动

D. 长效青霉素肌内注射

E. 激素吸入维持

9. 抗风湿治疗，选用肾上腺皮质激素的指征是：

A. 心肌炎

B. 多发性关节炎

C. 舞蹈病

D. 皮下结节

E. 环形红斑

10. 预防风湿热复发最常用的药物是：

A. 阿司匹林

B. 泼尼松

C. ACTH

D. 萘普生

E. 青霉素类

11. 风湿性心肌炎患者，抗风湿治疗疗程是：

    A. 1~2 周

    B. 3~4 周

    C. 6~8 周

    D. 8~12 周

    E. 6~9 个月

12. 风湿热小儿对于预后的估计和治疗的选择，具有重要意义的是：

    A. 发热时间的长短

    B. 关节炎的严重程度

    C. 是否伴有心肌炎

    D. ASO 滴度高低

    E. 血沉增快程度

13. 风湿性心肌炎的特点应除外的是：

    A. 心肌、心内膜、心包膜均可受累

    B. 活动性心肌炎多有心脏扩大

    C. 心尖区有收缩期或舒张期杂音

    D. 心内膜炎的瓣膜损害均不可逆

    E. 常伴皮下小结或环形红斑

14. 6 岁小儿因发热 2 周，双膝关节胳痛 1 周入院。体格检查：T 38 ℃，P 101 次/分，咽部稍充血，心肺无异常，双膝关节红肿、活动受限。化验：血沉 98 mm/h，CRP "+"。为证实风湿热的诊断，需化验的指标是：

    A. 血常规

    B. 尿常规

    C. 粘蛋白

    D. ASO

    E. 血清抗核抗体

15. 女孩，13 岁，发热 2 周有余，胸腹部间断出现环形红斑。化验：血红蛋白 100 g/L，WBC 13.6×10^9/L，N 0.82，L 0.17，ESR 50 mm/h，CRP "+"，ASO 500 U/ml。心电图正常，诊断风湿热，应首选的治疗为：

    A. 阿司匹林

    B. 阿司匹林+泼尼松

    C. 青霉素+泼尼松

    D. 青霉素

    E. 青霉素+阿司匹林

16. 女孩，8 岁，不规则低热 2 周，近 3 天来挤眉弄眼，耸肩，不自主运动，病后不规则用过多种抗生素，Hb 105 g/L，WBC 13×10^9/L，N 0.72，L 0.28，血沉 65 mm/h，ASO 460 U/ml。最可能的诊断为：

    A. 病毒性脑炎

B. 结核性脑膜炎

C. 中毒性脑病

D. 舞蹈病

E. 癫痫

17. 男孩，8个月，因高热7天间发皮疹2次来院。体格检查：发育营养好，皮肤可见红色斑丘疹，左侧颈淋巴结 1.5 cm×2 cm，咽红，扁体体Ⅱ度肿大，唇干红皲裂，结膜充血无分泌物，肺部呼吸音清晰，心尖区可闻Ⅱ/Ⅵ级收缩期杂音，腹软，肝脾不大，四肢末端红肿。实验室检查：Hb 101 g/L，WBC $12×10^9$/L，N 0.78，L 0.22，PLT $252×10^9$/L，ESR 70 mm/h，CRP "+"，ASO 102 U/ml。最可能的诊断是：

A. 风湿性心肌炎

B. 病毒性心肌炎

C. 金黄色葡萄球菌败血症

D. 颈淋巴结炎

E. 川崎病

18. 女孩，8岁，既往体健，近半年间断咽喉痛；现发热2周，体温 38～39 ℃，肘、膝关节酸痛。体格检查：面色苍白，咽红，扁桃体Ⅰ度肿大，心尖区可闻及Ⅲ/Ⅵ级收缩期杂音。提示：

A. 风湿性心肌炎

B. 二尖瓣关闭不全

C. 先天性二尖瓣脱垂

D. 发热所致

E. 无临床意义

19. 一个因发热、扁桃体炎、心肌炎伴心力衰竭的患儿被诊断为风湿热，口服泼尼松治疗12周，停药后1～2天出现低热、关节痛，查血沉为 50 mm/h，应首先考虑：

A. 疾病复发

B. 原诊断错误

C. 泼尼松疗程不足

D. 泼尼松的毒副作用

E. 药物的反跳现象

20. 男孩，12岁，3年来常感胸闷、乏力、活动后心悸，间有四肢关节疼痛，近2天胸闷、气促伴鼻出血和腹痛。体格检查：面色苍白，双下肢轻度水肿，心脏向左下扩大，心尖区可闻及Ⅲ/Ⅵ级收缩期杂音和舒张中晚期杂音，WBC $12×10^9$/L，N 0.88，L 0.12，Hb 95 g/L，尿蛋白 "+"，最可能的诊断是：

A. 慢性肾炎急性发作

B. 风湿性心瓣膜病，风湿活跃

C. 病毒性心肌炎，心力衰竭

D. 急性风湿性心肌炎

E. 先天性心脏病，心力衰竭

（周开宇　王涛　高晓琳）

第四节　川崎病

一、病史

患儿，女，4 岁，因"发热伴皮疹 6 天，结膜充血 3 天"就诊。患儿 6 天前出现发热，体温波动于 39 ℃左右，最高为 39.5 ℃。伴皮疹，为红色斑疹，波及颜面及躯干。至当地医院就诊，予以"青霉素、头孢哌酮、炎琥宁"输液治疗 3 天，体温仍波动，皮疹无消退。3 天前出现双眼充血，无畏光，无分泌物，遂来我院就诊，并收住入院。既往体健，否认食物、药物过敏史。

二、体格检查

T 39.1 ℃，P 135 次/分，R 35 次/分，体重 17 kg。精神疲软。颜面部、躯干及四肢有散在红色斑疹。双侧颈部触及数颗肿大淋巴结，最大为 1.5 cm×1 cm，质软，活动可。双侧球结膜充血，无分泌物。口唇可见充血皲裂，有杨梅舌，咽部充血，扁桃体Ⅱ度增大，无脓点。指（趾）端肿胀发红，未见脱皮。肛周充血明显。其他系统检查无异常。

三、辅助检查

（1）血常规+CRP：白细胞 $16.6×10^9$/L，中性粒细胞 0.82，淋巴细胞 0.13，血红蛋白 128 g/L，血小板 $628×10^9$/L，CRP 83 mg/L。

（2）血沉：73 mm/h。

（3）尿常规白细胞："++"/HP。

（4）超声心动图：左冠状动脉主干最大内径为 3.2 mm，右冠状动脉主干最大内径为 2.0 mm，主动脉内径为 16 mm，左冠状动脉主干最大内径/主动脉内径（LC/A）=0.2，右冠状动脉主干最大内径/主动脉内径（RC/A）=0.12，提示左侧冠状动脉扩张。

四、初步诊断

患儿，女，4 岁，因"发热伴皮疹 6 天，结膜充血 3 天"入院，以发热、皮疹、结膜充血为突出症状，发热持续 5 天以上，抗生素治疗无效。体格检查可见双侧球结膜充血、口唇皲裂、杨梅舌、颈淋巴结增大、全身散在皮疹、指（趾）端稍肿胀，符合川崎病诊断标准，且超声心动图提示左侧冠状动脉扩张，诊断川崎病明确。

五、治疗经过

入院后给予大剂量丙种球蛋白 2 g/kg 冲击治疗，在 10～12 小时内缓慢输入，并口服阿司匹林片、双嘧达莫片。入院第 2 天体温降至正常。入院第 5 天阿司匹林用量减少。2 周后复查超声心动图未见双侧冠状动脉扩张，停用双嘧达莫片。患儿好转后出院，出院前体格检查发现患儿肛周脱屑。

六、思考题

1. 川崎病急性期的最佳治疗方案为：
   A. 糖皮质激素
   B. 阿司匹林
   C. 静脉注射丙种球蛋白
   D. 糖皮质激素＋阿司匹林
   E. 静脉注射丙种球蛋白＋阿司匹林

2. 下列各项中不是川崎病的临床表现的是：
   A. 发热，体温达 38～40 ℃
   B. 皮疹呈向心性、多形性，可见水疱
   C. 手足皮肤广泛硬性水肿
   D. 双眼结膜充血
   E. 口腔黏膜充血，唇干红皲裂

3. 川崎病发生冠状动脉高危因素不包括：
   A. 男性
   B. 1 岁以内
   C. 体温越高危险性越大
   D. C－反应蛋白明显增高
   E. 血小板＜200×10^9/L

4. 川崎病的治疗不包括：
   A. 主张应用大剂量抗生素抗感染
   B. 有心肌损害者给予 ATP、COA
   C. 注意休息，供给足够水分和营养
   D. 首选阿司匹林抗凝
   E. 发生动脉瘤高危因素的患儿可用大剂量丙种球蛋白静脉滴注

5. 下列各项中对川崎病最具特征意义的是：
   A. 发热呈稽留热或弛张热
   B. 红眼、唇干裂、杨梅舌
   C. 手足皮肤广泛性硬性水肿，伴掌心、足底红斑
   D. 全身泛发麻疹样、荨麻疹样或猩红热样皮疹
   E. 手足皮肤硬性水肿，继之指、趾端和甲床交界处呈膜样或片状脱皮

6. 川崎病的主要死因是：
   A. 脑出血
   B. 脑血栓
   C. 消化道出血
   D. 心包炎
   E. 心肌梗死或冠状动脉瘤破裂

7. 川崎病并发冠状动脉瘤通常出现于：

A. 起病 1~3 天

B. 起病 1~7 天

C. 起病 2~4 周

D. 起病 2~4 个月

E. 起病 6 个月以后

8. 川崎病的治疗措施中，一般不主张应用的是：

A. 丙种球蛋白

B. 阿司匹林

C. 双密达莫

D. 维生素 E

E. 肾上腺皮质激素

9. 对大剂量丙种球蛋白静脉注射治疗效果不好（即对丙种球蛋白无反应）的川崎病约占所有川崎病患者总数的：

A. <0.5%

B. 3%~5%

C. 1%~2%

D. >5%

E. 2%~3%

10. 未经有效治疗的川崎病患儿冠状动脉瘤的发生率为：

A. >30%

B. 10%~15%

C. 25%~30%

D. <10%

E. 15%~20%

11. 川崎病的冠状动脉扩张包括：

A. 轻度扩张（冠状动脉直径大于同龄儿童，但小于 4 mm）

B. 中度扩张（冠状动脉直径大于 4 mm，但小于 8 mm）

C. 重度扩张（冠状动脉直径大于 8 mm）

D. 以上都是

12. 川崎病的复发率为：

A. <0.3%

B. 1%~2%

C. 0.3%~0.5%

D. 3%~5%

E. 0.5%~1%

13. 以下各项在川崎病的临床表现中最为少见的是：

A. 血尿

B. 关节炎或关节痛

C. 间质性肺炎

D. 肝大、黄疸和腹泻

E. 无菌性脑膜炎

14. 男孩，5个月，因高热2天余入院。体格检查：发育营养好，浅表淋巴结不大，结膜充血，咽红，唇较干、红，卡介苗接种疤痕周边红肿约 $2\text{ cm} \times 3\text{ cm}$，心、肺无异常。实验室检查：WBC $20 \times 10^9/\text{L}$，N 0.78，L 0.22，PLT $200 \times 10^9/\text{L}$，ESR 50 mm/h，CRP 80 mg/L。最可能的诊断是：

A. 败血症

B. 结核病

C. 咽结合膜热

D. 川崎病

E. 以上都不是

15. 男孩，3岁，因"发热7天，皮疹2天"入院。体格检查：T 39.6 ℃，意识清楚，精神偏软，躯干及颈部可见红色猩红热样皮疹，右侧颈淋巴结 $1.5\text{ cm} \times 2\text{ cm}$，口唇干红，咽红，扁桃体Ⅱ度增大。心、肺无异常。腹软，肝肋下可触及1 cm、质软边锐，脾肋下未及。四肢末端红肿。辅助检查：血红蛋白 101 g/L，白细胞 $24 \times 10^9/\text{L}$，中性粒细胞 0.78，淋巴细胞 0.22，血小板 $252 \times 10^9/\text{L}$，血沉 70 mm/h，CRP 102 mg/L。为明确诊断，首选应进行的检查是：

A. 超声心动图

B. ASO

C. 颈淋巴结穿刺

D. 血培养

E. EB病毒 IgM

（周开宇　王涛　高晓琳）

第十章　感染性疾病

第一节　肺结核

一、病史

患儿，男，2岁，因"发热、咳嗽2个月以上"入院。

个人史：接种过乙肝疫苗、卡介苗、百日咳－白喉－破伤风混合疫苗、脊髓灰质炎疫苗、麻疹疫苗。

家族史：患儿的爷爷奶奶有慢性咳嗽病史。

二、体格检查

T 38.1℃，P 132次/分，R 42次/分，BP 89/50 mmHg，体重 9.5 kg。急性病容，意识清楚，瞳孔等大等圆，对光反射灵敏，颈软。呼吸运动对称，双肺呼吸音粗，未闻及干湿啰音。心、腹及神经系统未见明显异常。

三、辅助检查及相关思考题

结核菌素试验：72 小时硬结 12 mm×16 mm。

1. 患儿目前最需要进行的检查是：
   A. 痰培养
   B. 血沉
   C. 胸部 X 线摄影
   D. 血培养
   E. 以上均不对

2. 患儿目前最可能的诊断是：
   A. 支气管肺炎
   B. 支气管炎
   C. 慢性咽炎
   D. 肺结核

E. 以上均不对

入院以后，患儿胸部 X 线片示：双肺弥漫分布小粟粒样结节影，双侧肺门淋巴结增大。

3. 该患儿确诊为粟粒性肺结核，强化阶段的治疗应选择：
   A. 异烟肼＋利福平
   B. 异烟肼＋利福平＋链霉素
   C. 异烟肼＋利福平＋吡嗪酰胺＋乙胺丁醇
   D. 异烟肼＋利福平＋乙胺丁醇
   E. 以上均不对

4. 小儿初次感染结核分枝杆菌后做结核菌素试验可呈现阳性反应的时间：
   A. 2～3 周
   B. 4～8 周
   C. 8～10 周
   D. 10～12 周
   E. 以上均不对

5. 关于结核菌素试验下列各项中正确的是：
   A. 结核菌素试验阳性可以肯定结核病的诊断
   B. 凡是结核菌素试验阴性可除外结核病
   C. 卡介苗接种成功结核菌素试验呈强阳性
   D. 粟粒性肺结核结核菌素试验可呈阴性
   E. 以上均不对

6. 关于结核菌素试验结果，下列各项中不正确的是：
   A. 年龄越小，阳性反应的意义越大
   B. 机体免疫反应受抑制时，可表现为假阴性
   C. 强阳性反应或极强阳性反应者表示体内有活动性结核病
   D. 儿童呈阳性反应代表体内有活动性结核病灶
   E. 以上均不对

7. 关于结核菌素试验阳性意义的判断，错误的是：
   A. 接种卡介苗后
   B. 对于婴幼儿尤其是未接种卡介苗者，阳性反应多表示体内有新的结核病灶
   C. 由阴性反应转为阳性，或硬节直径由原小于 10 mm 转变为大于 10 mm，或增幅大于 6 mm 时表示新近感染
   D. 年长儿无明显的临床症状仅呈一般阳性反应时表示一定有结核感染
   E. 以上均不对

8. 下列有关支气管肺炎与幼儿活动性肺结核的临床表现，最有鉴别意义的是：
   A. 发热高低
   B. 咳嗽程度
   C. 有无气促
   D. 肺部啰音

E. 以上均不对

9. 小儿活动性结核病的参考指标不包括：
    A. 胸部 X 线摄影检查发现有空洞形成
    B. 排出物中找到结核分枝杆菌
    C. 纤维支气管镜检查有明显支气管结核病变者
    D. 结核菌素试验强阳性和极强阳性
    E. 以上均不对

10. 支气管淋巴结核出现喘鸣是由于：
    A. 淋巴结高度肿大压迫气管分叉处
    B. 淋巴结压迫支气管导致部分阻塞
    C. 淋巴结压迫支气管导致完全阻塞
    D. 支气管内膜结核
    E. 以上均不对

11. 结核患者纤维支气管镜检查，常见的表现不包括：
    A. 肿大淋巴结压迫支气管导致管腔狭窄
    B. 黏膜充血、水肿、炎性细胞浸润、溃疡或肉芽肿
    C. 支气管瘘，孔口呈火山样突起，色泽红而有干酪样物质排出
    D. 管腔充满菜花样新生物，触之易出血
    E. 以上均不对

12. 患儿，2 岁，低热 2 个月余，咳嗽、消瘦、食欲不振、夜间汗多。体检：双肺呼吸音粗，未闻及湿啰音。结核菌素试验：硬结大小为 12 mm×15 mm，胸部 X 线检查为原发复合征。该病的基本病理改变为：
    A. 渗出、增殖和坏死
    B. 渗出和肿胀
    C. 渗出和增殖
    D. 坏死和增殖
    E. 以上均不对

13. 原发复合征维持治疗阶段的治疗选择：
    A. 异烟肼＋利福平
    B. 异烟肼＋利福平＋链霉素
    C. 异烟肼＋利福平＋吡嗪酰胺
    D. 异烟肼＋利福平＋乙胺丁醇
    E. 以上均不对

14. 患儿，男，2 岁，其母患浸润性肺结核，有咯血，患儿与父母同住，胸部 X 线摄影未见异常，结核菌素试验阳性，应采取的措施是：
    A. 立即给小儿接种卡介苗
    B. 隔离小儿，继续观察
    C. 口服异烟肼，疗程 6 个月
    D. 口服异烟肼＋链霉素肌内注射，疗程 1 年

  E.　以上均不对
15.　结核病预防性治疗的疗程是：

  A.　6个月

  B.　12个月

  C.　18个月

  D.　24个月

  E.　以上均不对

（舒敏　高晓琳）

第二节　结核性脑膜炎

一、病史

患儿，女，6月龄，因"咳嗽1个月，发热、呕吐、嗜睡1周"入院。

既往史：2个月前曾患过麻疹。

个人史：接种过乙肝疫苗、卡介苗、百日咳－白喉－破伤风混合疫苗和脊髓灰质炎疫苗。

二、体格检查

  T 38.9℃，P 176次/分，R 55次/分，BP 85/46 mmHg。急性危重病容，嗜睡，前囟饱满，瞳孔等大等圆，对光反射稍迟钝，颈抵抗可疑阳性。呼吸急促，呼吸运动对称，双肺呼吸音粗，未闻及干湿啰音。心脏无异常。腹平软，无确切压痛、肌紧张及反跳痛，肝肋下3 cm、剑下2 cm，脾肋下1 cm，未扪及包块，肠鸣音3次/分。四肢肌力及肌张力正常，浅反射正常引出，病理征阴性。

三、辅助检查及相关思考题

胸片：双肺均匀分布大小一致的网点状阴影。

PPD皮试阴性。

1.　患儿目前最可能的诊断是：

  A.　肺炎，颅内出血

  B.　肺炎，化脓性脑膜炎

  C.　肺炎，病毒性脑炎

  D.　肺结核，结核性脑膜炎

  E.　以上均不对

2.　需要补充询问的病史是：

  A.　头颅外伤史

  B.　母亲在孕期的服药情况

C. 在患儿的密切接触者中，有无结核患者或慢性咳嗽患者

D. 院外的治疗经过

E. 以上均不对

3. 下列检查不是目前需要完成的是：

   A. 血培养

   B. 抽胃液查抗酸杆菌

   C. 脑脊液检查

   D. 头颅 CT

   E. 以上均不对

4. 结核性脑膜炎的脑脊液典型改变是：

   A. 压力增高

   B. 外观呈毛玻璃样

   C. 白细胞增多，以淋巴细胞为主

   D. 糖及氯化物含量同时降低

   E. 以上均不对

5. 结核性脑膜炎的早期表现为：

   A. 性格改变，发热，呕吐，消瘦，便秘，婴儿可出现腹泻

   B. 发热，头痛，喷射状呕吐

   C. 手足徐动，前囟膨隆

   D. 发热，呕吐，面神经瘫痪

   E. 以上均不对

6. 结核性脑膜炎中期的主要体征为：

   A. 脑膜刺激征

   B. 嗜睡、烦躁不安

   C. 前囟膨隆、骨缝裂开

   D. 惊厥

   E. 以上均不对

7. 结核性脑膜炎晚期表现为：

   A. 低热、剧烈呕吐、头痛

   B. 面神经瘫痪

   C. 昏睡、定向障碍

   D. 昏迷、惊厥

   E. 以上均不对

入院以后，进一步完善的辅助检查结果如下：

头颅 CT 检查：侧脑室和第三脑室稍增宽，余未见明显异常。

脑脊液检查：白细胞 $350\times10^6/L$，多核细胞 0.35，单核细胞 0.65；蛋白质定性阳性，葡萄糖 1.1 mmol/L，氯化物 85.5 mmol/L。

8. 结核性脑膜炎最可能出现的神经系统并发症是：

   A. 脑神经损害

  B. 脑积水、脑神经损害

  C. 硬脑膜下积液

  D. 脑积水

  E. 以上均不对

9. 确诊结核性脑膜炎最需要进行的检查是：

  A. 脑脊液细菌培养

  B. 脑脊液麻疹抗体检查

  C. 脑脊液结核分枝杆菌培养

  D. 脑脊液墨汁染色

  E. 以上均不对

10. 结核性脑膜炎的治疗药物为：

  A. 第三代头孢类抗生素

  B. INH、RFP、PZA 及 EMB

  C. 两性霉素 B

  D. 以上都不是

  E. 以上均不对

11. 异烟肼的常用剂量为：

  A. $0.3\sim0.5\,mg/(kg\cdot d)$

  B. $10\sim15\,mg/(kg\cdot d)$

  C. $20\sim30\,mg/(kg\cdot d)$

  D. $1\sim2\,mg/(kg\cdot d)$

  E. 以上均不对

12. 吡嗪酰胺的常用剂量为：

  A. $10\sim20\,mg/(kg\cdot d)$

  B. $30\sim40\,mg/(kg\cdot d)$

  C. $1\sim2\,mg/(kg\cdot d)$

  D. $50\sim80\,mg/(kg\cdot d)$

  E. 以上均不对

13. 泼尼松的常用剂量为：

  A. $0.3\sim0.5\,mg/(kg\cdot d)$

  B. $10\sim20\,mg/(kg\cdot d)$

  C. $20\sim30\,mg/(kg\cdot d)$

  D. $1\sim2\,mg/(kg\cdot d)$

  E. 以上均不对

14. 糖皮质激素治疗结核性脑膜炎的疗程是：

  A. 3～4 周

  B. 5～6 周

  C. 7～8 周

  D. 8～12 周

E. 以上均不对
15. 影响结核性脑膜炎预后的主要因素不包括：
    A. 治疗晚、治疗不当
    B. 原发耐药菌株感染
    C. 小婴儿病死率高
    D. 合并有肺门结核者
    E. 以上均不对

（舒敏　高晓琳）

第三节　麻疹

一、病史

患儿，男，2 岁，因"发热、咳嗽 3 天"入院。伴有流涕、流泪、腹泻。大便 3 或 4 次/天，为黄色稀糊状大便，不含黏液、脓、血。

既往史：10 天前因"感冒"到医院看过医生。

个人史：未接种过疫苗。

二、体格检查

T 39.8℃，P 160 次/分，R 42 次/分，BP 89/48 mmHg。急性病容，意识清楚，耳后发际处可见少许淡红色斑丘疹，全身浅表淋巴结未扪及肿大。双眼结合膜充血，颊黏膜粗糙、充血。咽部充血，双扁桃体Ⅰ度肿大，未见脓性分泌物。颈软。心、肺、腹及神经系统未见明显异常。

三、辅助检查

血常规：WBC 3.2×10^9/L，N 0.398，L 0.49，M 0.112，Hb 78 g/L，RBC 2.84×10^{12}/L，PLT 103×10^9/L。大、小便常规未见明显异常。

四、思考题

1. 患儿目前最可能的诊断是：
    A. 风疹
    B. 麻疹
    C. 猩红热
    D. 幼儿急疹
    E. 以上均不对
2. 需要补充询问的病史是：
    A. 院外的治疗经过

  B. 药物过敏史

  C. 在患儿的密切接触者中，有无麻疹患者

  D. 院外的检查结果

  E. 以上均不对

3. 麻疹前驱期最有诊断价值的表现是：

  A. 皮肤红色斑丘疹

  B. 上呼吸道卡他症状

  C. 结膜炎

  D. 麻疹黏膜斑

  E. 以上均不对

4. 下列各项中不是麻疹前驱期表现的是：

  A. 发热

  B. 皮肤糠麸样脱屑

  C. 眼结膜炎表现

  D. 麻疹黏膜斑

  E. 以上均不对

5. 下列检查有助于麻疹早期诊断的是：

  A. 血常规

  B. 血、尿、鼻咽分泌物培养检测病原体

  C. 血清 IgM 抗体检查

  D. 双份血清抗体检查

  E. 以上均不对

6. 麻疹的皮疹特点为：

  A. 皮疹初为淡红色斑丘疹，压之退色，疹间皮肤正常，可融合成片，继之转为暗红色，部分病例可出现出血性皮疹

  B. 稀疏红色斑疹、斑丘疹，面部及四肢远端皮疹较稀疏，以后躯干、背部皮疹融合，疹退后不留色素沉着

  C. 红色斑疹，数小时变为丘疹，再数小时左右发展成疱疹，疱液初清亮，呈珠状，后稍混浊，周围有红晕

  D. 全身皮肤弥漫性发红，其上有红色点状皮疹，高出皮面，扪之有粗糙感，压之退色，有痒感，疹间无正常皮肤

  E. 以上均不对

7. 麻疹的出疹特点是：

  A. 发热 2~3 天出疹，出疹同时有发热

  B. 发热 1~2 天出疹，出疹后体温高

  C. 发热 3~4 天热退疹出

  D. 发热 3~4 天出疹，出疹时体温升高

  E. 以上均不对

8. 典型麻疹的出疹顺序是：

A. 先见于耳后、发际、颈部，逐渐蔓延至额面、躯干及四肢

B. 先见于躯干，渐延及四肢、面部

C. 先见于四肢，渐出现于躯干、面部

D. 先见于手足，渐延及四肢、躯干、面部

E. 以上均不对

9. 关于麻疹的皮疹下列错误的是：

A. 发热 3~4 天出疹，出疹时体温升高

B. 恢复期患儿皮肤疹退处不遗留色素沉着

C. 皮疹初为淡红色斑丘疹，压之退色，疹间皮肤正常，可融合成片，继之转为暗红色，部分病例可出现出血性皮疹

D. 先见于耳后、发际、颈部，逐渐蔓延至额面、躯干及四肢

E. 以上均不对

10. 麻疹患儿最应警惕的并发症为：

A. 支气管肺炎

B. 心肌炎

C. 结核病恶化

D. 脑炎和亚急性硬化性全脑炎

E. 以上均不对

11. 麻疹患者具有传染性的时期是：

A. 接触麻疹后 7 天至出疹后 5 天

B. 接触麻疹后 7 天至出疹时

C. 出疹开始至出疹后 7 天

D. 出疹前 5 天至出疹后 5 天

E. 以上均不对

12. 一般麻疹患儿应隔离至：

A. 出疹后 3 天

B. 出疹后 5 天

C. 出疹后 7 天

D. 出疹后 10 天

E. 以上均不对

13. 麻疹合并肺炎患儿应隔离至：

A. 出疹后 5 天

B. 出疹后 7 天

C. 出疹后 10 天

D. 出疹后 2 周

E. 以上均不对

14. 儿童计划免疫程序规定初种麻疹疫苗年龄为：

A. 出生后 1 个月

B. 出生后 3 个月

  C. 出生后 6 个月

  D. 出生后 8 个月

  E. 以上均不对

15. 关于麻疹的治疗，下列错误的是：

  A. 保持眼、鼻及口腔清洁，避免强光刺激

  B. 高热可采用物理降温或酌用小剂量退热药，切忌退热过猛引起虚脱

  C. 给予阿昔洛韦抗病毒治疗

  D. 根据各种并发症的发生，及时给予相应的有效治疗

  E. 以上均不对

（舒敏　高晓琳）

第四节　流行性脑脊髓膜炎

一、病史

  患儿，男，2 岁，因"发热、头痛、呕吐 2 天，病情加重伴意识障碍 1 天"入院。入院前 2 天，患儿无明显诱因出现发热，伴头痛（呈持续性头痛）、呕吐（具体呕吐次数及性质不详），无流涕、咳嗽，无腹痛、腹泻，无抽搐。自行口服药物治疗后，病情无缓解。入院前 1 天，患儿体温最高达 39 ℃，出现喷射性呕吐胃内容物 2 次，无咖啡样物、胆汁及鲜血，鼻出血一次。当地诊所予以输注"克林霉素、利巴韦林、维生素 B_6（具体不详）"等治疗后，呕吐有所减轻，仍发热。入院前半天，患儿体温升至 40 ℃，出现全身皮肤散在分布瘀斑、瘀点，并且很快陷入昏睡，可唤醒，无抽搐，急诊予"甘露醇 125 ml 静脉滴注"后患儿转醒，收入我科。自发病以来，患儿精神差，进食少，小便量少、外观无异常，大便未解。

二、体格检查

  T 37 ℃，P 154 次/分，R 32 次/分，BP 78/50 mmHg。急性病容，嗜睡，精神差。全身皮肤可见散在分布的瘀斑及瘀点，以颜面部及下肢为甚。全身浅表淋巴结未扪及肿大。右眼外侧球结膜出血，双侧瞳孔不等大（左侧 4 mm、右侧 3 mm），对光反射正常。右侧鼻孔可见血痂伴轻微渗血丝。颈有阻力。气管居中，呼吸音正常，双肺未闻及干湿啰音。心律齐，心音有力，心脏各听诊区均未闻及杂音。全腹柔软，无压痛及反跳痛，肝、脾肋下未触及，移动性浊音阴性。肢端冷，毛细血管再充盈时间 5 秒，双下肢肌张力稍高，四肢肌力五级，Babinski 征双侧阳性，Kerning 征阳性。

三、辅助检查及相关思考题

1. 应着重追问患儿的预防接种史：

  A. 是否接种卡介苗

    B. 是否接种乙型脑炎疫苗

    C. 是否接种流感嗜血杆菌疫苗

    D. 是否接种流脑疫苗

    E. 以上均不对

2. 患者的临床诊断为（可多选）：

    A. 流行性乙型脑炎（简称乙脑）

    B. 流行性脑脊髓膜炎（简称流脑）

    C. 结核性脑膜炎

    D. 弥散性血管内凝血（DIC）

    E. 中毒性菌痢

    F. 肠源性败血症

3. 患者入院后应紧急进行的检查包括（可多选）：

    A. 腰椎穿刺

    B. 瘀斑血压片

    C. 血培养

    D. DIC 筛查

    E. 血气分析

    F. 骨髓穿刺

    G. 头颅 CT

    H. 肛拭子培养

4. 引起流行性脑脊髓膜炎的病原是：

    A. 革兰染色阴性脑膜炎奈瑟菌（脑膜炎双球菌）

    B. 革兰染色阳性肺炎链球菌

    C. A 组 β 型溶血性链球菌

    D. 流行性乙型脑炎病毒

    E. 抗酸染色阳性结核分枝杆菌

5. 患者入院后应进行的常规检查包括（可多选）：

    A. 腰椎穿刺

    B. 脑脊液单纯疱疹病毒 PCR

    C. 血培养

    D. DIC 筛查

    E. 流行性乙型脑炎病毒抗体

    F. 骨髓穿刺

    G. 头颅 CT

    H. 肛拭子培养

    I. 血常规

  血常规：白细胞 18.6×10^9/L，中性粒细胞 0.94，血红蛋白 112 g/L，血小板 86 mm³/L，C−反应蛋白 147 mg/L。

  DIC 测定：PT 15.4 s，APTT 41.5 s，纤维蛋白原 71 mg/dl，D−二聚体

11.76 mg/L，纤维蛋白原降解产物 5.1 μg/ml。

血生化：AST 24 U/L，ALT 36 U/L，TB 34.8 μmol/L，ALB 37 g/L，血钠 129.7 mmol/L，余无异常。

脑脊液常规：外观浑浊，有核细胞 4770，中性粒细胞占比 100%，查见脓细胞。

脑脊液生化：蛋白质 867.7 mg/L，葡萄糖 2.2 mmol/L，氯化物 124.0 mmol/L。

脑脊液涂片示白细胞多量，查见革兰阴性双球菌。

瘀斑血压片：查见革兰阴性双球菌。

6. 患者最紧急需要的治疗措施是：

    A. 液体复苏

    B. 山莨菪碱（654－2）肌内注射

    C. 抗生素

    D. 输注血小板

    E. 甘露醇

    F. 肝素皮下或静脉注射

    G. 凝血酶原复合物

    H. 糖皮质激素

    E. 镇静剂

7. 液体复苏的具体措施是：

    A. 2∶1 等张含钠液 20 ml/kg，1 小时内静脉输入

    B. 林格液 20 ml/kg，1 小时内静脉输入

    C. 0.9%氯化钠注射液（生理盐水）20 ml/kg，半小时内静脉输入

    D. 1/2 张液体 20 ml/kg，半小时内静脉输入

    E. 以上都不对

8. 患者应立即展开的治疗包括（可多选）：

    A. 液体复苏

    B. 654－2 肌内注射

    C. 抗生素

    D. 糖皮质激素

    E. 甘露醇

    F. 肝素皮下或静脉注射

9. 患者所需的糖皮质激素治疗方案是：

    A. 地塞米松 0.15 mg/kg，每 6 小时一次，抗生素使用前 10～20 分钟给药

    B. 氢化可的松 3～5 mg/(kg·d)，血管活性药物减停时逐渐减量

    C. 甲泼尼龙（甲基泼尼松龙）5～10 mg/kg，每 6 小时一次，抗生素使用前 10～20 分钟给药

    D. 地塞米松 0.15 mg/(kg·d)，血管活性药物减停时逐渐减量

    E. 以上都不对

10. 患者所需的抗 DIC 治疗方案是（可多选）：

    A. 输注血小板

    B. 输注凝血酶原复合物

    C. 输注新鲜冰冻血浆

    D. 输注普通肝素

    E. 皮下注射低分子量肝素

11. 患者应选用的抗生素治疗方案是（可多选）：

    A. 青霉素

    B. 头孢曲松钠

    C. 氯霉素

    D. 美罗培南

    E. 环丙沙星

12. 患者经抢救治疗后病情处于稳定阶段，必须继续监测复查的项目包括（可多选）：

    A. 腰椎穿刺

    B. 血常规

    C. 血培养

    D. DIC 筛查

    E. 血气分析

    F. 大便常规

    G. 头颅 CT

    H. 大便培养

13. 造成流脑大流行的主要因素是：

    A. 人群免疫力下降，新的易感者增加

    B. 菌群毒力增加

    C. 菌群变异，带菌者增多

    D. 细菌产生耐药

    E. 以上都不对

14. 流脑的传染源主要是（可多选）：

    A. 患者

    B. 带菌动物

    C. 带菌者

    D. 慢性感染者

    E. 昆虫

15. 流脑的预防措施（可多选）：

    A. 流行时可进行高效价免疫球蛋白注射被动免疫

    B. 流行时可对易感人群进行应急接种疫苗主动免疫

    C. 做好日常计划内免疫接种

    D. 密切接触患者的易感者应进行抗生素治疗

    E. 做好各项防护措施

（朱渝　高晓琳）

第五节　流行性腮腺炎

一、病史

患儿，男，4岁。因"发热伴双侧面颊肿痛3天，头痛、呕吐1天"入院。入院前3天患儿出现发热，体温最高39℃；出现右侧面颊后部肿大，伴触痛。2天前患儿右侧面颊肿大更明显，至当地诊所诊治，予中药外敷。入院前1天患儿左侧面颊出现肿大，伴头痛；呕吐3次，为非喷射样呕吐，呕吐物为胃内容物，无咖啡样物及胆汁。患儿无流涕、咳嗽，无腹痛、腹泻，无抽搐及意识障碍。自发病以来，患儿精神差，进食少，小便量少，外观无异常，大便未解。

二、辅助检查及相关思考题

1. 该患儿体格检查需注意（可多选）：

　　A. 触诊面颊部包块的大小、质地、边界、活动度以及有无波动

　　B. 神经系统阳性体征

　　C. 腹部有无压痛部位

　　D. 睾丸有无肿胀

　　E. 以上均不对

体格检查：T 38℃，P 124次/分，R 32次/分，BP 98/59 mmHg。急性病容，意识清楚，精神差，全身浅表淋巴结未扪及肿大，双侧瞳孔等大等圆，对光反射正常。左侧腮腺扪及约3 cm×2 cm包块，右侧腮腺扪及2 cm×1 cm包块，边界不清，有触痛。颈有阻力，气管居中，呼吸音正常，双肺未闻及干湿啰音。心律齐，心音有力，心脏各听诊区均未闻及杂音。全腹柔软，无压痛及反跳痛，肝、脾肋下未触及，移动性浊音阴性。四肢肌力、肌张力正常，Babinski征双侧阳性，Kerning征阳性。

2. 触诊包块鉴别腮腺或淋巴结肿大的要点是（可多选）：

　　A. 部位

　　B. 质地

　　C. 边界

　　D. 活动度

　　E. 以上均不对

3. 为了支持患儿的临床诊断，应当完善的临床资料包括（可多选）：

　　A. 腰椎穿刺

　　B. 疫苗接种史

　　C. 结核接触史

　　D. 不洁饮食史

　　E. 肛拭子检查

     F. 患儿居住地疾病史，家庭以及周边饲养猪情况

     G. 流行性腮腺炎接触史

4. 患者入院后应进行的常规检查包括（可多选）：

     A. 腰椎穿刺

     B. 脑脊液单纯疱疹病毒 PCR

     C. 血培养

     D. 血常规及 C-反应蛋白

     E. 流行性乙型脑炎病毒抗体

     F. 血淀粉酶检查

     G. 头颅 CT

经追问患儿未接种流行性腮腺炎疫苗，发病前 1 周幼儿园同班同学诊断腮腺炎休假。

实验室检查：

血常规：白细胞 $10.6 \times 10^9/L$，中性粒细胞 0.54，血红蛋白 122 g/L，血小板 186 mm^3/L，C-反应蛋白 7 mg/L。

脑脊液常规：外观清亮，有核细胞 870，中性粒细胞占比 60%，未查见脓细胞。

脑脊液生化：蛋白质 267.7 mg/L，葡萄糖 2.6 mmol/L，氯化物 124.0 mmol/L。

脑脊液涂片未查见异常。

脑脊液培养：阴性。

5. 患儿的临床诊断为：

     A. 流行性乙型脑炎

     B. 流行性脑脊髓膜炎

     C. 急性化脓性颈淋巴结炎

     D. 中毒性菌痢

     E. 流行性腮腺炎合并脑炎

6. 流行性腮腺炎时腮腺肿大的特点是（可多选）：

     A. 多是双侧肿大

     B. 肿大常常双侧依次发生

     C. 边界不清，可有较明显触痛

     D. 局部皮温可偏高，但无发红

     E. 腮腺导管口肿胀明显，压之有脓液溢出

7. 关于患儿脑脊液检查结果的分析错误的是（可多选）：

     A. 患儿脑脊液细胞数显著升高，以中性粒细胞为主，要警惕化脓性脑膜炎

     B. 患儿脑脊液生化分析无异常，提示病毒性脑炎，结合病史诊断流腮脑膜炎

     C. 患儿脑脊液细胞数显著升高，以中性粒细胞为主，也符合流腮脑膜炎早期改变

     D. 患儿脑脊液细胞数显著升高，以中性粒细胞为主，警惕结核性脑膜炎

     E. 以上均不对

8. 患儿适宜的治疗包括（可多选）：

     A. 抗病毒治疗

B. 局部中药外敷

C. 抗生素

D. 限制液体入量

E. 甘露醇

F. 糖皮质激素

G. 镇静剂

9. 该患儿应警惕的并发症是：

A. 硬脑膜下积液

B. 急性胰腺炎

C. 急性胃肠炎

D. 化脓性脑膜炎

E. 以上均不对

10. 流行性腮腺炎合并胰腺炎的类型多为：

A. 充血水肿型

B. 出血坏死型

C. 伴胆道梗阻

D. 重症胰腺炎

E. 以上均不对

11. 为了助诊并发症以下检查恰当的是（可多选）：

A. 腹部检查，触诊上腹部中间位置有压痛，疼痛可放射至背部

B. 血、尿淀粉酶检查

C. 血脂肪酶检查

D. 腹部增强 CT

E. 以上均不对

12. 流行性腮腺炎常见的并发症包括（可多选）：

A. 脑膜炎

B. 睾丸炎

C. 卵巢炎

D. 胰腺炎

E. 以上均不对

13. 流行性腮腺炎合并胰腺炎的治疗措施恰当的是（可多选）：

A. 禁食补液，胃肠外营养支持

B. 生长抑素输注

C. 手术清除坏死出血

D. 腹痛缓解后从流质逐步过渡到清淡饮食

E. 中药口服灌肠导泻利胆

14. 流行性腮腺炎合并睾丸炎的治疗措施正确的是（可多选）：

A. 丁字带固定

B. 局部冷敷

C. 糖皮质激素静脉输注

D. 利巴韦林抗病毒

E. 以上均不对

15. 为控制相应的疫情发生，以下方案正确的是（可多选）：

A. 隔离患儿至腮腺肿大完全消退

B. 隔离方式为空气隔离

C. 隔离方式为飞沫隔离

D. 对所在幼儿园进行排查，补充接种腮腺炎疫苗

E. 以上均不对

（朱渝　高晓琳）

第六节　细菌性痢疾

一、病史

患儿，男，6岁，因"发热腹痛1天，腹泻半天"入院。入院前1天，患儿进食凉菜后出现发热，体温最高达39℃；伴腹痛，呈阵发性腹痛；无流涕、咳嗽，无腹痛、腹泻，无抽搐，自行口服退热药物，体温降至正常。入院前半天，患儿出现腹泻3次，大便呈暗红色稀糊状，含脓液，量少，伴有每次便前腹痛，便后缓解，急诊收住院。自发病以来，患儿精神差，进食少，小便量少，外观无异常。

二、体格检查

T 38.5℃，P 134次/分，R 32次/分，BP 98/60 mmHg。急性病容，精神差，全身皮肤未见皮疹，全身浅表淋巴结未扪及肿大。颈无阻力，气管居中，呼吸音正常，双肺未闻及干湿啰音。心律齐，心音有力，心脏各听诊区均未闻及杂音。全腹柔软，左下腹轻压痛，无反跳痛，肝、脾肋下未触及，肠鸣音活跃，移动性浊音阴性。双下肢可见少量花斑，毛细血管再充盈时间3秒，足背动脉搏动有力，四肢肌力五级。

三、辅助检查及相关思考题

1. 患儿入院后应紧急进行的检查包括（可多选）：

A. 大便常规

B. 腹部摄片

C. 血培养

D. 大便培养

E. 血气分析

F. 骨髓穿刺

G. 肛拭子培养

H. DIC 筛查

2. 进行大便常规检查，留取合格大便标本的注意事项有（可多选）：

A. 标本应在 2 小时内送检

B. 标本应直接接取在标本盒内

C. 应当选取含黏液脓血部分送检

D. 可以从尿不湿上直接挑选标本送检

E. 以上均不对

3. 关于实验室检查叙述正确的有：

A. 应当完善胸部 X 线检查，肺部感染是该病儿童期的常见并发症

B. 使用抗生素之前应当进行大便培养检查

C. 病程前 2 周血培养阳性率高

D. 病程 2 周后大便培养阳性率高

E. 以上均不对

实验室检查：

血常规：白细胞 $15.6 \times 10^9/L$，中性粒细胞 0.84，血红蛋白 120 g/L，血小板 $186 \times 10^9/L$，C-反应蛋白 87 mg/L。

血生化：AST 24 U/L，ALT 36 U/L，TB 34.8 μmol/L，ALB 37 g/L，血钠 139.7 mmol/L，余无异常。

大便常规：外观桃花脓样，白细胞"++++"，红细胞"++"，查见脓细胞及吞噬细胞。

4. 患儿的临床诊断为：

A. 细菌性痢疾

B. 伤寒

C. 下消化道出血

D. 弥散性血管内凝血

E. 中毒性菌痢

5. 细菌性痢疾的病原体属于：

A. 志贺菌属

B. 沙门菌属

C. 弧菌属

D. 弯曲菌属

E. 螺旋菌属

6. 该疾病的主要病变部位位于：

A. 回肠末端

B. 乙状结肠与直肠

C. 升结肠

D. 降结肠

E. 累及整个肠道

7. 应对患儿立即展开的治疗包括（可多选）：

A. 糖皮质激素

B. 山莨菪碱（654-2）解痉

C. 抗生素

D. 消旋卡多曲口服止泻

E. 禁食

F. 补液治疗

8. 关于患儿饮食描述错误的有（可多选）：

A. 清淡饮食，不能进食肉、蛋及脂肪类食物

B. 可适当饮用苹果水，有收敛作用，减轻腹泻

C. 可进食含丰富膳食纤维食物，有助大便成形

D. 如常饮食，少吃多餐，不可进食含糖及膳食纤维丰富的食物

E. 以上均不对

9. 关于补液正确的是（可多选）：

A. 能经口服补液不选用静脉补液

B. 低渗性 ORS 优于高渗性 ORS

C. 预防脱水的补液方案是每次腹泻后口服补液，该患儿至少应口服 $100\sim20$ ml 每次

D. 累积丢失量可按脱水的不同程度估算，可 24 小时匀速补充，也可 4 小时快速补充

E. 以上均不对

10. 患儿经治疗后病情处于稳定阶段，必须继续监测复查的项目包括（可多选）：

A. 血常规

B. 血培养

C. 大便常规

D. 血气分析

E. 大便培养

F. 腹部 X 线摄影

11. 该患儿抗生素的经验性首选为：

A. 环丙沙星

B. 头孢克肟

C. 头孢曲松

D. 头孢克洛

E. 小檗碱（黄连素）

12. 停用抗生素的标准是（可多选）：

A. 疗程 $5\sim7$ 天

B. 2 次复查大便常规无异常

C. 大便培养阴性

D. 大便成形，每天 1 次

E. 以上均不对

13. 中毒性菌痢的临床特征应除外：
    A. 急性高热、反复惊厥、昏迷
    B. 腹痛、腹泻明显
    C. 迅速发生休克、呼吸衰竭
    D. 大便常规检查发现大量炎性细胞
    E. 脑脊液化验正常

14. 慢性菌痢是指病程超过：
    A. 1个月
    B. 2个月
    C. 3个月
    D. 4个月
    E. 6个月

15. 该疾病散发流行的主要途径是：
    A. 集体食堂食物被污染造成经口感染
    B. 井水、池塘或供水系统被污染造成经口感染
    C. 健康人的手或蔬菜、瓜果等食物被污染造成经口感染
    D. 与患者密切接触经呼吸道传染
    E. 接触患者的血液经伤口感染

16. 该疾病的主要预防措施是（可多选）：
    A. 隔离及治疗现症患者
    B. 流行季节预防服药
    C. 及时发现、治疗带菌者
    D. 口服痢疾活菌苗
    E. 切断传播途径

（朱渝 高晓琳）

第十一章　消化系统疾病

第一节　腹泻病

一、病史

患儿，男，8月龄，秋季发病。因"呕吐2天，腹泻伴发热1天"就诊。2天前，患儿进食配方奶后出现呕吐，呈非喷射性，呕吐未消化的奶汁，无胆汁或咖啡色物质，共7~8次，多为进食或进水后呕吐。就诊于当地医院，给予西甲硅油口服，患儿呕吐症状减轻。1天前，患儿出现腹泻，大便呈水样便，每天10余次，每次量多，无黏液、脓血，排便前后无哭闹不安。同时出现发热，体温波动于37.5~38℃。再次就诊于当地医院，考虑"肠炎"，给予双歧杆菌、蒙脱石粉、口服补液盐等治疗。患儿呕吐症状缓解，但仍有腹泻、发热，且出现精神萎靡、口渴喜饮、哭时泪少、小便少等表现。患儿自发病以来精神、食纳不佳，大小便情况同上，体重减轻0.5 kg。

二、体格检查

T 37.8℃，P 146次/分，R 32次/分，BP 86/47 mmHg，体重7 kg。皮肤干燥，肢端温暖，未见大理石样花斑，毛细血管再充盈时间小于3秒。前囟眼窝凹陷，口唇黏膜干燥，双肺呼吸音清晰，未闻及干湿啰音。心律齐，心音有力。腹软，肠鸣音活跃。神经系统未见异常。

三、辅助检查

大便常规：正常。
血气分析：pH值7.29，$PaCO_2$ 28 mmHg，HCO_3^- 13.3 mmol/L。
电解质：钠143 mmol/L，钾3.1 mmol/L，氯117 mmol/L。
血常规＋CRP：正常。

四、思考题

1. 该患儿最有可能的诊断是：

  A. 急性腹泻病伴中度等渗性脱水

  B. 急性腹泻病伴轻度等渗性脱水

  C. 急性腹泻病伴中度高渗性脱水

  D. 急性腹泻病伴轻度高渗性脱水

  E. 腹泻病

2. 最有可能的病原是：

  A. 大肠埃希菌

  B. 志贺菌属细菌（痢疾杆菌）

  C. 空肠弯曲菌

  D. 轮状病毒

  E. 阿米巴原虫

3. 中度脱水第一天的静脉补液量为：

  A. 50～80 ml/kg

  B. 80～100 ml/kg

  C. 90～120 ml/kg

  D. 120～150 ml/kg

  E. 150～180 ml/kg

4. 中度脱水口服补液量为：

  A. 50～80 ml/kg

  B. 80～100 ml/kg

  C. 90～120 ml/kg

  D. 120～150 ml/kg

  E. 150～180 ml/kg

5. 对于重度脱水有明显的周围循环障碍的患儿应先快速扩容，宜选用的液体是：

  A. 等渗含钾液

  B. 等渗含钠液

  C. 低渗含钾液

  D. 低渗含钾液

  E. 高渗含钠液

6. 对于重度脱水有明显的周围循环障碍的患儿应先快速扩容，扩容所需的液量是：

  A. 10 ml/kg

  B. 15 ml/kg

  C. 20 ml/kg

  D. 30 ml/kg

  E. 40 ml/kg

7. 对于重度脱水有明显的周围循环障碍的患儿应先快速扩容，扩容完成时间是：

  A. 10～30 分钟

  B. 20～30 分钟

  C. 30～40 分钟

D. 30～60 分钟

E. 60～90 分钟

8. 第一天静脉补液的累计损失量一般是：

A. 6～8 小时补完

B. 6～10 小时补完

C. 8～10 小时补完

D. 8～12 小时补完

E. 10～12 小时补完

9. 若需要补液 500 ml，则最多可加入 10% KCl 溶液：

A. 6 ml

B. 8 ml

C. 10 ml

D. 12 ml

E. 15 ml

10. 病毒性肠炎时，使食物中的糖类消化不全而滞留肠腔，发生病变的肠黏膜细胞分泌不足且活性降低的是：

A. 乳糖酶

B. 双糖酶

C. 葡萄糖腺苷转移酶

D. 尿苷二磷酸葡萄糖醛酸基转移酶

E. 葡萄糖－6－磷酸脱氢酶

11. 食物中消化不全的糖类可以被分解成小分子的短链有机酸，使肠液的渗透压增高，加重腹泻，参与的酶是：

A. 乳糖酶

B. 双糖酶

C. 细菌

D. 病毒

E. 葡萄糖腺苷转移酶

12. 迁延性腹泻的病程为：

A. 1 周～1 个月

B. 1 周～2 个月

C. 2 周～2 个月

D. 1 个月～2 个月

E. 大于 2 个月

13. 迁延性腹泻、慢性腹泻最常见的病因是：

A. 营养物质过敏

B. 酶缺陷

C. 免疫缺陷

D. 药物因素

E. 急性腹泻未彻底治疗或治疗不当

14. 以下腹泻治疗的原则中不正确的是：

A. 控制感染

B. 微生态疗法

C. 肠黏膜保护剂

D. 补锌治疗

E. 止泻剂

15. 有严重呕吐的患儿可暂时给予：

A. 禁食禁水 4～6 小时

B. 禁食不禁水 4～6 小时

C. 不需禁食禁水

D. 禁水不禁食 4～6 小时

E. 以上都不对

（高珊　高晓琳）

第二节　消化性溃疡

一、病史

患儿，男，3 岁，因"便血 2 天，面色苍白 1 天"入院。2 天前患儿无明显诱因解黑色条状大便 1 次，约 100 g。无腹痛、呕吐、发热等。患儿家长未予重视，未就诊。1 天前，患儿再次解黑色大便 2 次，大便成稀糊状，每次 100～150 g，患儿面色苍白，故就诊于当地医院。在就诊过程中患儿解暗红色稀便 1 次，约 200 g，患儿烦躁不安，故转来我院。

二、体格检查

T 37.3 ℃，P 182 次/分，R 51 次/分，BP 81/44 mmHg。意识清楚，精神萎靡。全身皮肤未见皮疹、出血点或瘀斑，浅表淋巴结无肿大。肢端凉。颈阻阴性，双肺呼吸音粗，未闻及干湿啰音。心率快，律齐，未闻及杂音。腹平软，全腹无压痛、肌紧张及反跳痛，肠鸣音活跃。柯氏征、巴氏征阴性。

三、辅助检查

血常规：WBC 12.5×10^9/L，N 0.58，Hb 63 g/L，PLT 235×10^9/L。

肝肾功能：ALT 30 U/L，AST 40 U/L，TP 50.8 g/L，ALB 35 g/L。

血电解质：钠 136 mmol/L，钾 3.7 mmol/L，氯 117 mmol/L。

四、思考题

1. 该患儿最不可能的诊断是：
   A. 胃溃疡
   B. 十二指肠球部溃疡
   C. 梅克尔憩室
   D. 感染性腹泻
   E. 痔疮破裂出血

2. 要明确诊断首先需完善的检查是：
   A. 胃镜
   B. 肠镜
   C. 核素扫描
   D. 以上均是
   E. 以上均不是

3. 小儿消化性溃疡包括：
   A. 胃、十二指肠球部溃疡
   B. 食管溃疡
   C. 梅克尔憩室
   D. 胃肠术后吻合口溃疡
   E. 以上均是

4. 梅克尔憩室只有发生并发症的时候才会有症状，这些并发症有：
   A. 梗阻
   B. 炎症
   C. 出血
   D. 以上均是
   E. 以上均不是

5. 关于消化性溃疡发病机制，正确的是：
   A. 至今仍没有明确结论
   B. 胃酸和胃蛋白酶依然是主要原因
   C. 黏膜攻击因子作用大于保护因子作用，黏膜的正常防御功能被破坏，因而出现病理改变
   D. 以上均是
   E. B 和 C

6. 关于黏膜保护因子，不正确的是：
   A. 黏液－碳酸氢盐屏障
   B. 黏膜上皮细胞的整复
   C. 胃黏膜含有巯基
   D. 精神因素
   E. 黏膜血流和酸碱平衡

7. 黏膜攻击因子不包括：

    A. 盐酸

    B. 胃蛋白酶

    C. 幽门螺杆菌

    D. 药物因素

    E. 胃肠激素

8. 本病例首要的治疗措施是：

    A. 输血

    B. 抗休克

    C. 剖腹探查止血

    D. 药物因素

    E. 胃肠激素

9. 柏油样便的出血量一般在：

    A. 5 ml

    B. 10 ml

    C. 20~30 ml

    D. 50~60 ml

    E. 100 ml

10. 大量资料证明幽门螺杆菌（HP）与胃、十二指肠溃疡的发病和复发有着密切关系。HP 引起溃疡的机制：

    A. HP 产生大量尿素酶，分解尿素产生氨，影响上皮细胞周围环境，从而使氢离子发生逆扩散

    B. HP 在胃肠黏膜表面黏附和定居，破坏黏膜的结构和防御机制

    C. HP 寄生或其产生的代谢产物使胃泌素、组胺释放增加而致胃酸增加

    D. 以上均是

    E. 以上均不是

11. 幽门螺杆菌是：

    A. 需氧菌

    B. 厌氧菌

    C. 兼性菌

    D. 以上均是

    E. 以上均不是

12. 关于梅克尔憩室手术治疗指征不正确的是：

    A. 合并有并发症

    B. 首次发作

    C. 多次发作

    D. 首次发作，不能止血或出血量较大

    E. 以上均不是

13. 各年龄组溃疡的表现，错误的是：

A. 新生儿症状多为腹痛
B. 学龄前期儿童为脐周痛
C. 新生儿多为应激性溃疡
D. 早期可以有呕吐
E. 可以出现柏油样便

14. 学龄期儿童溃疡的特点，不正确的是：
A. 十二指肠溃疡多见
B. 严重者可表现为贫血、黑便
C. 继发性溃疡多见
D. 主要表现为脐周和上腹痛
E. 有时候仅表现为贫血、大便隐血阳性

15. 关于消化性溃疡的并发症的描述，最恰当的是：
A. 出血
B. 贫血
C. 穿孔
D. 以上均是
E. 以上均不是

（高珊　高晓琳）

第三节　急性胰腺炎

一、病史

患儿，男，11 岁，因"呕吐、腹痛 2 天，发热 1 天，加重 4 小时"入院。2 天前，患儿进食火锅及油炸食物后出现恶心、呕吐，为非喷射性，呕吐胃内容物，并伴有腹痛，为剑下、左侧腹痛，向左肩部及左背部放射，腹痛剧烈，持续加重，呕吐后腹痛可一过性略减轻。就诊于当地医院，考虑"急性胃肠炎"，给予"氨苄西林、奥美拉唑等治疗"，症状无明显缓解。1 天前，患儿出现发热，体温 38~38.5℃，给予布洛芬口服，体温可降至正常。4 小时前患儿精神萎靡，腹痛加重，全腹痛，并频繁呕吐，呕吐物中可见咖啡色物质或血丝，故来我院就诊。患儿自发病以来，精神、食欲差，小便量少，未解大便。

二、体格检查

T 38.3℃，P 152 次/分，R 34 次/分，BP 125/80 mmHg，体重 65 kg。意识清楚，精神萎靡。全身皮肤未见皮疹、出血点或瘀斑，肢端凉，浅表淋巴结无肿大。颈阻阴性，双肺呼吸音粗，未闻及干湿啰音。心率快，律齐，未闻及杂音。腹胀，全腹压痛，伴肌紧张及反跳痛，移动性浊音阳性，肠鸣音弱。柯氏征、巴氏征阴性。

三、辅助检查

血常规：WBC 17×10^9/L，N 0.88，Hb 109 g/L，PLT 235×10^9/L，CRP 92 mg/L。
肝肾功能：ALT 34 U/L，AST 46 U/L，TP 51.1 g/L，ALB 28 g/L。
血电解质：钠 123 mmol/L，钾 3.1 mmol/L，氯 107 mmol/L。
血淀粉酶：560 U/L。

四、思考题

1. 该患儿可能性最小的诊断为：
    A. 消化性溃疡
    B. 腹型过敏性紫癜
    C. 中毒性肠麻痹
    D. 急性腹膜炎
    E. 急性胰腺炎

2. 若患儿初步诊断为消化性溃疡，为协助诊断需要首选的检查是：
    A. 胃镜
    B. 肠镜
    C. 核素扫描
    D. 以上均是
    E. 以上均不是

3. 若患儿诊断为急性胰腺炎，还需要完善的检查是：
    A. 肝胆胰 B 超
    B. 肝胆胰 CT
    C. 磁共振胰胆管造影
    D. 以上均是
    E. 以上均不是

4. 急性胰腺炎的诊断标准是：
    A. 腹痛除外其他原因
    B. 淀粉酶升高至少 3 倍，除外其他原因
    C. 胰腺影像学改变
    D. 以上三者满足其二便可诊断
    E. 以上三者必须全部满足

5. 急性胰腺炎腹痛的特点，以下最不可能是：
    A. 急性
    B. 隐痛
    C. 持续、剧烈
    D. 突发
    E. 上腹痛，常可向背部放射

6. 若本病例诊断为急性胰腺炎，此刻出现的并发症是：

    A. 腹膜炎

    B. 低钠血症

    C. 休克

    D. A 和 B

    E. 以上均是

7. 儿童胰腺炎常见的病因有：

    A. 胆道疾病

    B. 继发于身体其他部位的细菌或病毒感染

    C. 上消化道疾病或胆胰管交接部畸形

    D. A 和 B

    E. B 和 C

8. 淀粉酶测定是急性胰腺炎的主要诊断依据，以下关于淀粉酶的特点不正确的是：

    A. 淀粉酶升高的程度与炎症的危险程度成正比

    B. 发病 3 小时后即可升高

    C. 24~48 小时达到高峰

    D. 持续升高时注意病情反复

    E. 以上均不是

9. 以下提示为出血坏死性胰腺炎的表现是：

    A. Cullen 征

    B. 低钙血症

    C. 手足搐搦

    D. 休克

    E. 以上均是

10. 关于急性胰腺炎的饮食治疗，不正确的是：

    A. 常规禁食

    B. 以血清淀粉酶活性的高低作为开放饮食的必要条件

    C. 当腹痛减轻或消失可以考虑开放饮食

    D. 当肠动力恢复或部分恢复可以考虑开放饮食

    E. 以上均是

11. 关于急性胰腺炎的肠内营养支持治疗，正确的是：

    A. 轻症患儿只需短期禁食，不需要肠内营养

    B. 肠内营养的最常用途径是通过鼻胃管

    C. 进行肠内营养时应注意患儿是否有发热等情况

    D. 以上均是

    E. 以上均不是

12. 可以诱发急性胰腺炎的药物有：

    A. 大量肾上腺激素

    B. 免疫抑制剂

    C. 吗啡

D. 左旋门冬酰胺酶

E. 以上均是

13. 急性胰腺炎的局部并发症不包括：

A. 胰腺假性囊肿

B. 包裹性坏死

C. 胰性脑病

D. 胰腺脓肿

E. 胸膜腔积液

14. 急性胰腺炎的全身并发症包括：

A. 多器官衰竭

B. DIC

C. 全身炎症反应综合征

D. 腹腔内高压或腹腔间隔室综合征

E. 以上均是

15. 关于急性胰腺炎的 B 超或 CT 检查，以下说法正确的是：

A. 发病初期 24~48 小时进行 CT 检查可以初步判断胰腺组织形态学改变

B. 发病初期 24~48 小时进行 B 超检查有助于判断有无胆道疾病

C. 发病 1 周左右进行 B 超检查，可以有效区分液体聚集和坏死区域

D. 以上均正确

E. 以上均不正确

（高珊　高晓琳）

第十二章 呼吸系统疾病

第一节 重症肺炎

一、病史

患儿，女，10岁，因"发热5天，左腿疼痛4天，气促1天"就诊。院外最高体温39.5℃，4天前出现左大腿肌肉疼痛，伴行走困难、头痛，无咳嗽、皮疹、呕吐及腹泻等。外院就诊，考虑发热、左髋关节疼痛待诊，予美洛西林舒巴坦抗感染治疗2天，体温降至38.5℃左右，左腿疼痛无明显减轻。1天前出现呼吸急促、精神差、小便量减少。既往体健，否认遗传性疾病、免疫缺陷疾病家族史，无结核病患者接触史。

二、体格检查

T 38.5℃，P 140次/分，R 50次/分，BP 80/40 mmHg，体重40 kg。急性重病容，意识清楚，烦躁，气促，四肢肢端凉，毛细血管充盈时间5秒，未见大理石样花斑，全身浅表淋巴结未扪及肿大，无皮疹及出血点，双侧瞳孔圆形等大、对光反射灵敏，颈软，可见鼻翼扇动，无三凹征。双肺呼吸音稍粗糙，未闻及干湿啰音。心律齐，心音有力，未闻及杂音。腹软，肝肋下1.5 cm触及、边缘锐、质地中等、压痛，脾未扪及。左髋关节及左大腿肌肉压痛，行走困难。四肢肌力、肌张力正常，脑膜刺激征阴性。

三、辅助检查

2天前血常规：WBC $13.88×10^9$/L，N 0.834，CRP>133 mg/L，血沉52 mm/h。
左髋关节X线摄影：未见异常。
左下肢血管彩超：未见血栓征象。

四、诊断过程及相关思考题

脓毒性休克，发热、关节疼痛待诊：败血症、骨髓炎、结缔组织疾病待确诊。予补液扩容后，患儿血压升至105/75 mmHg，肢端转暖，毛细血管充盈时间3秒，解小便一次，仍气促。为进一步治疗收入我院。

1. 初步治疗后患儿呼吸仍急促的原因可能是：
   A. 休克
   B. 颅内感染
   C. 肺炎
   D. 心力衰竭
   E. 急性中毒

2. 应该立即进行的检查是：
   A. 血常规
   B. 血培养
   C. 血气分析
   D. 肝肾功能
   E. 以上都是

3. 患儿病情危重，入院后首先应该进行的处理是：
   A. 雾化吸入治疗
   B. 口服糖皮质激素
   C. 给予抗生素治疗
   D. 给予止咳化痰药物
   E. 心电监护＋吸氧＋继续静脉通道补液，循环改善后尽早开始抗感染治疗

4. 患儿生命体征稳定后，应该尽早进行的检查是：
   A. 肝肾功能
   B. DIC 筛查
   C. 心肌损伤
   D. 胸部 CT 或 X 线摄影
   E. 以上均是

入院后血常规结果：WBC 4.8×10^9/L，N 0.926，L 0.51，RBC 3.75×10^{12}/L，Hb 111 g/L，PLT 89×10^9/L，CRP>180 mg/L。

血气分析：pH 值 7.48，PCO_2 3.5 kPa，PO_2 6.4 kPa，BE － 1.0 mmol/L，SB 24 mmol/L，HCO_3^- 21.6 mmol/L。

胸部 CT 平扫：双肺可见散在多发结节影、结片影、片状影、条索影及磨玻璃样影，密度不均匀，以右肺下叶为著，不能排除真菌或其他机会性感染可能；双侧肺门结构偏大；双侧胸膜局限性增厚。

5. 根据血气分析结果，患儿存在：
   A. 通气不足
   B. 通气过度
   C. 换气不足
   D. 换气过度
   E. 通气障碍＋换气功能障碍

6. 血气分析提示患儿：
   A. 呼吸性酸中毒

    B.　呼吸性碱中毒

    C.　代谢性酸中毒

    D.　代谢性碱中毒

    E.　呼吸性碱中毒＋代谢性酸中毒（失代偿）

7.　目前诊断为：

    A.　重症肺炎

    B.　Ⅰ型呼吸衰竭

    C.　Ⅱ型呼吸衰竭

    D.　重症肺炎＋Ⅰ型呼吸衰竭

    E.　重症肺炎＋Ⅱ型呼吸衰竭

8.　最不可能的病原是：

    A.　呼吸道合胞病毒

    B.　腺病毒

    C.　肺炎链球菌

    D.　流感嗜血杆菌

    E.　金黄色葡萄球菌

9.　最可能的患病途径是：

    A.　呼吸道传播

    B.　消化道传播

    C.　血液传播

    D.　飞沫传播

    E.　蚊虫叮咬传播

10.　患儿住院后出现腹胀、厌食。体格检查：腹膨隆，肝肋下 1.5 cm 可及、轻压痛，右下腹无压痛及反跳痛，肠鸣减弱。最有可能是：

    A.　急性胰腺炎

    B.　急性阑尾炎

    C.　肠穿孔

    D.　中毒性肠麻痹

    E.　肠套叠

11.　重症肺炎和一般肺炎的不同点在于：

    A.　稽留热

    B.　肺部炎症范围广泛

    C.　两肺闻及广泛中细湿啰音

    D.　出现循环、神经系统等功能影响

    E.　烦躁不安伴纳差

12.　小儿肺炎病理生理变化中，最重要的改变为：

    A.　机体缺氧

    B.　酸碱代谢失衡

    C.　毒血症

  D. 器官功能异常

  E. 肺水肿

  住院后，患儿逐渐出现咳嗽、咳痰。体格检查：双肺底可闻及细湿啰音。住院 4 天后复查胸部 CT：双肺感染，右上叶及下叶大片实变，右肺中叶内侧段结片影中疑有空洞，机会性感染待排；双侧胸膜增厚，右侧胸膜腔少－中量积液；与旧片比较，病灶扩大加重，并出现右侧胸膜腔积液。关节 CT 平扫：左侧髋关节周围可见环状稍低密度影，邻近软组织稍增厚；双髋关节各组成骨骨质未见明显异常。提示：左髋关节腔内少量积液征象。关节 MRI：左侧股骨及周围软组织改变，考虑化脓性骨髓炎或结核可能性大。

13. 目前患儿肺部感染最可能的病原是：

  A. 肺炎支原体

  B. 肺炎链球菌

  C. 金黄色葡萄球菌

  D. 结核分枝杆菌

  E. 真菌

14. 需要进一步完善的检查为：

  A. 痰培养＋痰涂片查抗酸杆菌

  B. 肺炎支原体抗体

  C. 关节腔穿刺液培养

  D. 真菌 G 试验

  E. 以上均是

  入院后血培养：金黄色葡萄球菌，头孢西丁筛查阳性。痰培养：金黄色葡萄球菌，头孢西丁筛查阳性。肺炎支原体抗体 IgM 阴性，真菌 G 试验阴性。

15. 根据病原学检查结果，应选用静脉抗菌药物：

  A. 苯唑西林

  B. 阿莫西林克拉维酸钾

  C. 头孢噻肟

  D. 万古霉素

  E. 阿奇霉素

  经抗感染及对症治疗后，患儿体温逐渐降至正常，呼吸频率逐渐减慢，精神状态逐渐好转。住院 10 天复查胸部 CT：右肺外带较大空腔影伴有分隔并双肺多发小空洞及空腔影，部分病灶内可见附壁结节影，右肺下叶斑片影及部分实变，多为肺部感染可能，金黄色葡萄球菌肺炎或合并其他并发感染待排。与第二次旧片比较，肺内炎性渗出明显吸收，肺内空腔影增多。住院第 13 天，患儿剧烈咳嗽后突感右侧胸痛，随后出现气促、呼吸困难。体格检查：呼吸急促，右侧呼吸音降低，叩诊呈过清音。

16. 患儿可能合并：

  A. 脓胸

  B. 肺脓肿

  C. 气胸

  D. 化脓性胸膜炎

  E. 呼吸衰竭

17. 为确诊，<u>应立即进行</u>：

  A. 血气分析

  B. 血常规

  C. 痰培养

  D. 胸部 X 线摄影

  E. 胸膜腔穿刺

18. 复查胸部 X 线摄影，提示右侧气胸，右肺压缩约 60%，<u>应该立即进行</u>：

  A. 吸氧

  B. 吸痰

  C. 胸膜腔穿刺

  D. 胸膜腔闭式引流

  E. 吸氧＋胸膜腔闭式引流

19. 经处理后，患儿呼吸困难缓解。继续抗感染治疗，<u>总疗程为</u>：

  A. 体温正常后即停药

  B. 肺部体征消失即停药

  C. 痰培养转阴即停药

  D. 血培养转阴即停药

  E. 大部分肺部体征消失，两次血培养转阴，疗程至少 3~4 周

20. 下列各项中不是肺炎应用皮质激素治疗指征的是：

  A. 喘憋和呼吸困难

  B. 合并脓胸伴压迫症状

  C. 肺炎合并休克

  D. 合并 ARDS

  E. 中毒性脑病脑水肿

（钟琳 高晓琳）

第二节 支气管哮喘

一、病史

  患儿，男，7 岁，因"咳嗽 5 天，胸闷 2 天"就诊。病初曾"受凉"，无发热、头痛，咳嗽为干咳、无痰，清晨和夜间加重，活动后加重。近 2 天活动后感胸闷、影响睡眠，无气促及呼吸困难，可平卧，无胸痛，无腹痛、腹泻，无皮疹。既往有类似发作，服用止咳、平喘药物后可缓解（具体用药不详）。幼年有"湿疹"史，否认药物及食物过敏史。否认遗传性疾病、免疫缺陷疾病家族史，无结核病患者接触史。父亲患"过敏性鼻炎"。

二、体格检查

T 36.5 ℃，P 90 次/分，R 22 次/分，BP 105/75 mmHg，体重 32 kg。急性病容，意识清楚，无气促、发绀，全身浅表淋巴结未扪及肿大，无皮疹及出血点，双侧瞳孔圆形等大、对光反射灵敏，颈软，无鼻翼扇动，无三凹征，咽部充血，双侧扁桃体 I 度大，未见分泌物附着。呼气延长，双肺呼吸音粗糙，闻及广泛哮鸣音，未闻及湿啰音。心律齐，心音有力，未闻及杂音。腹软，肝、脾未扪及，无压痛及反跳痛。神经系统无异常。

三、辅助检查

血常规：WBC 9.88×10^9/L，N 0.604，L 0.325，EOS 0.02，CRP 6 mg/L。

胸部 X 线片：双肺纹理增多、模糊。

四、诊断过程及相关思考题

1. 对患儿的初步诊断为：
    A. 急性支气管炎
    B. 支气管异物
    C. 支气管哮喘
    D. 肺炎
    E. 心力衰竭

2. 下列各项检查中有助于明确诊断的是：
    A. 胸部 CT+气道三维重建
    B. 血培养
    C. 痰培养
    D. 变应原（过敏原）检查
    E. 肺炎支原体抗体检测

3. 为明确气流受限是否存在，可进行：
    A. 一秒用力呼气容积/用力肺活量（FEV_1/FVC）测定
    B. 支气管激发试验
    C. 支气管舒张试验
    D. 呼气峰流速测定（PEF）
    E. FEV_1、FEV_1/FVC、PEF

4. 患儿行肺功能检查，FEV_1 为预测值 60%，FEV_1/FVC 为预测值的 62%，吸入沙丁胺醇后 15 分钟，复查 FEV_1 增加 16%，提示：
    A. 患儿存在气流受限
    B. 患儿存在气道高反应性
    C. 患儿存在可逆性气流受限
    D. 患儿不存在气流受限
    E. 患儿不存在气道高反应性

5. 诊断明确后，应给予患儿：

  A. 静脉使用抗生素抗感染治疗

  B. 静脉使用糖皮质激素治疗

  C. 口服糖皮质激素治疗

  D. 吸入糖皮质激素治疗

  E. 吸入糖皮质激素＋按需吸入 β_2 受体激动剂治疗

  药物治疗 2 周后，患儿咳嗽及胸闷症状消失，家长自行停药。2 个月后，患儿在外出赏花时突发咳嗽、喘息，逐渐出现气促、呼吸困难，送入急诊抢救室。查体：P 135 次/分，R 32 次/分，SpO_2 90%。意识清楚，烦躁，可见鼻翼扇动及三凹征。双肺呼吸音粗，呼气时闻及广泛哮鸣音。心、腹及神经系统无异常。

 6. 儿童危重哮喘一般不出现的表现是：

  A. 呼吸音降低，哮鸣音减少

  B. 意识改变或昏迷

  C. 奇脉

  D. 混合性酸中毒

  E. 咳嗽减少

 7. 患儿哮喘急性发作，其严重度为：

  A. 轻度

  B. 中度

  C. 重度

  D. 急性呼吸暂停

  E. 哮喘持续状态

 8. 患儿血气变化最可能的是：

  A. pH 值↑，PaO_2↓

  B. pH 值↓，PaO_2↓，$PaCO_2$↑

  C. pH 值↑，PaO_2↓，$PaCO_2$↓

  D. pH 值↑，$PaCO_2$↑

  E. pH 值↓，BE↓

 9. 下列治疗中不合适的是：

  A. 吸氧

  B. 吸入沙丁胺醇或异丙托溴铵

  C. 使用常规剂量 ICS

  D. 考虑静脉应用硫酸镁

  E. 以上都不是

 10. 哮喘重度发作时应禁用：

  A. 异丙肾上腺素

  B. 吗啡

  C. 异丙嗪

  D. 氨茶碱

  E. 静脉用肾上腺皮质激素

11. 经治疗，患儿喘息、气促缓解，5 天后出院。下列出院医嘱不妥的一项是：

    A. 注意自我保健、减少呼吸道感染、避免接触花粉等可能触发哮喘的因素

    B. 规律使用 ICS，遵医嘱逐渐减量

    C. 规律使用短效 β_2 受体激动剂

    D. 定期复查肺通气功能

    E. 定期门诊随访

12. 下列各项中不是哮喘治疗目标的是：

    A. 达到并维持症状的控制

    B. 维持肺功能水平不恶化

    C. 维持正常生活水平，包括运动能力

    D. 预防哮喘急性发作

    E. 避免因哮喘药物治疗导致的不良反应

13. 患儿 2 个月后复诊，诉近 2 周运动后及夜间常感胸闷，在咳嗽后偶有喘息，吸入沙丁胺醇后可缓解，每天均需要吸入沙丁胺醇，不愿进行体育锻炼，活动量减少。下列各项处理中目前欠妥当的是：

    A. 进行肺通气功能检查

    B. 询问是否规律吸入 ICS、按需使用 SABA

    C. 审核患儿的吸药技术

    D. 询问患儿是否接触了花粉、灰尘、真菌孢子等变应原

    E. 立即升级治疗，增加白三烯受体拮抗剂

14. 患儿目前的控制水平属于：

    A. 哮喘急性发作

    B. 哮喘控制

    C. 哮喘部分控制

    D. 哮喘未控制

    E. 哮喘临床缓解期

15. 导致病情反复的原因可能是：

    A. 未按医嘱规律应用 ICS

    B. 吸药技术错误

    C. 未避免与变应原的接触

    D. 未能去除诱因，如经常呼吸道感染

    E. 以上均是

16. 经询问及观察，发现患儿未正确吸入药物，在教会正确的吸入方法后，下一步的处理是：

    A. 维持现治疗方案，1 周后复诊

    B. 加大 ICS 剂量

    C. 升级治疗，加用白三烯受体拮抗剂孟鲁司特

    D. 加用口服糖皮质激素

    E. 停止吸入药物治疗

17. 经过规律治疗，患儿咳嗽、喘息症状完全消失。6 个月后复查肺功能恢复至正常水平，予降阶梯治疗，但 ICS 减量后症状有反复。吸入物变应原筛查：屋尘螨"＋＋＋"、粉尘螨"＋＋＋"。下一步的治疗方案可以考虑：

    A. 增加 ICS 剂量

    B. 加用白三烯受体拮抗剂

    C. 加用色甘酸钠

    D. 特异性免疫治疗（脱敏治疗）

    E. 以上均是

18. 关于吸入糖皮质激素的描述，下列错误的是：

    A. 抑制白三烯及其释放

    B. 抑制肥大细胞及脱颗粒

    C. 是目前控制哮喘症状的最有效药物

    D. 是目前预防哮喘发作的最有效药物

    E. 吸入糖皮质激素在被人体吸收后，排泄较慢

19. 下列方法不能预防哮喘发作的是：

    A. 皮质激素

    B. 异丙托溴铵

    C. 色甘酸钠

    D. 酮替芬

    E. 脱敏疗法

（钟琳　高晓琳）

第三节　毛细支气管炎

一、病史

患儿，男，6 月龄，因"咳嗽、喘憋、发热 1 天"就诊。吃奶时有呛咳，哭吵时唇周轻度发绀。无呕吐、腹泻。体温最高 38 ℃。

二、体格检查

T 37.8 ℃，P 150 次/分，R 45 次/分，体重 8 kg。急性病容，意识清楚，反应尚可。哭闹时口周微发绀，无鼻翼扇动及三凹征，咽部充血。呼气相延长，两肺呼吸音对称，有较多哮鸣音，两肺底可闻及散在细湿啰音。心音有力，未闻及杂音。腹软，肝肋下1 cm、质软。神经系统无异常。

三、辅助检查

血常规：WBC 9.88×10^9/L，N 0.357，L 0.621，CRP 6 mg/L。

四、思考题

1. 婴幼儿易患呼吸道感染的主要原因是：

    A. 呼吸浅表、呼吸频率快

    B. 呼吸中枢发育不成熟

    C. 肺活量小，潮气量小

    D. 非特异性和特异性免疫功能均较差，呼吸道黏膜缺少 SIgA

    E. 鼻腔短小、狭窄、黏膜血管丰富

2. 6 月龄婴儿下呼吸道感染最常见的病原是：

    A. 病毒

    B. 细菌

    C. 肺炎支原体、衣原体

    D. 真菌

    E. 结核分枝杆菌

3. 下列各项中符合病毒性肺炎特点的是：

    A. 病变累及肺实质为主

    B. 肺部啰音以小水泡音为主

    C. 腺病毒、合胞病毒性肺炎高热可持续 1～3 周

    D. 易并发脓胸和脓气胸

    E. 临床多见咳喘或喘憋

4. 小儿下呼吸道感染后由于喘憋，最容易引起 SaO_2、PaO_2 降低，$PaCO_2$ 明显增高的是：

    A. 支原体肺炎

    B. 毛细支气管炎

    C. 金黄色葡萄球菌肺炎

    D. 肺炎链球菌肺炎

    E. 衣原体肺炎

5. 首选的诊断是：

    A. 吸入性肺炎

    B. 毛细支气管炎

    C. 金黄色葡萄球菌肺炎

    D. 重症肺炎

    E. 婴幼儿哮喘

6. 为明确诊断，应尽快做的检查是：

    A. 进行呼吸道病原检测

    B. 立即查血气分析

    C. 胸部 X 线摄影

    D. 检查肺功能

    E. 变应原（过敏原）检测

7. 咽拭子检查提示呼吸道合胞病毒抗原阳性。患儿胸部 X 线片最可能的表现是：

A. 双肺可见沿支气管树分布的片影

B. 双肺可见团块影

C. 单侧肺部大片实变影

D. 双肺纹理增多模糊、局部呈肺气肿征象

E. 肺内见空洞、内有气液平

8. 下列治疗措施中不恰当的是：

A. 氧疗

B. 保持呼吸道通畅

C. 使用支气管扩张剂

D. 抗病毒治疗

E. 抗生素治疗

9. 血气分析提示患儿存在呼吸性酸中毒，治疗措施不恰当的是：

A. 保持气道通畅

B. 加强吸痰

C. 补充碳酸氢钠

D. 加强通气

E. 降低体能消耗

10. 治疗过程中，患儿病情加重，出现烦躁不安、精神萎靡、大汗淋漓、尿量减少、气促伴口唇明显发绀。体格检查：P 200 次/分，R 65 次/分，面色灰白，四肢肢端凉，毛细血管充盈时间 4 秒，心音低钝、闻及奔马律。应考虑下列情况：

A. 心力衰竭

B. 呼吸衰竭

C. 中毒性脑病

D. 气胸

E. 呼吸肌疲劳

11. 鉴别诊断时可选择下列辅助检查，但不包括：

A. 胸部 X 线平片

B. 心电图和超声心动图

C. 脑电图

D. 血气分析

E. 肌电图

12. 下一步治疗首要选择：

A. 给予口服地高辛

B. 毛花苷丙（西地兰）静脉注射

C. 给予地塞米松

D. 酚妥拉明静脉滴注

E. 给予卡托普利

13. 毛细支气管炎发展为哮喘的危险因素不包括：

A. 个人湿疹史

B. 吸入物变应原阳性

C. 父母哮喘史

D. 被动吸烟史

E. 喘息反复发作尤其是病毒感染后

14. 若患儿喘息反复发作，需要排除的疾病不包括：

A. 支气管结核

B. 异物吸入

C. 心源性喘息

D. 气管、支气管发育畸形

E. 喉软骨发育不良

15. 患儿喘息反复发作，为明确诊断，需要做的检查不包括：

A. 痰培养

B. 心电图

C. 心脏彩超

D. 胸部增强 CT+心肺血管重建

E. 支气管镜检查

（钟琳 高晓琳）

第十三章　心血管系统疾病

第一节　心律失常：阵发性室上性心动过速

一、病史

患儿，男，11岁，因"心悸伴面色苍白半天"来院就诊。患儿半天前突发心悸，伴面色苍白、多汗，有胸闷，无气促、胸痛、发热、咳嗽，无头晕、头痛，无呕吐，无水肿。遂于我院就诊。既往有类似"心悸"病史1次，持续数小时后自行缓解。否认药物和食物过敏史。无类似家族史。

二、体格检查

T 36.5℃，P 182次/分，R 18次/分，BP 96/58 mmHg，体重35 kg。意识清楚，精神不佳，面色苍白，无发绀。双肺无异常。心率增快，心音有力，心律齐，心前区未闻及病理性杂音。腹软，肝、脾肋下未及。神经系统无异常。肢端暖。

三、辅助检查

血常规+CRP：正常。
肌钙蛋白I 0.012 ng/ml。
脑钠肽 95 pg/ml。
胸部X线检查未见异常。
心电图：P-T融合，R-R间期绝对规则，心室率182次/分，Q波形态正常。

四、初步诊断

患儿，男，11岁，以心悸、面色苍白伴多汗、胸闷为主要表现。体格检查：心率182次/分，心律齐。心电图提示P-T融合，R-R间期绝对规则，心室率182次/分；QRS波形态正常。且既往有类似"心悸"病史1次，诊断为"阵发性室上性心动过速"。

五、治疗经过

（1）给予吸氧、心电监护。

（2）嘱患儿屏气并将面部浸入冰水盆中，该患儿不能复律。

（3）静脉推注三磷酸腺苷（ATP）0.2 mg/kg 后转复为窦性心律。

六、思考题

1. 下列不是心房颤动的心电图特征：

   A. P 波消失

   B. F 波频率为 300～700 次/分

   C. R－R 间期规则

   D. 心室率一般在 100～150 次/分

   E. QRS 形态一般正常

2. 下列有利于室性心动过速和室上性心动过速的鉴别是：

   A. 心率 160 次/分

   B. QRS 波宽大畸形

   C. 既往有室性期前收缩

   D. 心脏增大

   E. 心电图有心室夺获或室性融合波

3. 窦性心动过缓，心率 52 次/分，常采用的措施是：

   A. 不需治疗

   B. 口服麻黄碱

   C. 注射阿托品

   D. 含服异丙肾上腺素

   E. 静脉滴注去甲肾上腺素

4. 患儿，男，15 岁，突发心悸 1 小时。体格检查：心率 180 次/分，律齐，未闻及杂音。首选治疗措施为：

   A. 去乙酰毛花苷丙静脉注射

   B. 维拉帕米静脉注射

   C. 普萘洛尔静脉注射

   D. 甲氧明静脉注射

   E. 刺激迷走神经

5. 洋地黄治疗心房颤动，减慢心室率的最主要机制是：

   A. 降低窦房结自律性

   B. 直接延长房室结的不应期

   C. 心房的传导

   D. 兴奋迷走神经

   E. 降低心房自律性

6. 心房颤动伴快速心室率，首先应选用的治疗措施是：

  A. 药物复律，使之恢复为窦性心律

  B. 积极治疗，预防栓塞并发症

  C. 减慢心室率

  D. 积极治疗原发病

  E. 控制诱发因素

7. 在心脏听诊方面，对分析诊断心律失常最有价值的心音是：

  A. 第一心音和第二心音

  B. 第一心音和第三心音

  C. 第一心音和第四心音

  D. 第二心音和第三心音

  E. 第三心音和第四心音

8. 下列符合心电图诊断窦性停搏的是：

  A. 心室率小于 40 次/分

  B. 可见单个逸搏或逸搏心律

  C. 长 PP 间期的时间大于 1.5 秒

  D. 长 PP 间期与基本的窦性 PP 间期无倍数关系

  E. PP 间期进行性缩短，直到出现一次长 PP 间期

9. 下列不符合心房颤动的临床表现是：

  A. 心音强弱不一

  B. 心律绝对不齐

  C. 容易听到第四心音

  D. 心率>脉率

  E. 心电图示各导联上 P 波消失，代之以大小不一、频率为 350~600 次/分的 f 波

10. 下列心律失常是洋地黄中毒最具特异性表现的是：

  A. 心电图呈鱼钩型 ST-T 改变

  B. 频发房性期前收缩

  C. 心房颤动或扑动

  D. 心房颤动伴Ⅲ度传导阻滞

  E. 左束支传导阻滞

11. 阵发性室上性心动过速最常发生于：

  A. 冠心病者

  B. 正常心脏者

  C. 高血压病者

  D. 心肌病者

  E. 心脏瓣膜病者

12. 阵发性室上性心动过速的心电图诊断，下列不正确的是：

  A. 心室率 150~250 次/分

  B. 节律一般规则，但亦可有不规则

  C. QRS 波群形态可不正常

D. 可见到逆行 P 波

E. 起始及终止突然

13. 阵发性室性心动过速需要及时终止其发作，最主要的原因是：

A. 可引起心源性休克

B. 可诱发心力衰竭

C. 可发生心绞痛

D. 可发生栓塞

E. 可发展为心室颤动

14. 下列哪种情况发生室性期前收缩临床上应予以积极治疗：

A. 慢性心肌缺血

B. 无器质性心脏病者

C. 肺部感染

D. 急性心肌炎或梗死

E. 心功能不全者

15. 对阵发性室性心动过速伴明显血流动力学障碍者，首选治疗是：

A. 利多卡因静脉滴注

B. 体外直流电非同步电复律

C. 体外直流电同步电复律

D. 西地兰静脉注射

E. 立即进行射频消融术

16. 下列符合二度Ⅰ型房室传导阻滞的心电图表现的是：

A. PP 间期及 RR 间期均不等

B. 相邻的 PP 间期进行性缩短

C. 包含受阻 P 波在内的 RR 间期小于正常 PP 间期的两倍

D. 最常见的传导比例为 2∶1

E. 受阻 P 波前的一个 PR 间期延长

17. 对药物治疗无效的反复发作室性心动过速/心室颤动的心力衰竭患者，最适宜的治疗为：

A. 服用阿托品

B. 植入型心脏转复除颤器

C. 服用奎尼丁

D. 安置房室顺序起搏器

E. 静脉应用维拉帕米

18. 女性，16 岁，患上呼吸道感染 2 周后，感心悸、气短、乏力。心率 98 次/分，心电图示 PR 间期为 0.22 秒，应诊断为：

A. 窦性心动过速

B. 窦性心律不齐

C. 二度Ⅰ型房室传导阻滞

D. 二度Ⅱ型房室传导阻滞

E. 一度房室传导阻滞

19. 患者从事每天日常活动即出现心悸、气短症状，休息后即缓解。其心功能分级应为：
    A. 心功能Ⅰ级
    B. 心功能Ⅱ级
    C. 心功能Ⅲ级
    D. 心功能Ⅳ级
    E. 以上都不是

20. 下列关于心力衰竭概念的叙述，错误的是：
    A. 心排血量可维持正常
    B. 通常伴有肺循环的主动充血
    C. 是指伴有临床症状的心功能不全
    D. 有心功能不全不一定有心力衰竭
    E. 伴有体循环充血的心力衰竭称为充血性心力衰竭

（周开宇　王涛　高晓琳）

第二节　病毒性心肌炎

一、病史

患儿，男，8岁，因"头晕伴乏力5天，加重2天"就诊。患儿5天前出现头晕、乏力，偶有胸闷不适，无视物旋转，无头痛、呕吐，无心悸、气促，无发热、咳嗽，无腹泻，无晕厥，无皮疹，近两日头晕、乏力加重来我院就诊。半个月前有腹泻病史。

二、体格检查

T 37.2 ℃，P 82 次/分，R 35 次/分，BP 86/45 mmHg，体重 26 kg。意识清楚，精神差，面色稍苍白，呼吸稍促。两肺呼吸音清晰，未闻及干湿啰音。心音略低钝，心律不齐，心前区未闻及明显杂音。肝、脾肋下未及，其他系统正常。

三、辅助检查

胸部 X 线检查显示心影增大，心胸比例 0.55。
肌钙蛋白 I 1.67 ng/ml。
超声心动图检查显示全心增大，以左心室增大为主，二尖瓣轻度关闭不全，左心室收缩功能降低（左心室射血分数为50%）。
心电图窦性心律不齐，广泛 ST-T 改变。
血液检查显示血常规、血沉 CRP 等炎症指标均正常。

四、初步诊断

该患儿 8 岁，以头晕、乏力、胸闷为主要症状。体格检查：面色苍白，心音低钝，心律不齐，心前区未闻及明显杂音。胸部 X 线检查显示心影增大，肌钙蛋白 I 升高。超声心动图检查显示左心室增大，二尖瓣轻度关闭不全，左心室收缩功能降低（左心室射血分数为 55%）。心电图显示窦性心律不齐，ST-T 改变，结合患儿半个月前腹泻病史，诊断为"病毒性心肌炎"。

五、治疗经过

给予卧床休息，心电监护，大剂量丙种球蛋白（2 g/kg，分 2 天静脉滴注）及糖皮质激素抗炎治疗、维生素 C 及磷酸肌酸营养心肌等治疗。2 周后患儿心肌肌钙蛋白、心电图恢复正常，超声心动图提示射血分数（EF）值较前明显上升，病情好转出院。

六、思考题

1. 下列属于引起病毒性心肌炎的常见病毒是：
    A. 巨细胞病毒感染
    B. 柯萨奇病毒（B 组和 A 组）
    C. 水痘病毒
    D. 呼吸道合胞病毒
    E. 以上均不正确

2. 下列不属于病毒性心肌炎的诊断标准的是：
    A. 心脏增大
    B. 肌钙蛋白 I 阳性
    C. 预激综合征
    D. 心源性休克
    E. 以上均不正确

3. 下列不属于病毒性心肌炎的治疗药物是：
    A. 糖皮质激素
    B. 呋塞米
    C. 静脉丙种球蛋白
    D. 阿司匹林
    E. 以上均不正确

4. 下列非病毒性心肌炎的主要临床依据是：
    A. 心功能不全
    B. 室性期前收缩（早搏）成二联律
    C. 心脏扩大
    D. 发病前 1~3 周有病毒性上呼吸道感染
    E. CK-MB 升高

5. 病毒性心肌炎的病原学诊断最有价值的确诊依据是：

儿科学 TBL 教程

A. 患者血液中分离到病毒

B. 患者粪便中分离到病毒

C. 从患者鼻咽冲洗物中分离到病毒

D. 恢复期血清抗体滴度比急性期增高 4 倍以上

E. 从患者的心包腔穿刺液中分离到病毒

6. 患儿，男，10 岁，上呼吸道感染后 2 周出现心前区不适，胸闷，心悸。现突然发生烦躁不安，脸色苍白，四肢湿冷及末端发绀。曾经心电图检查显示各导联 ST 压低，T 波低平和频繁室性期前收缩。诊断为病毒性心肌炎，现最可能的并发症是：

A. 频发室性期前收缩

B. 心源性休克

C. 充血性心力衰竭

D. 重度房室传导阻滞

E. 心脑综合征

7. 患儿，女，8 岁，因胸闷、心悸、乏力就诊。心脏听诊心率 130 次/分，伴期前收缩，3~5 次/分。心电图检查示房性期前收缩，胸前导联 T 波低平。经进一步检查确诊为病毒性心肌炎，在治疗措施中，下列不正确的是：

A. 急性期卧床休息 3~4 周，心脏扩大或心力衰竭者卧床休息 3~6 个月

B. 对有心力衰竭者，洋地黄剂量宜偏小。

C. 可加用肾上腺皮质激素抗炎治疗

D. 静脉滴注大剂量维生素 C

E. 早期必须使用抗病毒药物

8. 引起病毒性心肌炎的病原体哪一种最常见：

A. 流感病毒

B. 腮腺炎病毒

C. 柯萨奇病毒

D. 埃可病毒

E. 腺病毒

9. 病毒性心肌炎的常见体征是：

A. 心尖区收缩期杂音

B. 肺动脉区第二心音减弱

C. 心包摩擦音

D. 心尖区第一心音低钝和期前收缩

E. 肝、脾大

10. 小儿心力衰竭在 1 岁内最常见的原因是：

A. 心律失常

B. 先天性心脏病

C. 心肌炎

D. 肺部感染

E. 心内膜弹力纤维增生症

11. 下列不是充血性心力衰竭主要临床依据的是：
    A. 安静时心率加快，婴儿大于 180 次/分，幼儿大于 160 次/分，不能用缺氧或发热解释
    B. 呼吸困难，青紫突然加重，安静时呼吸频率达 60 次/分以上
    C. 肝大达肋下 3 cm 以上，或进行性增大，不能以横膈下移解释
    D. 心音低钝，或出现奔马律
    E. 尿少，下肢水肿

12. 急性充血性心力衰竭首选的利尿剂是：
    A. 螺内酯（安体舒通）
    B. 呋塞米（速尿）
    C. 氢氯噻嗪（双氢克尿噻）
    D. 甘露醇
    E. 醋唑酰胺

13. 下列不是左心衰竭临床表现的是：
    A. 呼吸困难
    B. 肝大
    C. 夜间端坐呼吸
    D. 咳嗽
    E. 肺部可闻及湿啰音

14. 下列不是右心衰竭临床表现的是：
    A. 颈静脉怒张
    B. 下肢水肿
    C. 腹痛
    D. 肝大
    E. 呼吸急促

15. 引起右心室后负荷增高的原因为：
    A. 体循环阻力增高
    B. 肺循环阻力增高
    C. 回心血量增多
    D. 房间隔缺损
    E. 三尖瓣关闭不全

（周开宇　王涛　高晓琳）

第三节　室间隔缺损

一、病史

患儿，女，4 岁，出生体重为 3 kg，因"发现心脏杂音 4 年"就诊。患儿生后不久体检时发现心脏杂音，查超声心动图显示"室间隔缺损（膜周型）"，无气促，无发绀、呼吸困难，无发热，无咳嗽。平素睡眠不佳，多汗，有吃奶停顿。定期门诊随访。今为行介入手术来院就诊，拟"先天性心脏病：室间隔缺损（膜周型）"收入我院。

二、体格检查

T 37.4 ℃，P 100 次/分，R 25 次/分，BP（左上肢 95/58 mmHg，右上肢 98/55 mmHg，左下肢 105/65 mmHg，右下肢 108/62 mmHg），体重 10 kg。精神可，体型消瘦。呼吸平稳，两肺未闻及啰音。心律齐，心音有力，胸骨左缘第 3、4 肋间闻及Ⅲ级收缩期粗糙杂音，P_2稍亢进。其他系统未见阳性体征。

三、辅助检查

超声心动图显示室间隔缺损（室间隔回声连续性中断，膜周部缺损约 4 mm）。
胸部 X 线检查显示心影增大，肺血流量增多。
心电图显示窦性心律，左、右心室增大。

四、初步诊断

患儿 4 岁，幼时吃奶停顿、多汗病史，目前体重只有 10 kg（提示生长发育落后），胸骨左缘第 3、4 肋间闻及Ⅲ级收缩期粗糙杂音，P_2稍亢进，结合超声心动图显示室间隔缺损（膜周型），胸部 X 线检查显示肺血流量增多，心电图显示左、右心室增大，诊断为"先天性心脏病：室间隔缺损（膜周型）"。

五、治疗经过

完善辅助检查后，在全身麻醉数字减影血管造影（DSA）下进行左右心导管检查及室间隔缺损封堵术，选用室间隔封堵器进行封堵。术后患者恢复良好，心脏杂音消失，超声心动图显示室间隔缺损封堵术后，心室水平分流消失。患儿治愈出院。

六、思考题

1. 室间隔缺损的血流动力学变化首先引起改变的是：
    A. 左心室扩大
    B. 左心房扩大
    C. 右心室增大

D. 肺动脉扩张

E. 以上均不对

2. 患儿，1岁，11 kg，体检发现心脏杂音，查超声心动图显示室间隔缺损（膜周型，3.5 mm），平素无明显不适表现，无反复呼吸道感染。目前如何处理：

A. 即行介入封堵术

B. 即行开胸修补术

C. 临床随访，2～3岁以后不能自愈则择期介入封堵术

D. 临床随访，择期开胸修补术

E. 以上均不对

3. 下列非婴儿期大型室间隔缺损的临床主要特点是：

A. 喂养困难、气急、多汗和体重不增

B. 反复呼吸道感染

C. 常发生充血性心力衰竭

D. 胸骨左缘下方响亮粗糙全收缩期杂音，伴震颤

E. 临床上常伴有发绀和杵状指

4. 右心房、右心室、肺循环、左心房血流量增多，而左心室、体循环血流量减少，这是下述哪一种先天性心脏病的血流动力学改变：

A. 动脉导管未闭

B. 室间隔缺损

C. 肺动脉狭窄

D. 法洛四联症

E. 房间隔缺损

5. 左向右分流型先天性心脏病中不引起左心室负荷增加的是：

A. 动脉导管未闭

B. 房间隔缺损

C. 室间隔缺损

D. 室间隔缺损伴右心室漏斗部狭窄

E. 以上均不是

6. 根据室间隔缺损的血流动力学改变，可以增大的心腔是：

A. 右心室、左心室增大

B. 右心房、右心室增大

C. 右心室增大、肺动脉扩张

D. 左心房、左心室增大

E. 左心房、右心房增大

7. 关于室间隔缺损的手术治疗适应证，下列正确的是：

A. 分流量大，尚未形成梗阻型肺动脉高压者

B. 一般以成年时期手术为宜

C. 分流量小者宜早期手术

D. 肺动脉高压伴右向左分流者

E. 手术年龄越小越好

8. 室间隔缺损的患儿有时出现声音嘶哑，最常见的原因为：

    A. 左心室增大，压迫喉返神经

    B. 肺动脉扩张，压迫喉返神经

    C. 左、右心室增大，压迫喉返神经

    D. 右心室增大，压迫喉返神经

    E. 左心房增大，压迫喉返神经

9. 大型室间隔缺损出现青紫时，后期肺血管的改变是：

    A. 肺血管扩张

    B. 肺小动脉痉挛产生动力型肺动脉高压

    C. 肺小动脉增厚形成梗阻型肺动脉高压

    D. 侧支循环形成

    E. 肺循环血流量增多

10. 间隔缺损分流量较大时，在心尖区闻及舒张中期杂音是由于：

    A. 主动脉瓣关闭不全

    B. 肺动脉瓣关闭不全

    C. 相对性二尖瓣狭窄

    D. 相对性三尖瓣狭窄

    E. 相对性肺动脉瓣狭窄

11. 下列先心病中最可能自然闭合的是：

    A. 第 1 孔型房间隔缺损

    B. 第 2 孔型房间隔缺损

    C. 室间隔膜周部的缺损

    D. 动脉导管未闭

    E. 主肺动脉间隔缺损

12. 患儿，5 岁，曾患肺炎二三次，剧烈活动后有气促。体格检查：心前区隆起，心尖搏动较弥散，无震颤。胸骨左缘第 2 肋间闻及Ⅲ级收缩期杂音，肺动脉第二心音亢进、固定分裂，胸部 X 线透视示肺门舞蹈，右心房、右心室增大。心电图：电轴右偏，V1 呈 rSR′、R′$_{V1}$ 15 mm，P$_{II}$ 2.5 mm。其可能的诊断是：

    A. 室间隔缺损

    B. 艾森曼格综合征

    C. 房间隔缺损

    D. 动脉导管未闭

    E. 法洛四联症

13. 患儿，4 岁，反复呼吸道感染，2 岁之内患肺炎数次，易感乏力，活动后有气促但无青紫。胸骨左缘第 3、4 肋间闻及Ⅳ级吹风样收缩期杂音，肺动脉第二心音较亢进，心尖部闻及短促舒张期杂音。心电图：左右心室合并肥大。胸部 X 线片：两肺充血，左、右心室均大，以左心室为显著，肺动脉段突出，主动脉结偏小，最可能诊断为：

    A. 房间隔缺损，肺动脉高压

B. 室间隔缺损，肺动脉高压

C. 动脉导管未闭，肺动脉高压

D. 房间隔缺损合并动脉导管未闭

E. 室间隔缺损合并动脉导管未闭

14. 男孩，1 岁，生后 3 个月发现心脏杂音，平时易感冒，曾患肺炎 3 次，无发绀，活动后气促。体格检查：血压 80/50 mmHg，发育营养差，稍瘦，心前区隆起，胸骨左缘第 3、4 肋间Ⅲ级全收缩期杂音，第二心音亢进，无周围血管体征。心电图显示左、右心室肥大。诊断考虑是：

A. 室间隔缺损

B. 房间隔缺损

C. 动脉导管未闭

D. 肺动脉瓣狭窄

E. 法洛四联症

15. 患儿，11 月龄，出生后反复呼吸道感染，2 天前发热、咳嗽、气促、烦躁不安。体格检查：R 58 次/分，口唇青紫，两肺细湿啰音。于胸骨左缘第 3、4 肋间听到收缩期杂音Ⅳ级，并触到收缩期震颤。肺动脉第二心音亢进，肝右肋下 4 cm。双足背轻度水肿。考虑诊断为：

A. 室间隔缺损

B. 室间隔缺损合并肺炎

C. 室间隔缺损合并心力衰竭

D. 室间隔缺损合并肺炎和心力衰竭

E. 室间隔缺损合并亚急性细菌性心内膜炎

16. 患儿，3 岁，心前区隆起，胸骨左缘 3、4 肋间闻及Ⅳ级全收缩期杂音，心尖较短舒张期隆隆样杂音，第二心音亢进；X 线检查显示左右心室大。诊断可能是：

A. 小型室间隔缺损

B. 大型室间隔缺损

C. 动脉导管未闭

D. 房间隔缺损

E. 法洛四联症

（周开宇　王涛　高晓琳）

第四节　动脉导管未闭

一、病史

患儿，男，3 岁，因"体检发现心脏杂音 2 个月"入院。患儿 2 个月前来我院体检，听诊发现心脏杂音，查超声心动图显示"先天性心脏病：动脉导管未闭"。常有多汗，无面色苍白，无发热，无咳嗽，无气促，无发绀，无尿少及水肿，无呕吐、腹泻。未予特殊处理，规律门诊随访。为进一步治疗，拟"先天性心脏病：动脉导管未闭"收住入院。无反复呼吸道感染病史。

二、体格检查

T 36.8 ℃，P 115 次/分，R 29 次/分，BP（左上肢 85/45 mmHg，右上肢 88/44 mmHg，左下肢 94/51 mmHg，右下肢 92/49 mmHg），体重 8 kg。意识清楚，精神可，无面色苍白，呼吸平稳，无口周发绀，咽部无充血。两肺呼吸音清晰，未闻及啰音。心音有力，心律齐，胸骨左缘第 2 肋间可闻及连续性杂音，第二心音亢进。腹软，肝、脾肋下未及。四肢活动可，肢端暖。神经系统无异常。

三、辅助检查

超声心动图显示动脉导管未闭（左肺动脉起始部与降主动脉间可探及一漏斗状液性暗区，肺动脉端内径 4.2 mm；CDFI 显示该处左至右分流，分流速 4.3 m/s）。

胸部 X 线检查显示心影增大，肺血流量增多。

心电图显示窦性心律，左心室占优势。

血常规：白细胞 11.24×10^9/L，中性粒细胞 0.229，淋巴细胞 0.668，血小板 526×10^9/L，血红蛋白 108 g/L。

肌钙蛋白 I<0.012 ng/ml，脑钠肽（NT−pro BNP）379 pg/ml。

四、初步诊断

患儿，3 岁，平时多汗，体检时发现心脏杂音。体格检查：胸骨左缘第 2 肋间可闻及连续性杂音，第二心音亢进，结合超声心动图显示左肺动脉起始部与降主动脉间可探及分流，胸部 X 线检查显示心影增大，肺血流量增多，心电图显示窦性心律，左心室占优势，诊断为"先天性心脏病：动脉导管未闭"。

五、治疗经过

完善辅助检查后，全身麻醉 DSA 下行左右心导管检查及降主动脉造影术，选用动脉导管封堵器进行封堵，术后患者恢复良好，心脏杂音消失。超声心动图显示动脉导管未闭封堵术后，大血管水平分流消失。患儿治愈出院。

六、思考题

1. 先天性心脏病 PDA 可出现以下症状，应除外的是：
   A. 气急、咳嗽
   B. 乏力、多汗
   C. 心悸
   D. 声音嘶哑
   E. 缺氧发作
2. 下列先天性心脏病 PDA 的体征中不正确的是：

A. 胸骨左缘第 2 肋间听到粗糙、响亮的连续性机器样杂音

B. 肺动脉听诊区第 2 心音增强

C. 分流大者，在心尖部可闻及收缩期杂音

D. 可闻及股动脉枪击音

E. 可触及水冲脉

3. 先天性心脏病 PDA 胸部 X 线检查可出现以下征象，但应除外的是：

A. 肺动脉段突出

B. 肺门血管影变细

C. 肺门搏动

D. 主动脉增大

E. 左心室增大

4. 先天性心脏病中最常见的类型是：

A. 室间隔缺损

B. 房间隔缺损

C. 动脉导管未闭

D. 法洛四联症

E. 肺动脉瓣狭窄

5. 下列胎儿血液循环正确的是：

A. 胎儿左右心室均向全身供血

B. 下腔静脉血全部流向右心室

C. 胎儿有 2 根脐静脉 1 根脐动脉

D. 脐动脉血氧含量最高

E. 主动脉压力大于肺动脉压力

6. 下列先天性心脏病分类哪项正确：

A. 房间隔缺损、室间隔缺损、肺动脉瓣狭窄属潜在青紫型

B. 法洛四联症、大血管转位属潜在青紫型

C. 动脉导管未闭、肺动脉瓣狭窄、主动脉缩窄属无分流型

D. 动脉导管未闭、室间隔缺损、房间隔缺损属潜在青紫型

E. 法洛四联症、肺动脉瓣狭窄、室间隔缺损属青紫型

7. 下列先天性心脏病不发生 Eisenmenger 综合征的是：

A. 室间隔缺损

B. 房间隔缺损

C. 动脉导管未闭

D. 肺动脉狭窄

E. 完全性肺静脉异位引流

8. 室间隔缺损和动脉导管未闭患儿出现声音嘶哑，最常见的原因是：

A. 左心室增大压迫喉返神经

B. 肺动脉显著扩张压迫喉返神经

C. 双室增大压迫喉返神经

    D. 右心室增大压迫喉返神经

    E. 右心房增大压迫喉返神经

9. 动脉导管未闭 X 线检查中，下列不正确的是：

    A. 导管细的患者可无异常发现

    B. 分流量大的患者左心室、左心房增大，肺动脉段突出

    C. 肺血流量增多

    D. 肺门舞蹈

    E. 主动脉影缩小

10. 关于先天性心脏病下列错误的是：

    A. 适当参加能胜任的体力劳动

    B. 禁止接受各种预防接种

    C. 已有心功能不全时应该较长时间使用维持量的洋地黄制剂

    D. 发绀患儿应预防脱水

    E. 病情加剧，杂音有时反而减轻

11. Eisenmenger 综合征是指：

    A. 发绀型先心病

    B. 无分流型先心病

    C. 肺动脉瓣狭窄伴跨瓣压增大

    D. 左向右分流先心病晚期合并器质性肺动脉高压产生右向左分流

    E. 室间隔缺损的严重并发症

12. 先心病诊断方法中最重要的进展是：

    A. 体格检查

    B. 心电图

    C. 彩色多普勒超声心动图

    D. 选择性心血管造影

    E. 心功能检查

13. 患儿，3 岁，自幼反复呼吸道感染，剧烈活动后伴气促，发绀不明显，胸骨左缘第 2 肋间闻及粗糙连续性机器样杂音，第 4 肋间闻及 4/6 级全收缩期杂音，可扪及震颤，心尖区闻及舒张期隆隆样杂音，第二心音亢进，可闻及股动脉枪击音，血压 12.0/5.33 kPa（90/40 mmHg），胸部 X 线摄影显示左心房、左心室、右心室增大，肺动脉段膨隆。应诊断为：

    A. 房间隔缺损

    B. 动脉导管未闭

    C. 室间隔缺损

    D. 室间隔缺损合并动脉导管未闭

    E. 法洛四联症

14. 患儿，5 岁，发现心脏杂音 4 年。平时易感冒，活动后嘴唇发绀，心前区隆起，胸骨左缘 3~4 肋间可闻及 3/6 级全收缩期吹风样杂音，向周围广泛传导，P_2 亢进，可扪及震颤。心电图显示双室肥厚。最可能的诊断是：

    A. 室间隔缺损

    B. 房间隔缺损

    C. 动脉导管未闭

    D. 法洛四联症

    E. 风湿性心脏病二尖瓣关闭不全

15. 男孩，7月龄，体格检查发现胸骨左缘第2肋间收缩期杂音，第二心音亢进，胸部X线检查显示左心室、左心房大，该患儿最可能的诊断是：

    A. 肺动脉狭窄

    B. 动脉导管未闭

    C. 房间隔缺损

    D. 室间隔缺损

    E. 法洛四联症

（周开宇　王涛　高晓琳）

第五节　肺动脉瓣狭窄

一、病史

患儿，男，3岁，因"发现心脏杂音3年"入院。患儿出生后1个月在当地医院做儿保发现心脏杂音，查超声心动图提示"先天性心脏病：肺动脉瓣狭窄"，未予特殊治疗，长期在门诊随访。无气促、发绀，无尿少、水肿，无发热，无咳嗽，无呕吐、腹泻，无生长发育落后。为进行介入手术收入院。

二、体格检查

T 37.5 ℃，P 144 次/分，R 26 次/分，BP（左上肢 92/58 mmHg，右上肢 91/55 mmHg，左下肢 100/62 mHg，右下肢 102/62 mmHg），体重 19 kg。意识清楚，精神好，生长发育可，咽部无充血，呼吸平稳，双肺呼吸音清晰，未闻及干湿啰音。心律齐，心音有力，胸骨左缘第2、3肋间可闻及Ⅲ级喷射性收缩期杂音，第二心音减弱。腹部平软，肝、脾肋下未及。神经系统无异常。

三、辅助检查

心电图：窦性心律，右心室肥大。

超声心动图：肺动脉瓣狭窄（中度），峰值压差为 64 mmHg。

胸部X线检查：心影稍增大，两肺肺纹理正常。

血常规：白细胞 7.0×10^9/L，红细胞 4.44×10^{12}/L，血红蛋白 119 g/L，血小板 344×10^9/L，中性粒细胞 3.906×10^9/L，中性粒细胞比率 0.558，淋巴细胞比率 0.416，CRP 小于 1 mg/L。

四、初步诊断

根据患儿 3 岁，发现心脏杂音 3 年，无明显阳性症状；查体时胸骨左缘第 2、3 肋间可闻及Ⅲ级喷射性收缩期杂音，第二心音减弱；心电图显示窦性心律，右心室肥大；超声心动图显示肺动脉瓣狭窄（中度），峰值压差为 64 mmHg；胸部 X 线检查显示心影增大，肺血流量无增多。诊断为"先天性心脏病：肺动脉瓣狭窄（中度）"。

五、治疗经过

该患儿在全身麻醉 DSA 下行右心导管检查及造影、肺动脉瓣狭窄球囊扩张成形术，术中造影提示瓣环直径为 14 mm 左右，右心室压力为 85/－2 mmHg，肺总动脉测压的压力为 27/17 mmHg，压差为 58 mmHg，选取 20 mm×30 mm 的扩张球囊进行扩张 2 次。扩张后复测右心室压力为 45/－3 mmHg，肺总动脉测压的压力为 31/16 mmHg，压差为 16mmHg。听诊患儿杂音减轻，胸骨左缘第 2、3 肋间未闻及Ⅲ级喷射性收缩期杂音，第二心音清晰。患儿治愈出院。

六、思考题

1. 心尖区出现 Austin-Flint 杂音，提示有：
   A. 主动脉瓣关闭不全
   B. 肺动脉瓣关闭不全
   C. 二尖瓣关闭不全
   D. 主动脉瓣狭窄
   E. 二尖瓣狭窄

2. 易发生先天性心血管畸形的胎龄主要在：
   A. 妊娠头 3 个月
   B. 妊娠头 5 个月
   C. 妊娠头 6 个月
   D. 妊娠头 7 个月
   E. 妊娠头最后 3 个月

3. 胎儿期血氧含量最高的是：
   A. 心
   B. 脑
   C. 肺
   D. 肝
   E. 肾

4. 下列正常胎儿的血液循环中哪一部位的血氧含量最高：
   A. 脐动脉
   B. 脐静脉
   C. 右心房
   D. 右心室

E.　主动脉

5. 出生以后，随着小儿的成长，心室增长速度：
    A.　左心室大于右心室
    B.　右心室大于左心室
    C.　左心室等于右心室
    D.　前期左心室大于右心室，后期右心室大于左心室
    E.　以上都不是

6. 80％的婴儿动脉导管解剖上的关闭时间是：
    A. 3 个月
    B. 6 个月
    C. 9 个月
    D. 12 个月
    E. 18 个月

7. 婴儿出生后，卵圆孔解剖上关闭的年龄大多是：
    A. 2~4 个月
    B. 5~7 个月
    C. 8~10 个月
    D. 1 岁
    E. 2 岁

8. 正常 10 个月婴儿，其心率应是：
    A.　大于 140 次/分
    B. 120~140 次/分
    C. 110~130 次/分
    D. 100~120 次/分
    E. 80~100 次/分

9. 小儿心率随年龄增长而逐渐减慢，下列不正确的是：
    A.　新生儿平均 120~140 次/分
    B.　小于 1 岁为 110~130 次/分
    C. 2~3 岁为 100~120 次/分
    D. 4~7 岁为 80~100 次/分
    E. 8~14 岁 60~70 次/分

10. 关于心脏胚胎发育，错误的是：
    A.　原始心脏于胚胎第 2 周形成
    B.　原始心脏从第 4 周开始有循环作用
    C.　原始心管分成动脉干、心球、心室、心房与静脉窦等结构
    D.　心室间隔的形成有 4 个来源：肌膈、心内膜垫向下生长、主动脉和肺动脉的中隔向下延伸、圆锥隔
    E.　心脏的流入及排出孔并列在一端，四组瓣膜环也连在一起，组成纤维支架

11. 与心血管畸形相关性较强的因素主要为：

A. 早期宫内感染

B. 孕母接触大剂量放射线

C. 孕母有代谢紊乱性疾病

D. 妊娠早期酗酒，吸毒

E. 以上都是

12. 右心房、右心室、肺循环、左心房血流量增多，而左心室、体循环血流量减少，该血流动力学改变表现在：

A. 动脉导管未闭

B. 室间隔缺损

C. 肺动脉狭窄

D. 法洛四联症

E. 房间隔缺损

13. 患儿，4 岁，自幼青紫，胸骨左缘第三肋间闻及Ⅲ级喷射性收缩期杂音，肺动脉瓣区第二心音减弱，股动脉血氧饱和度 86%。心电图显示右心室肥大，X 线胸片显示心脏呈"靴形"，两侧肺野透亮度增加，可见网状血管影。最可能的诊断是：

A. 房间隔缺损

B. 室间隔缺损

C. 肺动脉瓣狭窄

D. 动脉导管未闭

E. 法洛四联症

14. 男孩，1 岁，出生后 3 个月发现心脏杂音，平时易感冒，曾患肺炎 3 次，无发绀，活动后气促。体格检查：血压 80/50 mmHg，发育、营养差，稍瘦，心前区隆起，胸骨左缘第 3、4 肋间Ⅲ级全收缩期杂音，第二心音亢进，无周围血管体征。心电图显示左、右心室肥大。诊断考虑是：

A. 室间隔缺损

B. 房间隔缺损

C. 动脉导管未闭

D. 肺动脉瓣狭窄

E. 法洛四联症

15. 男孩，10 岁，胸骨左缘第 2 肋间听到Ⅱ级收缩期杂音，肺动脉瓣区第二心音固定分裂；X 线胸片显示右心房、右心室增大；心电图为不完全右束支阻滞。应诊断为：

A. 室间隔缺损

B. 房间隔缺损

C. 动脉导管未闭

D. 法洛四联症

E. 肺动脉瓣狭窄

（周开宇　王涛　高晓琳）

第六节 法洛四联症

一、病史

患儿，男，6个月16天。因"哭闹时口唇发绀6个月"就诊于我院门诊。哭闹时口唇可见发绀，平静时发绀不明显。活动或喂养时出现呼吸急促，无发绀突然加重，抽搐及晕厥发作，发育稍差。患病以来无发热，偶咳嗽，营养及饮食一般，二便正常。家属诉患儿智力发育基本正常。

二、体格检查

T 37.5 ℃，P 148次/分，R 52次/分，SpO$_2$ 88%，上肢BP 80/45 mm Hg，下肢BP 95/60 mm Hg，经皮血氧饱和度（SpO$_2$）上肢86%、下肢87%，体重6 kg。精神、反应欠佳，口唇微发绀，双肺呼吸音粗，未闻及干湿啰音。心前区无隆起，叩诊心界向右扩大，心音有力，律齐，胸骨左缘3、4肋间闻及收缩期Ⅲ级杂音，第二心音减弱。杵状指（趾）可见。腹平坦、软、无压痛，肝肋下未及肿大，肠鸣音正常。四肢无水肿，脊柱无畸形。神经系统未见异常。

三、辅助检查

超声心动图报告：法洛四联症。

心电图报告：右心室肥大。

胸部X线检查报告：心尖圆钝，轻度翘起，肺动脉段凹陷，心影形态呈靴形，两肺门影较小，两肺肺纹理稀少，主动脉弓略增宽，升主动脉右移，心胸比率54%，两膈未见异常。

胸部CT三维重建报告：主动脉弓增宽，肺动脉偏小，右心增大。

脑钠肽（NT-proBNP）2800 pg/ml，肌钙蛋白Ⅰ 0.055 ng/ml。

急诊凝血功能常规检查：凝血酶原时间测定17.50秒，PT-INR 1.45，凝血酶时间19.00秒，D-D二聚体2.36 μg/ml，纤维蛋白原172 g/L，活化部分凝血活酶44.20秒。

血常规：白细胞8.0×10^9/L，血红蛋白168 g/L，血小板365×10^9/L，中性粒细胞比率0.403，淋巴细胞比率0.448。

四、初步诊断

根据患儿6个月，生后出现哭闹后口唇发绀；测SpO$_2$ 88%，体格检查口唇微绀，指趾端发绀，轻度杵状指（趾），胸骨左缘第3、4肋间可闻及Ⅲ级杂音，第二心音减弱；结合超声心动图提示法洛四联症，心电图提示右心室肥大，胸部X线检查提示靴形心，胸部CT三维重建可见主动脉弓增宽，肺动脉偏小，血常规提示血红蛋白明显升高。诊断为"先天性心脏病：法洛四联症"。

五、治疗经过

该患儿入院收住胸外科后，完善了术前检查，全身麻醉并在体外循环下，进行法洛四联症根治术。

六、思考题

1. 法洛四联症杂音响度主要取决于：
    A. 左、右心室之间压力差
    B. 肺动脉瓣狭窄程度
    C. 室间隔缺损大小
    D. 主动脉骑跨程度
    E. 右心室肥厚程度

2. 法洛四联症最早且主要的表现是：
    A. 蹲踞
    B. 青紫
    C. 突然晕厥
    D. 杵状指（趾）
    E. 活动耐力下降

3. 法洛四联症不应出现的症状是：
    A. 蹲踞
    B. 贫血
    C. 突然晕厥
    D. 杵状指（趾）
    E. 活动耐力下降

4. 法洛四联症缺氧发作时有效的抢救措施应除外：
    A. 平卧位
    B. 给氧
    C. 静脉注射西地兰
    D. 静脉注射普萘洛尔（心得安）
    E. 肌内注射苯巴比妥钠

5. 法洛四联症患儿突然晕厥最常见的原因是：
    A. 长期缺氧所致
    B. 血液黏滞、血流变慢而引起脑血栓
    C. 肺动脉漏斗部肌痉挛
    D. 合并脑脓肿
    E. 合并脑膜炎

6. 法洛四联症患儿病理生理改变与临床表现主要取决于：
    A. 肺动脉狭窄程度
    B. 主动脉骑跨与右心室肥厚程度

C. 患儿年龄

D. 血液黏稠度

E. 病程长短

7. 法洛四联症患儿喜蹲踞主要是由于蹲踞：

A. 缓解漏斗部肌痉挛

B. 减少心脑等重要器官的氧耗

C. 使劳累及气促缓解

D. 增大体循环阻力，减少右向左分流及回心血量

E. 增加静脉回心血量

8. 法洛四联症杂音描述不正确的是：

A. 胸骨左缘 2~4 肋间Ⅱ~Ⅲ级收缩期喷射音

B. 病变越重杂音越响

C. 第二心音减弱

D. 肺动脉瓣区可闻及来源于主动脉的单一响亮的第二音

E. 杂音来源于肺动脉狭窄

9~12 题干：

男孩，5 岁。自幼唇、指（趾）甲床青紫，乏力，活动后气促，体格发育落后。体格检查：胸骨左缘第 2、3 肋间可闻及Ⅲ级收缩期杂音。经超声心动图证实为先天性心脏病：法洛四联症。

9. 2 个月后患儿出现发热伴咽痛，2 周后出现头痛，右侧巴氏征"+"，WBC 18×10^9/L，N 0.86，L 0.14，考虑合并：

A. 肺炎

B. 脑出血

C. 脑脓肿

D. 心肌炎

E. 结核性脑膜炎

10. 该患儿口唇黏膜青紫，轻度杵状指（趾），胸骨左缘 2~4 肋间听到 2~3 级收缩期杂音，肺动脉第二音减弱。为确诊应做的检查是：

A. 脑电图

B. 头部 CT

C. 心肌酶谱

D. 右心导管造影

E. 腹部 B 超

11. 此患儿突然发生昏厥、抽搐，最可能并发：

A. 支气管肺炎

B. 充血性心力衰竭

C. 低钙惊厥

D. 脑血栓、脑脓肿

E. 癫痫

12. 此患儿其心脏由哪 4 种畸形组成：
    A. 主动脉狭窄，室间隔缺损，肺动脉骑跨，右心室肥厚
    B. 主动脉狭窄，房间隔缺损，主动脉骑跨，左心室肥厚
    C. 肺动脉狭窄，室间隔缺损，主动脉骑跨，右心室肥厚
    D. 肺动脉狭窄，房间隔缺损，肺动脉骑跨，左心室肥厚
    E. 肺动脉瓣狭窄，房间隔缺损，主动脉骑跨，右心室肥厚

13～15 题干：

患儿，男，3 岁，近 1 年多哭甚时出现青紫。体格检查：心前区隆起，胸骨左缘第 3、4 肋间可闻及Ⅳ级收缩期杂音，可触及震颤。X 线检查显示：左、右心室及左心房增大，肺血管影增多，肺动脉段凸出。

13. 此患儿如出现了永久性青紫，说明：
    A. 动脉系统瘀血
    B. 形成艾森曼格综合征
    C. 合并了肺水肿
    D. 静脉系统瘀血
    E. 合并了心力衰竭

14. 此患儿如决定手术，必须做的检查是：
    A. 心电图
    B. 磁共振成像
    C. 心功能检查
    D. 心导管检查
    E. 超声心动图

15. 此患儿最可能的诊断是：
    A. 房间隔缺损
    B. 室间隔缺损
    C. 肺动脉狭窄
    D. 动脉导管未闭
    E. 法洛四联症

（周开宇 王涛 高晓琳）

第十四章　泌尿系统疾病

第一节　肾病综合征

1. 病史

患儿，女，10岁，因"水肿4天"就诊。4天前患儿出现眼睑水肿，家属未予重视，后水肿逐渐加重，蔓延至颜面部、双下肢，伴尿量减少，尿有泡沫。无发热、咳嗽、呕吐、腹泻。到我院就诊，以"水肿待诊"收入院。患病以来精神可，食欲较前减少，尿量减少，大便无异常。既往未患过过敏性紫癜、乙型肝炎等疾病。

二、体格检查

T 36.5℃，P 97次/分，R 26次/分，BP 93/64 mmHg，体重32 kg。精神差，眼睑、颜面部、双下肢轻-中度凹陷性水肿。腹软，稍膨隆，肝、脾肋下未扪及，移动性浊音阳性，肠鸣音正常。其他系统查体未见异常。

三、辅助检查

血常规：WBC 4.5×10^9/L，N 0.67，L 0.31，RBC 4.0×10^{12}/L，Hb 116 g/L，Plt 12×10^9/L。

生化检查：谷氨酸-丙氨酚转氨酶（谷丙转氨酶）28 U/L，天冬氨酸转氨酶（谷草转氨酶）38 U/L，总蛋白48 g/L，白蛋白20 g/L，尿素8.7 mmol/L，肌酐32 μmol/L。

尿常规：蛋白"+++"，红细胞1~3/HP，相对密度（比重）1.029。

四、初步诊断

患儿为10岁女孩，有水肿、大量蛋白尿、低蛋白血症，初步诊断为肾病综合征。但需要完善相关检查，为确诊和治疗做准备。此外还需要排除继发因素，如狼疮性肾炎、乙肝相关性肾炎、紫癜性肾炎等。若无这些因素则诊断为原发性肾病综合征。

五、思考题

1. 该患儿最可能的诊断是：
   A. 肾病综合征（单纯型）
   B. 肾病综合征（肾炎型）
   C. 紫癜性肾炎
   D. 急性肾小球肾炎
   E. 右心功能不全

2. 为明确诊断需完善的实验室检查是：
   A. 血脂全套
   B. 自身免疫
   C. 补体
   D. 24 小时尿蛋白定量
   E. 以上选项都是

3. 治疗肾病综合征的首选药物是：
   A. 泼尼松口服
   B. 甲泼尼龙冲击治疗
   C. 环磷酰胺冲击治疗
   D. 环孢素
   E. 吗替麦考酚酯（霉酚酸酯）

4. 患儿入院后采用糖皮质激素治疗的最适当选择是：
   A. 泼尼松 60 mg/d
   B. 泼尼松 65 mg/d
   C. 泼尼松 50 mg/d
   D. 甲泼尼龙片 60 mg/d
   E. 环磷酰胺片 60 mg/d

5. 对激素治疗敏感的儿童肾病综合征常见的病理改变：
   A. 局灶节段性肾小球硬化
   B. 微小病变型
   C. 单纯性系膜增生
   D. 膜性肾病
   E. 膜增生性肾小球肾炎

6. 该患儿可能的基本病变是：
   A. 低蛋白血症引起的水肿
   B. 肾小球基底膜通透性增加引起大量蛋白尿
   C. 高脂血症导致的系膜细胞和系膜基质增生
   D. 脂蛋白代谢异常导致的高脂血症
   E. 水钠滞留引起的高度水肿

7. 患儿口服足量泼尼松治疗 2 周后，复查小便常规 3 次，尿蛋白均阴性，该患儿治疗反应类型是：

    A. 激素敏感型

    B. 激素依赖型

    C. 激素耐药型

    D. 复发型

    E. 频发复发型

    患儿尿蛋白转阴后出院，门诊随访，激素减量至 50 mg，隔天一次时，患儿出现咽痛、流涕，确诊"感冒"后第 2 天复查小便发现尿蛋白由阴性转为"＋＋＋"，出现水肿且逐渐加重，再次入院。入院查体：血压 103/74 mmHg，全身水肿明显，且有腹水，尿蛋白"＋＋＋＋"。

8. 下一步宜采用的最佳措施是：

    A. 泼尼松 50 mg/d，隔日一次＋抗感染治疗

    B. 泼尼松 50 mg/d，每日一次＋抗感染治疗

    C. 泼尼松 60 mg/d，隔日一次＋抗感染治疗

    D. 泼尼松 60 mg/d，每日一次＋抗感染治疗

    E. 抗感染治疗

9. 治疗 1 周患儿尿蛋白仍"＋＋＋"～"＋＋＋＋"，腹水明显，四肢无明显凹陷性水肿，考虑发生可能性最大的并发症是：

    A. 肾衰竭

    B. 深静脉血栓形成

    C. 电解质紊乱

    D. 肾小管功能障碍

    E. 低血容量

10. 为明确诊断，首先应进行的检查是：

    A. 胸部 CT

    B. 腹部 CT

    C. 腹部 B 超

    D. 双下肢血管彩超

    E. 心脏彩超

11. 患儿治疗过程中突然出现肉眼血尿，腰部不适，小便常规红细胞"＋＋＋＋"，镜检提示混合来源，推测可能的原因是：

    A. 血小板减少

    B. 肾静脉血栓

    C. 急性肾小球肾炎

    D. 泌尿系统结石

    E. 尿道感染

12. 若该患儿治疗过程中仍双下肢水肿，左下肢较右下肢粗约 1.5 cm，不随体位改变而改变，均可扪及足背动脉搏动，尿蛋白"＋＋＋"，最可能的并发症是：

    A. 左下肢蜂窝组织炎

    B. 左下肢深静脉血栓

    C. 左肾静脉血栓

    D. 左下肢动脉血栓

    E. 急性肾衰竭

患儿经尿激酶溶栓治疗，血尿消失，双下肢不对称性水肿消失，尿蛋白逐渐转阴，出院。门诊随访期间，半年内 3 次感冒后尿蛋白均由阴性转为大量蛋白尿。

13. 该患儿临床诊断为：

    A. 单纯性肾病综合征，激素敏感型，复发

    B. 肾炎性肾病综合征，激素敏感型，复发

    C. 单纯性肾病综合征，激素敏感型，频复发

    D. 单纯性肾病综合征，激素耐药型，复发

    E. 单纯性肾病综合征，激素耐药型，频复发

14. 复发用激素治疗有效，下一步最佳治疗方案为：

    A. 免疫抑制剂

    B. 免疫抑制剂＋白蛋白

    C. 泼尼松＋白蛋白

    D. 泼尼松＋免疫调节剂

    E. 免疫调节剂＋免疫抑制剂

15. 若患儿再次复发后经泼尼松治疗 4 周，尿蛋白仍是"＋＋＋"，患儿出现高血压，下一步治疗方案为：

    A. 加大泼尼松治疗剂量

    B. 加用免疫抑制剂，逐渐减少泼尼松用量

    C. 给予低分子量肝素治疗

    D. 给予尿激酶治疗

    E. 给予抗感染治疗

（翟松会　高晓琳）

第二节　急性肾小球肾炎

一、病史

患儿，女，9 岁，因"血尿、水肿 2 天，尿少、头痛 1 天"就诊。患儿 2 天前出现眼睑、颜面部水肿，伴肉眼血尿。1 天前患儿出现小便量减少，诉头痛、头昏、乏力，无呕吐、胸闷，无发热、抽搐，到我院就诊。

既往史：10 天前患急性扁桃体炎，已治愈。无高血压、贫血等病史。

二、体格检查

急性重病容，烦躁，P 125 次/分，R 31 次/分，BP 142/101 mmHg，体重29 kg。颜面、双下肢水肿，呈非凹陷性水肿。双肺呼吸音粗，双肺底可闻及小水泡音。腹软，肝肋下 2 cm，脾肋下未扪及。神经系统未见异常。

三、辅助检查

小便常规：蛋白"＋"，红细胞"＋＋"/高倍视野。

四、思考题

1. 最可能的诊断是：
    A. 急性肾小球肾炎
    B. 急进性肾小球肾炎
    C. 急性肾小球肾炎伴高血压脑病
    D. 肾炎性肾病
    E. 慢性肾炎急性发作

2. 该患儿目前最重要的治疗措施是：
    A. 控制感染＋降血压
    B. 控制感染＋利尿
    C. 利尿＋降血压
    D. 强心＋扩血管
    E. 控制感染＋强心

3. 患儿水肿，不宜给予的利尿措施是：
    A. 呋塞米（速尿）
    B. 右旋糖酐 40（低分子右旋糖酐）
    C. 氢氯噻嗪（双氢克尿噻）
    D. 氨苯蝶啶
    E. 利尿合剂

4. 患儿就诊过程中突然出现抽搐，BP 160/110 mmHg，处理首选：
    A. 镇静剂＋20％甘露醇
    B. 镇静剂＋硝普钠
    C. 镇静剂＋呋塞米
    D. 血液净化治疗
    E. 静脉滴注硫酸镁溶液

5. 下列嘱咐最合适的是：
    A. 卧床休息，不可如厕
    B. 卧床休息，可如厕
    C. 正常活动
    D. 正常饮食

E. 流质饮食

6. 急性肾小球肾炎水肿的主要发病机制是：

    A. 醛固酮增高致水钠滞留

    B. 毛细血管通透性增加引起水肿

    C. 大量蛋白尿引起低蛋白血症导致水肿

    D. 肾小球滤过率下降，引起水钠滞留

    E. 高血压导致心力衰竭

7. 引起该病最常见的病原体为：

    A. A 组溶血性链球菌

    B. 结核分枝杆菌

    C. 克雷伯菌

    D. 大肠埃希菌

    E. 金黄色葡萄球菌

8. 诊断急性链球菌感染后肾小球肾炎的实验室检查为：

    A. 抗核抗体＋血沉

    B. ASO＋补体 C3

    C. 24 小时尿蛋白定量

    D. 白蛋白

    E. 尿蛋白电泳

9. 急性链球菌感染肾小球肾炎最常见的病理类型是：

    A. 毛细血管内增生性肾小球肾炎

    B. 微小病变型肾病

    C. 新月体性肾小球肾炎

    D. 膜增生性肾小球肾炎

    E. 系膜增生性肾小球肾炎

10. 该病电镜下主要的病理改变是：

    A. 电镜下足细胞足突广泛融合

    B. 肾小球基膜上皮侧"驼峰"样电子致密物沉积

    C. 肾小球基膜系膜区可见电子致密物沉积

    D. 肾小球基膜内皮下大量电子致密物沉积

    E. 肾小球基膜呈"双轨"样电子致密物沉积

11. 在急性肾小球肾炎患儿临床表现中恢复正常最慢的是：

    A. 补体 C3

    B. 管型尿

    C. 水肿

    D. 急性肾衰竭

    E. 镜下血尿及微量蛋白尿

12. 急性感染后肾小球肾炎与以急性肾炎综合征起病的慢性肾小球肾炎的最主要区别是：

A. 血尿素升高

B. 血尿

C. 高血压

D. 补体 3（C3）及病史

E. 蛋白尿

13. 若患儿经卧床休息，限盐限水，静脉推注呋塞米、静脉输注硝普钠等治疗后 2 小时，血压逐渐降至 123/85 mmHg，但仍气促、双肺仍可闻及细湿啰音，腹部肝肋下约 2 cm，下列最佳措施是：

A. 加强抗感染

B. 联合使用降压药

C. 联合使用利尿剂

D. 血液透析治疗

E. 胸部 CT 检查

14. 若患儿经治疗后血压正常，肺部啰音消失，抽搐停止，但尿量进一步减少，200~300 ml/d，血 BUN 较前升高 2 倍，肌酐增加 30 μmol/L，进一步治疗是：

A. 加用甲泼尼龙静脉滴注

B. 加用免疫抑制剂

C. 进行肾移植

D. 使用利尿合剂加强利尿

E. 透析治疗

15. 该患儿好转出院后，门诊随访 1 年，尿常规检查红细胞"＋"或"＋＋"/高倍视野，应进行的检查是：

A. 肾活检

B. 肾脏疾病遗传学基因检查

C. 静脉肾盂造影

D. 肾图核素扫描

E. 双肾 MRI 检查

（翟松会　高晓琳）

第三节　急性泌尿道感染（尿路感染）

一、病史

患儿，男，11 月龄，因"反复发热 10 天"就诊。10 天前患儿无明显诱因出现发热，体温在 38.4~39 ℃波动，伴精神差，偶有咳嗽，无尿频、尿急、尿时哭闹，无呕吐、腹泻。患儿患病后食欲减退，体重不增，小便量可，大便正常。出生时无缺氧窒息史。

二、体格检查

T 39.3 ℃，P 148 次/分，R 45 次/分，体重 9.5 kg。意识清楚，精神可，面色红润。双眼睑无红肿，睑结膜无充血。咽部无充血。心、肺未见异常。腹软，肝肋下 1.2 cm、质软，脾肋下未扪及。尿道口无红肿及分泌物。指端无硬肿、脱皮。神经系统未见异常。

三、实验室检查

血常规：WBC $14.8×10^9$/L，N 0.78，L 0.24，RBC $4.68×10^{12}$/L，Hb 118 g/L，Plt $297×10^9$/L，CRP 56 mg/L。

小便常规：尿相对密度 1.02，WBC "+++"/高倍视野，RBC 5～10 个/高倍视野，脓细胞查见。

生化检查：未见异常。

胸部 X 线检查：心、肺未见异常。

四、初步诊断

患儿，男，11 月龄，生长发育正常，以反复发热为主要表现，除发热外无其他阳性体征及临床症状。根据患儿血常规白细胞升高，以中性粒细胞为主，CRP 升高，提示患儿为细菌感染。使用抗生素治疗，体温曾有 1 天正常。小便常规查见白细胞和脓细胞，结合患儿年龄，需考虑是否存在泌尿道感染。但也需排除其他部位的感染及泌尿系统畸形等。

五、思考题

1. 该患儿最可能的诊断是：
   A. 急性泌尿道感染
   B. 慢性肾盂肾炎
   C. 肾结核
   D. 急性肾小球肾炎
   E. 肺炎

2. 开始抗生素治疗前需完善的检查是：
   A. 静脉肾盂造影
   B. 尿培养
   C. 泌尿系统 B 超
   D. 红细胞沉降率（血沉）
   E. 以上都是

3. 若泌尿道感染为上行性感染，最常见的病原菌是：
   A. 变形杆菌
   B. 金黄色葡萄球菌
   C. 大肠埃希菌
   D. A 组溶血性链球菌

E. 屎肠球菌

4. 若患儿普通尿培养阴性，需进一步做的检查是：

A. 重复普通尿培养

B. 血普通细菌培养

C. 尿液 L 型细菌培养

D. 血 L 型细菌培养

E. 尿结核分枝杆菌培养

5. 引起儿童泌尿道感染的最常见感染途径是：

A. 血行感染

B. 邻近组织感染直接蔓延

C. 淋巴感染

D. 上行性感染

E. 外伤引起的感染

6. 下列各项在诊断泌尿道感染中最有意义的是：

A. 清洁中段尿白细胞大于 5/HP

B. 尿亚硝酸盐还原试验阳性

C. 发热、白细胞增高

D. 尿频、尿急、尿痛

E. 清洁尿培养菌落计数大于 10^5/ml

7. 不是小儿发生泌尿道感染的宿主易感因素是：

A. 年龄小，抗感染能力差

B. 细菌毒力强

C. 泌尿道畸形

D. 长期服用糖皮质激素

E. 糖尿病

8. 婴幼儿泌尿道感染最突出的临床表现是：

A. 呕吐、腹泻

B. 发热

C. 尿频、尿急

D. 血尿

E. 泡沫尿

9. 以下预防泌尿道感染的措施中正确的选项是：

A. 间断服用抗生素

B. 多喝水、勤排尿

C. 每天清洁外阴

D. 每天消毒尿道口

C. 每天导尿

10. 患儿完成尿培养后首选治疗是：

A. 头孢菌素类抗感染治疗

B. 置尿管导尿

C. 对症止咳治疗

D. 诺氟沙星（氟哌酸）抗感染治疗

E. 磺胺类药物治疗

11. 若患儿晨尿相对密度为 1.005，诊断需考虑为：

    A. 急性泌尿道感染

    B. 肾盂肾炎

    C. 肾结核

    D. 急性肾小球肾炎

    E. 慢性肾小球肾炎

该患儿住院期间行泌尿系统 B 超检查未见异常，经抗感染治疗 10 天后，体温正常，小便常规正常，出院。半个月后患儿再次因发热入院，行小便常规检查，提示仍为泌尿道感染（尿路感染）。

12. 下列说法中不正确的是：

    A. 再发尿路感染类型是复发

    B. 再发尿路感染类型为再感染

    C. 仍需要进行尿液培养

    D. 需完善影像学检查，排除泌尿道畸形

    E. 需完善影像学检查，排除膀胱输尿管反流畸形

13. 再发尿路感染后的治疗方案首选：

    A. 选用一种抗菌药物治疗

    B. 选用两种抗菌药物治疗

    C. 选用两种抗菌药物治疗 14 天后服用小剂量药物维持

    D. 选用一种抗菌药物治疗 14 天后服用小剂量药物维持

    E. 选用两种抗菌药物治疗 14 天，同时行膀胱内药物灌注

14. 拟排除膀胱输尿管反流，该患儿最适合做的检查是：

    A. 泌尿系统彩超

    B. 排泄性膀胱尿路造影

    C. 静脉肾盂造影

    D. 尿流动力学检查

    E. 膀胱容量检测

15. 关于膀胱输尿管反流预后，下列说法不正确的是：

    A. 可能需要手术治疗

    B. 可能是儿童终末期肾衰竭的原因

    C. 可能发生肾瘢痕形成

    D. 可能发生肾积水

    E. 可能发生急性肾小球肾炎

（翟松会　高晓琳）

第十五章　造血系统疾病

第一节　营养性贫血

一、病史

患儿，男，8月龄，因"面色苍白、纳差2个月"入院。2个月前家属发现患儿面色稍苍白，活动逐渐减少，无呕血、鲜血便、黑便、皮肤黄染等，无服用药物及毒物史，伴有食欲降低，食量下降，未予重视。患儿唇及皮肤苍白加重，精神欠佳，不愿活动。2周前到当地诊所就诊，予"胃蛋白酶、金双歧、健胃消食口服液等"治疗，病情无好转。3天前到我院门诊就诊，查血常规提示：Hb 65 g/L，肝功能未见明显异常，以"贫血原因待诊"收入血液科进一步诊治。患儿来自藏区，G_2P_2，39周顺产，出生体重2.9 kg，前3个月母乳喂养，间断添加糌粑，4个月后仅食用糌粑。现不能独坐，不能爬。无贫血家族史。

二、体格检查

P 138次/分，R 30次/分，BP 86/60 mmHg，SpO_2 98%，体重6.0 kg。意识清楚，毛发稍稀疏，皮肤、黏膜苍白，皮肤无出血点，浅表淋巴结未扪及肿大，巩膜无黄染，唇苍白。双肺呼吸音清晰，未闻及干湿啰音。心律齐，心音有力，未闻及杂音。腹平软，肝肋下触及，脾肋下未扪及，腹部未扪及包块，肠鸣音4次/分。四肢肌张力及肌力正常，神经系统未见异常。

三、辅助检查

血常规：WBC $9.8×10^9$/L，N 0.35，RBC $3.5×10^{12}$/L，Hb 65 g/L，MCV 75 fl，MCH 25 pg，MCHC 30%，PLT 240，RET 0.1。

肝功能：ALT 25 U/L，AST 31 U/L，TB 120 μmol/L，BU 110 μmol/L，BC 10 μmol/L，ALB 35 g/L，GLB 22 g/L，LDH 560 U/L。

四、思考题

1. 患儿目前Hb 65 g/L，处于何种状态：

A. 轻度贫血

B. 中度贫血

C. 重度贫血

D. 极重度贫血

E. 无贫血

2. 婴儿生理学贫血出现的时间是生后：

A. 1 个月

B. 2~3 个月

C. 4~6 个月

D. 7~9 个月

E. 10 个月

3. 贫血患儿临床表现不符合的是：

A. 烦躁不安，精神不振，食欲减退

B. 皮肤、黏膜苍白

C. 可出现肝、脾、淋巴结长大

D. 体重减轻，可出现异食症

E. 不会反复发生感染

4. 根据患儿血常规分析，贫血类型为：

A. 大细胞、高色素性贫血

B. 正细胞性、正色素性贫血

C. 正细胞、低色素性贫血

D. 小细胞、低色素性贫血

E. 以上都不是

5. 患儿目前最需要完善以下何种检查：

A. 骨髓检查

B. 缺铁全套检查

C. 溶血全套检查

D. 胸部影像学检查

E. 大便隐血检查

6. 患儿目前最可能的诊断是：

A. 慢性失血性贫血

B. 溶血性贫血

C. 缺铁性贫血

D. 营养性巨幼细胞性贫血

E. 纯红细胞再生障碍

7. 导致该患儿贫血的原因最可能的是：

A. 喂养不当

B. 有慢性隐性失血

C. 体内先天储存不足

D. 肠吸收障碍

E. 以上都不是

8. 患儿行铁全套检查：血清铁蛋白 10 μg/L（↓），红细胞游离原卟啉 1.3 μmol/L（↑），血清铁 8.5 μmol/L（↓），总铁结合力 70 μmol/L（↑），转铁蛋白饱和度 11%（↓），患儿处于贫血的阶段是：

A. 铁减少期

B. 红细胞生成缺铁期

C. 缺铁性贫血期

D. 铁不缺

E. 铁过多

9. 患儿目前最迫切的治疗是：

A. 输血

B. 母乳喂养

C. 改配方奶喂养

D. 予口服补充铁剂

E. 添加猪肝等辅食

10. 关于患儿输血，以下不正确的一项是：

A. 贫血越严重，每次输血越少

B. 贫血合并严重感染应输血

C. 急性失血，血红蛋白 85 g/L，有心率增快，出冷汗表现，应该输血

D. 慢性贫血，待有心力衰竭表现输血

E. 急需外科手术该输血

11. 对该患儿以下不恰当的治疗是：

A. 加强护理，保证充足睡眠，避免感染

B. 增加含铁丰富的食物

C. 予口服铁剂 4 mg/（kg·d），分次口服

D. 口服铁剂时同时予牛奶口服促进铁吸收

E. 同时口服维生素 C 有利于铁吸收

12. 给予铁剂口服后，以下不正确的是：

A. 补充铁剂 12~24 小时后，烦躁精神症状减轻，食欲增加

B. 网织红细胞于服药 2~3 天开始上升，5~7 日达高峰，2~3 周下降至正常

C. 治疗 1~2 周后血红蛋白逐渐上升，3~4 周达到正常

D. 血红蛋白恢复正常后需继续服铁 6~8 周

E. 口服补铁 3 周后患儿血红蛋白上升小于 20 g/L，继续口服补铁

13. 关于静脉补铁适应证，下面不合理的是：

A. 胃肠手术后

B. 口服铁剂口感不好，疗效慢，静脉输注补铁更快

C. 口服补铁消化道反应严重，对症处理后无法减轻反应

D. 诊断肯定，口服铁剂无效

    E. 口服铁剂吸收不良

14. 该患儿经口服补铁 3 周后，复查血红蛋白 75 g/L，下列不正确的一项是：

    A. 患儿可能存在铁吸收障碍

    B. 患儿的诊断可能有误

    C. 可能没有按医嘱服用铁剂

    D. 可能与牛奶同时服用

    E. 可能因为没有补充叶酸、维生素 B_{12}

15. 关于小细胞低色素性贫血，不是：

    A. 海洋性贫血（地中海贫血）

    B. 肺含铁血黄素沉着症

    C. 慢性感染性贫血

    D. 铅中毒

    E. 再生障碍性贫血

（林超　高晓琳）

第二节　免疫性血小板减少症

一、病史

患儿，女，7 月龄，因"流涕 1 周，皮疹 1 天，血便半天"入院。患儿 1 周前无明显诱因出现流涕，伴有喷嚏、咳嗽、发热，体温最高 38 ℃，反复发热，均为低热，无呕吐、腹泻、皮疹、气促、寒战等，当地诊所给予口服"布洛芬（美林）、柴黄颗粒、麻甘颗粒"等治疗 3 天后患儿体温降至正常，流涕、咳嗽好转。1 天前家属发现患儿全身有红色皮疹，以四肢居多，无烦躁不安，无鼻出血、血便、血尿、发热等，家属未重视。半天前患儿突然解鲜红色大便 1 次，量多（具体量家属不能描述），患儿烦躁不安，尿少，遂于我院急诊就诊，查血常规提示 Hb 70 g/L，PLT 10×10^9/L，予 0.9％氯化钠注射液静脉输注后，急诊以"贫血、血小板减少原因待诊"收入我科。个人史、既往史、家族史无特殊。

二、体格检查

T 37.1 ℃，P 150 次/分，R 35 次/分，BP 75/45 mmHg，SpO_2 95％。意识清楚，哭闹。皮肤及黏膜苍白，全身皮肤看见较多针尖样大小出血点，不高于皮面，压之不褪色，以四肢分布最多。浅表淋巴结未扪及肿大。双侧瞳孔等大，均为 2 mm，对光反射灵敏。咽充血，双侧扁桃体Ⅱ度大，未见分泌物。颈软，双肺呼吸对称，呼吸音清晰，未闻及干湿啰音。心律齐，心音有力，未闻及杂音。腹部平软，肝肋下约 1.0 cm，脾肋下未扪及。四肢稍凉。神经系统未见异常。毛细血管再充盈时间 3 秒。

三、辅助检查

血常规：WBC $3.0×10^9$/L，N 0.35，L 0.50，RBC $2.5×10^{12}$/L，Hb 70 g/L，MCV 81 fl，MCH 30 pg，MCHC 35%，PLT $10×10^9$/L，RET 0.25，CRP 7 mg/L。

大便常规：RBC "+++"/HP，WBC 3/HP，脓细胞 0/HP，吞噬细胞 0/HP，隐血试验 "+"。

四、思考题

1. 患儿目前入院后应优先处理的是：
   A. 嘱家属多给患儿饮水
   B. 禁食，予 0.9% 氯化钠注射液静脉扩容
   C. 首先联系红细胞及血小板输注
   D. 首先予止血药等处理
   E. 完善血型、凝血功能、生化等检查

2. 患儿目前贫血处于何种程度：
   A. 轻度
   B. 中度
   C. 重度
   D. 极重度
   E. 无贫血

3. 患儿目前最可能的诊断是：
   A. 急性白血病
   B. 再生障碍性贫血
   C. 免疫性血小板减少症
   D. 过敏性紫癜
   E. 继发性血小板减少症

4. 该病的诊断依据不包括的一项是：
   A. 至少 2 次血常规检查血小板均小于 $100×10^9$/L，且血细胞形态无异常
   B. 有出血的临床表现
   C. 一般无肝、脾大
   D. 必须要做骨髓检查确诊
   E. 需排除继发性血细胞减少症

5. 患儿此病的发病机制的描述，下列不正确的是：
   A. 病毒感染直接导致血小板破坏
   B. 病毒感染后产生相应抗体，与血小板膜发生交叉反应，使血小板被单核吞噬细胞系统清除
   C. 病毒感染后体内形成的抗原抗体复合物附着于血小板表面，使血小板被单核吞噬细胞系统破坏
   D. 患者血清中血小板相关抗体含量增高

E. 抗血小板抗体作用于骨髓中的巨核细胞，导致巨核细胞成熟障碍，使巨核细胞生成和释放受到严重影响

6. 该患儿经补液扩容后血压升至正常范围，四肢暖，小便可，下一步不合适的是：
   A. 静脉输注丙种球蛋白 1 g/kg，连用 2 天
   B. 予泼尼松龙 10~30 mg/(kg·d) 冲击 3 天
   C. 予联系血小板和红细胞悬液输注
   D. 让患儿保持安静，避免剧烈活动和哭闹
   E. 可进食，大量饮用口服补液盐

7. 下列使用丙种球蛋白治疗该患儿的作用机制不正确的一项是：
   A. 封闭巨噬细胞受体
   B. 抑制病毒对血小板的直接破坏
   C. 在血小板上形成保护膜
   D. 抑制血浆中的 IgG 或免疫复合物与血小板结合，从而使血小板免受巨噬细胞破坏
   E. 抑制自身免疫反应，从而使血小板抗体减少

8. 使用糖皮质激素治疗患儿的原因是：
   A. 可以降低毛细血管通透性
   B. 抑制血小板抗体产生
   C. 抑制单核吞噬细胞系统破坏有抗体吸附的血小板
   D. 泼尼松可以短期大剂量使用，效果好
   E. 抑制病毒对血小板的直接破坏

9. 对于该病的治疗，描述不正确的是：
   A. 适当限制活动，避免外伤
   B. 治疗措施取决于出血症状，而非血小板
   C. 当血小板大于 20×10^9/L 时，如无活动性出血，可先随访观察，不予治疗
   D. 避免使用影响血小板功能的药物
   E. 可以正常预防接种

10. 该患儿经过口服泼尼松治疗 4 周后，2 次复查血小板（间隔时间 10 天）分别是 15×10^9/L，18×10^9/L，患儿目前治疗疗效属于：
    A. 完全反应
    B. 有效
    C. 激素依赖
    D. 无效
    E. 难治性

11. 患儿现已治疗 4 周，分型属于：
    A. 新诊断 ITP
    B. 持续性 ITP
    C. 迁延性 ITP
    D. 慢性 ITP

E. 难治性 ITP

12. 患儿经口服泼尼松治疗 4 周后，血小板 $15 \times 10^9/L$，可能需要采取以下措施但应除外：

A. 治疗无效，迅速减量并停用泼尼松，改用大剂量地塞米松

B. 给予促血小板生成剂

C. 重新做骨髓检查评估

D. 给予抗 CD20 单克隆抗体

E. 无需其他治疗，观察

13. 给予患儿口服地塞米松一段时间后，某天突然出现抽搐、昏迷，无发热，下列原因可能性最小的是：

A. 电解质紊乱

B. 高血压

C. 颅内出血

D. 颅内感染

E. 高血糖所致

14. 对于 ITP 患儿，脾切除指征以下不正确的是：

A. 经正规治疗，仍有危及生命的严重出血或者继续外科手术者

B. 病程大于 1 年，年龄大于 5 岁，且有反复严重出血，药物治疗无效或需要依赖大剂量糖皮质激素维持

C. 病程大于 1 年，年龄小于 5 岁，药物治疗无效

D. 病程大于 3 年，年龄大于 10 岁，血小板持续小于 $30 \times 10^9/L$，有活动性出血，药物治疗无效

E. 有使用糖皮质激素禁忌的

15. 对于以下常见出血性疾病止血及凝血功能描述，错误的是：

A. ITP 患儿 PT 正常，APTT 正常，血小板数量减少

B. 血友病患儿 PT 正常，APTT 延长，血小板数量正常

C. DIC 患儿 PT 延长，APTT 延长，血小板数量减少

D. Ⅶ因子缺陷症患儿 PT 延长，APTT 正常，血小板数量正常

E. 血小板功能障碍患儿 BT 正常，APTT 正常，血小板数量正常

（林超 高晓琳）

第三节 血友病

一、病史

患儿，男，2 岁，因"肌内注射后臀部肿胀 1 天"入院。1 天前患儿因咳嗽、发热就诊于当地诊所，体温最高 38℃，无喘息、气促、呕吐、腹泻等，诊断为"急性扁桃体炎"，予"青霉素"160 万 U 臀部肌内注射，回家后患儿诉臀部疼痛，并逐渐出现注射部位肿胀，肿胀逐渐

加重，并出现皮肤及黏膜稍苍白，体温仍有反复，遂就诊于我院。急诊查血常规提示：WBC 12.5×10⁹/L，N 0.65，RBC 3.0×10¹²/L，Hb 90 g/L，PLT 180×10⁹/L，RET 0.25；凝血功能显示 APTT 92 秒。为进一步诊治收入住院。患儿既往有多次碰撞后皮肤瘀斑史，可自行消退。无手术史。家族史中患儿舅舅有反复碰撞出血史。患儿父母无类似病史。

二、体格检查

P 140 次/分，R 28 次/分，BP 84/65 mmHg，SpO₂ 98%，体重 12 kg。意识清楚，皮肤、黏膜稍苍白，皮肤无出血点，浅表淋巴结未扪及肿大，双侧睑结膜及唇稍苍白。双侧扁桃体Ⅱ度肿大，未见分泌物。颈软，双肺呼吸音清晰，未闻及干湿啰音。心律齐，心音有力，未闻及杂音。腹平软，肝肋下触及，脾肋下未扪及，腹部未扪及包块，肠鸣音 4 次/分。右侧臀部肿胀，局部皮温增高，有压痛；左侧臀部正常。四肢肌张力及肌力正常。神经系统未见异常。

三、辅助检查

血常规：WBC 12.5×10⁹/L，N 0.65，RBC 3.0×10¹²/L，Hb 90 g/L，PLT 180×10⁹/L，RET 0.25。

凝血功能：PT 14 秒，INR 1.2 秒，APTT 92 秒（↑），Fg 2.1 g/L（210 mg/dl），TT 19 秒。

四、思考题

1. 患儿 APTT 延长，凝血功能其余指标均正常，考虑可能的原因是：
   A. 弥散性血管内凝血
   B. ITP
   C. 血友病
   D. 鼠药中毒
   E. 维生素 K 缺乏

2. 患儿目前需要做的检查最合适的是：
   A. DIC 筛查
   B. 查血小板功能
   C. Ⅷ、Ⅸ、Ⅺ因子检测
   D. Ⅱ、Ⅴ、Ⅶ、Ⅹ因子检测
   E. vWF 因子检测

3. 患儿入院后查凝血因子，FⅧ:C 0.8%，FⅨ:C 65%，FⅪ:C 70%。目前最可能的诊断是：
   A. 血友病 A
   B. 血友病 B
   C. DIC
   D. 维生素 K 缺乏
   E. 以上没有正确答案

4. 患儿此病遗传方式为:
    A. 常染色体显性遗传
    B. 常染色体隐性遗传
    C. X 染色体连锁显性遗传
    D. X 染色体连锁隐性遗传
    E. Y 染色体遗传

5. 若患儿考虑为血友病,患儿的分型是:
    A. 亚临床型
    B. 轻型
    C. 中间型
    D. 重型
    E. 极重型

6. 对于患儿目前急需的处理,下列最合理的是:
    A. 输注维生素 K_1
    B. 输注凝血酶原复合物
    C. 优先输注新鲜冰冻血浆
    D. 优先输注冷沉淀
    E. 优先输注人基因重组Ⅷ因子制剂

7. 以下针对该患儿的治疗,错误的是:
    A. 应采取制动、休息
    B. 使用凝血因子替代治疗
    C. 对肿胀的臀部进行冷敷
    D. 待出血控制后康复训练
    E. 对臀部进行手术止血

8. 以下关于凝血因子的使用,正确的是:
    A. 输注Ⅷ因子 1 U/kg 可提高体内Ⅷ因子 2%
    B. 输注Ⅷ因子 1 U/kg 可提高体内Ⅷ因子 1%
    C. 输注凝血酶原复合物 1 U/kg 可提高体内Ⅸ因子 2%
    D. 输注凝血酶原复合物 1 U/kg 可提高体内Ⅷ因子 1%
    E. 只要血友病有出血,凝血因子都可以按照 40~60 U/kg 输注

9. 若该患儿需要凝血因子治疗,首次需要给予的合适剂量是:
    A. Ⅷ因子 80~100 U/kg
    B. Ⅷ因子 40~50 U/kg
    C. Ⅷ因子 20~30 U/kg
    D. Ⅸ因子 80~100 U/kg
    E. Ⅸ因子 40~60 U/kg

10. 该患儿可选用的治疗药物以下不合适的是:
    A. 基因重组Ⅷ因子制剂
    B. 病毒灭活的血源性Ⅷ因子制剂

    C. 冷沉淀

    D. 新鲜冰冻血浆

    E. 凝血酶原复合物

11. 若患儿给予相应的凝血因子治疗，以下使用正确的是：

    A. 每 12 小时输注Ⅷ因子

    B. 每 24 小时输注Ⅷ因子

    C. 每 24 小时输注冷沉淀

    D. 每 12 小时输注Ⅸ因子

    E. 每 24 小时输注新鲜冰冻血浆

12. 若该患儿连续输注Ⅷ因子 5 天后，臀部肿胀无明显消退，以下措施不合适的是：

    A. 增加 1 倍Ⅷ因子剂量

    B. 活化因子Ⅶ或活化凝血酶原复合物

    C. 大剂量丙种球蛋白

    D. 免疫抑制剂

    E. 换一种Ⅷ因子制剂输注

13. 血友病患儿长期反复输注凝血因子后可产生抑制物，使输注凝血因子效果不好，以下针对抑制物阳性时的治疗，不正确的是：

    A. 6 个月的免疫耐受治疗

    B. 9~33 个月的免疫耐受治疗

    C. 急性出血可以选择 1－去氨基－8－D－精氨酸加压素（DDAVP）治疗

    D. 高剂量Ⅷ因子饱和替代治疗

    E. 存在高反应抑制物时，可用猪Ⅷ因子旁路途径因子的重组人凝血因子Ⅶ和血浆源性活性凝血酶原复合物进行治疗

14. 关于物理治疗和康复训练，以下不正确的是：

    A. 可以促进肌肉、关节血吸收，消炎消肿

    B. 维持正常肌纤维长度，维持和增强肌力

    C. 关节出血应待出血完全停止，肿胀消退后进行关节康复训练

    D. 维持和改善关节活动范围

    E. 在出血初期应进行休息、冰敷、压迫、抬高治疗

15. 血友病的预防很关键，对于目前国际上预防性治疗应用凝血因子以下错误的是：

    A. 标准治疗方案：血友病 A 25~50 U/kg，3 次/周；血友病 B 25~40 U/kg，2 次/周

    B. 中等剂量方案：血友病 A 15~25 U/kg，2 或 3 次/周；血友病 B 30~50 U/kg，1~2 次/周

    C. 中国的小剂量方案：血友病 A 10 U/kg，2 或 3 次/周；血友病 B 20 U/kg，1 次/周

    D. 无论年龄大小、出血轻重、经济状况均应使用标准方案预防

    E. 应根据年龄、静脉通路、出血表现及凝血因子供应情况尽可能制订个体方案

（林超　高晓琳）

第四节　地中海贫血

一、病史

患儿，男，10 月龄，因"面色苍黄"到普通儿科门诊就诊。患儿是 G_1P_1，顺产，否认窒息抢救病史。生后一直母乳喂养至 6 个月大，5 个月后开始添加辅食，现混合喂养，以牛奶、米糊、蔬菜粥、肉酱为主。平时身体健康，不伴发热、咳嗽、气促、呕吐、腹泻、皮疹等。从第 6 个月开始患儿父母便发现其面色苍黄，并且有进行性加重的趋势。

二、体格检查

T 36.9 ℃，P 120 次/分，R 28 次/分。全身未见皮疹，皮肤、黏膜稍苍白。心、肺、腹及神经系统未见异常。

三、提问

目前初步考虑患儿可能的诊断是什么？需要首先完成哪项检查来支持诊断？

四、初步诊断

贫血待诊。

首要安排检查：血常规＋网织红细胞。

诊断依据：患儿以面色苍黄为主要表现。

查体：皮肤、黏膜稍苍白。故需首要考虑贫血可能。

五、知识要点

（1）贫血的概念。

（2）生理性贫血的概念。

（3）贫血的分类方法。

（4）贫血的临床表现。

六、思考题

1. 关于生理性贫血下面正确的是：
    A. 生后 6 个月发生
    B. 为小细胞低色素性贫血
    C. 营养不良是主要原因
    D. 与红细胞生成素不足有关
    E. 主要是红细胞寿命长
2. 新生儿轻度贫血的诊断标准是：

    A. Hb<105 g/L

    B. Hb<115 g/L

    C. Hb<125 g/L

    D. Hb<135 g/L

    E. Hb<145 g/L

3. 对于贫血（除外新生儿期）的分度，下面说法错误的是：

    A. 90 g/L<Hb<120 g/L 为轻度

    B. 60 g/L<Hb<90 g/L 为中度

    C. 30 g/L<Hb<60 g/L 为重度

    D. Hb<30 g/L 为极重度

    E. 以上说法均不对

4. 下面关于网织红细胞的说法正确的是：

    A. 参考值范围为（3~5）×10^{12}/L

    B. 在贫血性疾病中均会升高

    C. 是红细胞的未成熟阶段

    D. 能够反映骨髓造血功能

    E. 营养性缺铁性贫血补铁治疗有效的早期反应则是网织红细胞的下降

5. 儿童贫血的临床表现：

    A. 面色苍白

    B. 精神萎靡

    C. 食欲下降

    D. 生长发育落后

    E. 以上均正确

患儿血常规：红细胞 3.5×10^{12}/L，血红蛋白 75 g/L，白细胞 6.0×10^{9}/L，中性粒细胞 0.30，淋巴细胞 0.68，单核细胞 0.2，网织红细胞 0.004×10^{12}/L，MCV 68 fl，MCH 25 pg，MCHC 26%。再次于血液儿科门诊就诊，追问病史排除失血可能，进一步送检铁代谢相关指标和溶血全套后考虑诊断为 β 地中海贫血，不考虑缺铁性贫血。患儿父母不愿意接受这个结果要求进一步检查。

知识要点：铁代谢各项指标的意义；地中海贫血的相关概念。

6. 该患儿的血常规明确贫血，从形态上为：

    A. 小细胞低色素性贫血

    B. 小细胞正色素性贫血

    C. 正细胞低色素性贫血

    D. 正细胞正色素性贫血

    E. 大细胞贫血

7. 以下铁代谢报告最符合患儿诊断的是：

    A. 血清铁降低，总铁结合力升高，转铁蛋白饱和度升高

    B. 血清铁正常，总铁结合力正常，转铁蛋白饱和度正常

    C. 血清铁降低，总铁结合力正常，转铁蛋白饱和度正常

　　D.　血清铁降低，总铁结合力正常，转铁蛋白饱和度降低

　　E.　血清铁正常，总铁结合力降低，转铁蛋白饱和度降低

8.　下面对于地中海贫血的描述错误的是：

　　A.　是一种遗传性疾病

　　B.　是珠蛋白生成障碍性贫血，由珠蛋白基因缺陷所致

　　C.　α地中海贫血基因定位于16号染色体

　　D.　β地中海贫血基因定位于11号染色体

　　E.　可以通过药物治疗治愈

9.　β地中海贫血患儿典型的血红蛋白电泳改变是：

　　A.　HbA升高

　　B.　HbA2升高

　　C.　HbF升高

　　D.　HbS升高

　　E.　HbE升高

10.　如果要进一步确诊，需要进行的检查是：

　　A.　血清胆红素测定

　　B.　G-6-PD酶检测

　　C.　骨髓穿刺涂片

　　D.　基因检测

　　E.　红细胞脆性试验

　　患儿地中海贫血基因检测明确为IVS2-654/28位点双重杂合突变，患儿母亲为28位点突变，父亲为IVS2-654位点突变。确诊重型β地中海贫血。

　　问：该患儿的治疗应如何进行？

　　答：规范高量输血、去铁治疗。

　　知识要点：重型地中海贫血的临床表现，重型地中海贫血的规范化治疗。

11.　该患儿不能采用的处理是：

　　A.　加强营养

　　B.　预防感染

　　C.　输血

　　D.　口服补铁

　　E.　干细胞移植

12.　典型的地中海贫血面容不包括：

　　A.　头颅变大

　　B.　额部隆起、颧骨高

　　C.　结膜充血

　　D.　鼻梁塌陷

　　E.　两眼距离增宽

13.　下列说法正确的是：

　　A.　造血干细胞移植是目前唯一可以治愈地中海贫血的手段

B. 输血治疗需维持患儿的血红蛋白在 60 g/L 以上

C. 地中海贫血患儿不能使用蚕豆

D. 去铁治疗与规范输血同时开始，同步进行

E. 以上说法均正确

14. 其父母若再生一个小孩，则这个小孩患重型 β 地中海贫血的概率为：

A. 20%

B. 25%

C. 50%

D. 75%

E. 100%

15. 其父母再生一个小孩，则这个小孩不患地中海贫血的概率为：

A. 20%

B. 25%

C. 50%

D. 75%

E. 100%

（杨雪　高晓琳）

第五节　急性白血病

一、病史

患儿，男，6 岁 10 个月，因"间断发热 7 天"就诊。7 天前出现发热，体温最高达 38.9 ℃，不伴咳嗽、流涕、气促、精神萎靡、纳差、呕吐、腹泻、腹痛、皮疹等。于我院急诊就诊。体格检查：咽部稍充血，双侧扁桃体Ⅱ度肿大，未见分泌物。全身未见出血点及皮疹，皮肤无红肿。颌下可扪及数个黄豆大小淋巴结，质韧，无压痛。双肺呼吸音清晰，未闻及啰音。心律齐，心音有力，未闻及病理性杂音。腹软，肝、脾扪诊不满意，肠鸣音稍活跃。神经系统未见异常。考虑急性上呼吸道感染，给予口服感冒药物治疗。2 天后患儿体温正常，无其他不适。正常入学 2 天后（2 天前）患儿再次出现发热于我院门诊就诊，门诊医生建议患儿完善血常规检查。患儿父母出示患儿入学体检（即病前 1 周）的血常规报告（见下），并表示不愿复查。血常规：WBC 3.2×10^9/L，N 0.10，L 0.85，M 0.05，Hb 105 g/L，PLT 125×10^9/L。门诊医生以"急性白血病"收入院。

二、体格检查

生命体征平稳，意识清楚，营养良好，轻度贫血貌。颌下、颈部、腋下、腹股沟可扪及数个 2 cm×3 cm 大小淋巴结，部分融合，质韧，无压痛、溃破、红肿及分泌物。咽部充血，双侧扁桃体Ⅱ度肿大，未见分泌物。全身未见出血点及皮疹。腹软，肝肋下 4 cm、

剑下 5 cm、质中、边缘钝、无触痛，脾肋下 6 cm、边缘圆钝、质中，肠鸣音稍活跃。心、肺及神经系统未见异常。

三、辅助检查

血常规：WBC 3.8×10^9/L，N 0.12，L 0.83，M 0.02，Hb 99 g/L，PLT 145×10^9/L。
骨髓涂片检查：急性淋巴细胞白血病 L2 型。

四、初步诊断

急性淋巴细胞白血病 L2 型

五、知识要点

（1）儿童白细胞分类比例的两个交叉。
（2）儿童白血病的常见临床表现。
（3）儿童白血病的 MICM 分型及分型标准。
（4）儿童白血病的个体化精准治疗。

六、思考题

1. 小儿白细胞分类中，粒细胞与淋巴细胞的交叉发生于：
    A. 4~6 天，4~6 岁
    B. 7 天，1 岁
    C. 4~6 周，4~6 岁
    D. 4~6 天，4~6 周
    E. 1 岁，6 岁

2. 出生后 1 天新生儿白细胞 20×10^9/L，N 0.65，L 0.35，提示该新生儿为：
    A. 正常
    B. 体内有感染灶
    C. 有白血病
    D. 类白血病
    E. 骨髓外造血

3. 该患者拟诊急性白血病的依据不正确的是：
    A. 浅表淋巴结长大
    B. 肝、脾长大
    C. 肠鸣音稍活跃
    D. 发热
    E. 外周血白细胞分类以淋巴细胞为主

4. 以下实验室检查对诊断儿童白血病最有价值的是：
    A. 血常规
    B. 肝、肾功能
    C. 凝血功能

    D. 骨髓涂片

    E. 血培养

5. 儿童骨髓穿刺可以选取的穿刺部位是：

    A. 髂骨

    B. 胸骨

    C. 棘突

    D. 胫骨

    E. 以上均正确

6. 骨髓穿刺在临床上不能用于：

    A. 脓毒血症

    B. 遗传代谢性疾病

    C. 部分恶性肿瘤

    D. 寄生虫感染

    E. 白血病

7. 儿童白血病最常见的类型是：

    A. 急性淋巴细胞白血病

    B. 急性粒细胞白血病

    C. 慢性粒细胞白血病

    D. 慢性淋巴细胞白血病

    E. 以上均不是

8. 急性白血病与慢性白血病的区别在于：

    A. 起病快慢

    B. 病程长短

    C. 受累器官的数目

    D. 骨髓涂片中恶性克隆细胞的成熟程度

    E. 预后

9. 目前对于急性白血病的诊断提出了 MICM 分型，其目的在于个体化精准治疗，改善预后。那么 MICM 分型指的是：

    A. 形态学、免疫学、细胞遗传学、分子生物学

    B. 形态学、组织学、细胞遗传学、分子生物学

    C. 生物学、组织学、细胞遗传学、分子遗传学

    D. 生物学、免疫学、分子遗传学、分子遗传学

    E. 生物学、免疫学、细胞遗传学、分子生物学

10. 急性淋巴细胞白血病的临床表现不包括：

    A. 骨痛

    B. 淋巴结长大

    C. 睾丸质地变硬

    D. 肝、脾长大

    E. 肛周脱屑

11. t(9；22) 是最为经典的白血病染色体易位，其结果是产生了 BCR/ABL 融合基因。下面说法错误的是：

    A. 常见于慢性粒细胞白血病

    B. 9 号染色体长臂上 $C-BCR$ 原癌基因易位至 22 号染色体长臂的断裂点集中区 （ABL），形成 BCR/ABL 融合基因

    C. 可见于急性淋巴细胞白血病

    D. 形成了费城染色体 Ph1

    E. 可选择络氨酸激酶抑制剂进行靶向治疗

12. 对于儿童白血病中常见的融合基因的说法错误的是：

    A. inv(16) （p13；q22）：见于 AML－M4Eo 染色体倒位的结果

    B. t(15；17) （q24；q21）：见于 AML－M5 形成 $PML/RAR\alpha$ 融合基因

    C. t(8；21) （q22；q22） 易位：主要见于 AML－M2 位于 8q22 的 ETO 基因

    D. t(1；19) （q23；p13）：多见于儿童 pre－BALL 形成 $E2A/PBXI$ 融合基因

    E. t(9；22) （q34；q11）：见于 CML 形成 BCR/ABL 融合基因

13. 儿童急性淋巴细胞白血病的治疗目的不包括：

    A. 完全杀灭白血病细胞，清除体内的微量残留白血病细胞

    B. 防止耐药的形成

    C. 恢复骨髓造血功能，尽快达到完全缓解

    D. 尽量少损伤正常组织，减少治疗晚期的后遗症

    E. 减少复发

14. 儿童临床输血的相关知识不正确的是：

    A. Hb<90 g/L 需要输注红细胞悬液

    B. PLT<20×10^9/L 输注血小板

    C. 输血前需完善乙型肝炎标志物、HIV、丙型肝炎标志物等检查

    D. 输血过程中需要监测有无输血反应

    E. 输注红细胞悬液前要交叉合血

15. 在治疗白血病的过程中我国医学科学家做出了突出贡献的是：

    A. 急性淋巴细胞白血病 L1

    B. 急性淋巴细胞白血病 L2

    C. 急性粒细胞白血病，部分分化型 M2

    D. 急性早幼粒细胞白血病

    E. 急性单核细胞白血病

16. 随着诊断的精准、个体化的化疗方案不断改进，儿童急性淋巴细胞白血病 5 年无病生存率可达到：

    A. 10％～30％

    B. 30％～50％

    C. 50％～70％

    D. 70％～90％

E. >90%

（杨雪　高晓琳）

第六节　颈部包块待诊

一、病史

患儿，女，3岁。1周前患儿出现发热，最高体温39℃，精神稍差，饮食尚可；同时患儿母亲于患儿向左扭头时发现右侧颈部包块，直径约3 cm，因而就诊。

二、体格检查

生命体征平稳，咽部稍充血，双侧扁桃体Ⅱ度肿大，未见分泌物。结膜无充血，口唇红润，未见皲裂。全身未见皮疹及瘀斑、瘀点。右侧颈部扪及3 cm×3 cm大小淋巴结，质韧，无明显压痛，周围稍红肿，未见流脓等。全身其余部位未扪及肿大淋巴结。心、肺未见异常。腹软，肝肋下未扪及，脾未扪及，全腹无压痛、反跳痛及肌紧张，肠鸣音不活跃。神经系统未见异常。肢端无硬性水肿及脱皮。

三、诊疗经过

考虑不能排除细菌性淋巴结炎，输注抗生素5天，患儿体温正常，颈部包块大小较以前无明显改变，但周围红肿消退。建议门诊随访颈部包块变化。

四、知识要点

（1）如何描述包块的特点。
（2）传染性单核细胞增多症的临床表现。
（3）川崎病的临床表现。

五、思考题

1. 传染性单核细胞增多症最常见的病因是：
   A. 巨细胞病毒感染
   B. 风疹病毒感染
   C. EB病毒感染
   D. 金黄色葡萄球菌感染
   E. 人疱疹病毒6型感染
2. 传染性单核细胞增多症的临床表现包括：
   A. 发热、颈淋巴结长大、肝脾长大
   B. 发热、皮疹、结膜充血、口唇皲裂
   C. 发热、耳后淋巴结长大、热退疹出

    D. 发热、咽峡炎、杨梅舌、口周苍白圈

    E. 发热、肢端硬性水肿脱皮、肛周脱屑

3. 以下不支持传染性单核细胞增多症诊断的是：

    A. 发热

    B. 单个淋巴结无痛性长大

    C. 肝、脾长大

    D. 咽峡炎

    E. 皮疹

4. EB 病毒感染可以引起的疾病不包括：

    A. 传染性单核细胞增多症

    B. 噬血细胞综合征

    C. 手足口病

    D. 鼻咽癌

    E. 淋巴瘤

5. 传染性单核细胞增多症患者的血常规特征性表现为：

    A. 白细胞明显升高

    B. 外周血以淋巴细胞为主，查见异常淋巴细胞

    C. 外周血以淋巴细胞为主，查见幼稚细胞

    D. 贫血

    E. 血小板降低

6. 该例患儿不支持川崎病诊断的是：

    A. 抗感染治疗后体温正常

    B. 结膜无充血

    C. 口唇无皲裂

    D. 肢端无硬性水肿及脱皮

    E. 以上都是

7. 该患儿的血常规检查最有可能是：

    A. WBC 5.9×10^9/L，N 0.62，L 0.30，Hb 112 g/L，PLT 152×10^9/L

    B. WBC 11.2×10^9/L，N 0.23，L 0.63，Hb 109 g/L，PLT 245×10^9/L，查见异常淋巴细胞

    C. WBC 2.6×10^9/L，N 0.28，L 0.65，Hb 75 g/L，PLT 45×10^9/L

    D. WBC 9.1×10^9/L，N 0.36，L 0.54，Hb 125 g/L，PLT 26×10^9/L

    E. WBC 9.1×10^9/L，N 0.36，L 0.54，Hb 85 g/L，PLT 362×10^9/L

8. 患儿回家观察 2 周后体温波动于 37~38 ℃，伴盗汗，颈淋巴结较前长大，质地偏硬，为明确诊断此时需要完善的检查是：

    A. 颈部彩超

    B. 胸腹 CT

    C. 颈淋巴结活检

    D. PPD 皮试

    E. 骨髓检查

    患儿随访颈淋巴结较前长大，约 4 cm×5 cm，无压痛，伴低热、盗汗。在医生的建议下完善了颈淋巴结活检。病理学检查结果提示：霍奇金淋巴瘤。

9. 霍奇金淋巴瘤的活检标本镜下最具诊断意义的是：

    A. 满天星现象

    B. R−S 细胞

    C. 假小叶形成

    D. 驼峰样致密物沉积

    E. 淡红色均染物质

10. 霍奇金淋巴瘤的临床表现还包括：

    A. 肢体水肿

    B. 胸膜腔和腹膜腔积液（胸、腹水）

    C. 低热、盗汗、体重减轻

    D. 呼吸困难

    E. 以上均正确

11. 霍奇金淋巴瘤的转移特点是：

    A. 跳跃式转移

    B. 血行转移多见

    C. 远处转移多见

    D. 由近及远向附近扩散

    E. 种植转移

12. 国际上针对恶性肿瘤普遍采用 TNM 分期方法，其分期依据为：

    A. 原发灶情况、区域淋巴结受累情况、有无远处转移

    B. 肿瘤大小、浸润深度及范围、累及邻近器官

    C. 累及邻近器官、区域淋巴结受累情况、有无远处转移

    D. 发病年龄及病程、原发灶情况、有无远处转移

    E. 发病年龄及病程、累及邻近器官、区域淋巴结受累情况

13. 下列技术不能用于肿瘤分期和疗效评定的是：

    A. 电子计算机体层摄影

    B. 心脏彩超

    C. 正电子发射计算机体层显像

    D. 骨髓检查

    E. 骨显像（骨扫描）

14. 目前可用于霍奇金淋巴瘤的治疗方式不包括：

    A. 手术切除

    B. 放疗

    C. 化疗

    D. 造血干细胞移植

    E. 基因治疗

15. 儿童期以颈部包块为表现的疾病不包括：
    A. 淋巴瘤
    B. 川崎病
    C. 甲状舌管囊肿伴感染
    D. 结核病
    E. 手足口病

（杨雪 高晓琳）

第十六章　神经肌肉系统疾病

第一节　化脓性脑膜炎

一、病史

患儿，男，6月龄，因"高热、呕吐3天，昏迷3小时"入院。入院前3天，患儿受凉后出现发热，最高41℃，伴头痛、寒战、呕吐胃内容物。呕吐呈喷射样，无咖啡样物。无咳嗽、抽搐、皮疹等。于当地医院诊断考虑"发热、呕吐待诊"，辅助检查不详，予头孢曲松抗感染治疗，甘露醇脱水降颅内压、B族维生素、补液等对症治疗，体温仍反复。入院前6小时，患儿出现昏迷，呼之不应，为求进一步治疗遂转入我院。既往史、家族史无特殊。

二、体格检查

T 40 ℃，P 170 次/分，R 60 次/分，BP 95/60 mmHg，体重 6 kg。浅昏迷状，双瞳孔等圆等大、对光反射迟钝，颈阻"+"，双肺无啰音，心音有力，腹平软，肝、脾肋下未触及。四肢肌张力增高，腹壁反射存在，膝腱反射存在，克氏征"+"，布氏征"+"，巴氏征"−"。

三、辅助检查

血常规：WBC $22×10^9$/L，N 0.88，L 0.12，CRP>160 mg/L。
肝肾功能：ALT 124 U/L，AST 150 U/L，Cr 159 μmol/L。
心肌损伤：肌钙蛋白 1.1 μg/L。

四、思考题

1. 患儿高热、呕吐、昏迷的初步诊断是：
   A. 流行性乙型脑炎
   B. 化脓性脑膜炎
   C. 单纯病毒性脑炎

    D. 结核性脑膜炎

    E. 新隐球菌脑炎

2. 除此之外，患儿还考虑诊断为：

    A. 肝功能损伤

    B. 急性肾损伤

    C. 心肌损伤

    D. 严重脓毒症

    E. 脓毒血症

3. 下一步需要首先完善的检查是：

    A. 脑电图检查

    B. 脑脊液检查

    C. DIC 筛查

    D. 头颅 B 超

    E. 头颅 MRI

4. 化脓性脑膜炎最可靠的诊断依据是：

    A. 突然发热、头痛、呕吐

    B. 硬脑膜下积液

    C. 脑脊液细胞数增多、葡萄糖下降

    D. 脑脊液检出病原菌

    E. 血常规示白细胞明显升高，以中性粒细胞为主

5. 婴儿化脓性脑膜炎时颅内压增高症状不明显是由于：

    A. 脑膜炎症反应轻

    B. 神经系统发育不够完善

    C. 囟门未闭

    D. 颈部肌肉不发达

    E. 免疫系统发育不完善

6. 我国化脓性脑膜炎常见的病原菌是：

    A. 脑膜炎奈瑟菌

    B. 肺炎链球菌

    C. 流感嗜血杆菌

    D. 以上均不是

    E. 以上均是

7. 2个月以下幼婴和新生儿以及原发或继发性免疫缺陷病者，易感染的病原菌是：

    A. 肠道革兰阴性杆菌

    B. 脑膜炎奈瑟菌

    C. 肺炎链球菌

    D. 流感嗜血杆菌

    E. 以上均不是

8. 致病菌侵入婴幼儿脑膜的最常见途径是：

A. 邻近组织器官感染

B. 与颅腔存在直接通道

C. 血行途径

D. 以上均不是

E. 以上均是

9. 以下关于发病季节正确的是：

A. 肺炎链球菌感染春、秋季常见

B. 脑膜炎奈瑟菌感染冬、春季多见

C. 流感嗜血杆菌感染春、秋季多见

D. 金黄色葡萄球菌感染夏季多见

E. 肠道革兰阴性杆菌感染夏季多见

10. 化脓性脑膜炎典型临床表现为：

A. 发热剧烈头痛、呕吐、全身抽搐、意识障碍或颈强直等

B. 高热、易激惹、嗜睡、呼吸困难、黄疸等

C. 抽搐、角弓反张及呼吸暂停等

D. 可伴有皮肤、黏膜淤点或淤斑

E. 以上均是

11. 幼婴和新生儿化脓性脑膜炎的临床表现：

A. 体温高或低

B. 仅表现为吐奶、尖叫或颅缝开裂

C. 惊厥症状不典型

D. 脑膜刺激征不明显

E. 以上均是

12. 化脓性脑膜炎脑脊液的典型改变是：

A. 外观混浊，白细胞总数显著升高，以淋巴细胞为主，葡萄糖明显降低，蛋白质显著升高。

B. 外观清亮，白细胞总数显著升高，以淋巴细胞为主，葡萄糖明显降低，蛋白质显著升高。

C. 外观混浊，白细胞总数显著升高，以中性粒细胞为主，葡萄糖明显降低，蛋白质显著升高。

D. 外观清亮，白细胞总数显著升高，以中性粒细胞为主，葡萄糖、氯化物正常，蛋白质显著升高。

E. 外观混浊，白细胞总数无明显变化，葡萄糖、氯化物正常，蛋白质显著升高

13. 患儿头颅增强 MRI 检查结果提示：硬脑膜下有长 T1、长 T2 信号影，脑膜明显强化，提示患儿发生的并发症是：

A. 脑室管膜炎

B. 硬脑膜下积液

C. SIADH

D. 脑积水

E. 脑脓肿

14. 化脓性脑膜炎经验性抗生素选用原则正确的是：

    A. 大环内酯类抗生素

    B. 青霉素＋头孢曲松

    C. 首选万古霉素

    D. 单用头孢曲松

    E. 根据年龄经验性选择不同抗生素进行抗感染治疗

15. 病原菌明确后抗生素选择正确的是：

    A. 肺炎链球菌感染选用万古霉素

    B. 脑膜炎奈瑟菌感染首选美罗培南

    C. 流感嗜血杆菌感染首选青霉素

    D. 肠道革兰阴性杆菌感染首选美罗培南

    E. 金黄色葡萄球菌感染首选氨苄西林

16. 关于化脓性脑膜炎抗生素疗程正确的是：

    A. 肺炎链球菌抗感染治疗 7 天

    B. 流感嗜血杆菌抗感染治疗 7 天

    C. 脑膜炎奈瑟菌抗感染治疗 7 天

    D. 金黄色葡萄球菌抗感染治疗 7 天

    E. 肠道革兰阴性杆菌抗感染治疗 7 天

17. 关于化脓性脑膜炎使用激素指征正确的是：

    A. 严重中毒症状

    B. 严重高热

    C. 严重颅内高压表现

    D. 合并严重脓毒症

    E. 以上均是

18. 该患儿治疗 2 天仍高热，又出现频繁惊厥，呼吸节律不齐，前囟隆起，应立即给予处理，下列应除外的一项是：

    A. 物理降温

    B. 立即腰穿查脑脊液

    C. 地西泮缓慢静脉注射

    D. 甘露醇静脉注射

    E. 严密监测生命体征

（甘靖　高晓琳）

第二节 急性感染性多发性神经根炎

一、病史

患儿，女，10岁，因"双下肢乏力6天，双上肢乏力4天"入院。入院前6天，患儿无明显诱因出现双下肢乏力，不能行走，无发热、感觉异常、抽搐等，卧床休息后症状无明显缓解。入院前4天，患儿出现双下肢乏力加重，伴双上肢乏力，双下肢疼痛，四肢肢端多汗，呼吸平稳，无吞咽困难，稍呛咳、发热、抽搐等。为求进一步治疗入我院。

既往史：1个月前因被狗咬伤，曾于当地疾病预防控制中心注射"狂犬病疫苗"。家族史无特殊。

二、体格检查

T 37 ℃，P 90次/分，R 30次/分，BP 100/70 mmHg，体重30 kg。反应可，精神可。心、肺、腹无明显异常。神经专科查体：意识清楚，定向力正常，饮水无呛咳，上肢肌力3级，下肢肌力4级、肌张力降低，双侧膝腱反射消失，双下肢感觉过敏，病理征"－"，脑膜刺激征"＋"。

三、辅助检查

（1）血常规、肝功能、肾功能、电解质、血糖及肌酶正常。
（2）头颅影像学：头颅CT、MRI检查结果均未见异常。

四、初步诊断

四肢乏力原因待诊。

五、初步治疗

保持呼吸道通畅，给予维生素 B_6 营养神经、管喂流食等对症支持治疗。

六、思考题

1. 患儿最可能的诊断是：
   A. 急性感染性多发性神经根炎
   B. 类脊髓灰质炎综合征
   C. 急性横贯性脊髓炎
   D. 周期性瘫痪
   E. 全身型重症肌无力
2. 典型的脑脊液蛋白－细胞分离现象一般出现于：
   A. 起病后1~3天内

    B. 起病后 4~7 天内

    C. 起病后 1 周~1 个月

    D. 起病后 1~3 个月

    E. 起病后 2~3 个月

3. 目前患儿最应该进行的首要检查是：

    A. 脑脊液检查

    B. 脊髓 MRI

    C. 脑电图

    D. 头颅 MRI

    E. 肌电图与神经传导速度

4. GBS 的流行病学特点：

    A. 集中于 16~25 岁，以儿童多见

    B. 集中于 45~60 岁，以青壮年多见

    C. 集中于 16~25 岁和 45~60 岁两个高峰，以儿童和青壮年多见

    D. 我国 GBS 的发病有地区和季节流行趋势，在河北与河南交界带的农村，多在春、冬季节有数年一次的流行趋势

    E. 我国 GBS 的发病有地区和季节流行趋势，在南方的农村，多在春、冬季节有数年一次的流行趋势

5. GBS 主要类型是：

    A. AIDP

    B. AMAN

    C. AMSAN

    D. MFS

    E. 以上均是

6. GBS 若表现呈急性运动轴索型神经病，最常见的感染病原体是：

    A. 空肠弯曲菌

    B. CMV

    C. EBV

    D. 肺炎支原体

    E. 以上均不是

7. GBS 需要鉴别诊断的疾病是：

    A. 类脊髓灰质炎综合征

    B. 急性横贯性脊髓炎

    C. 周期性瘫痪（周期性麻痹）

    D. 重症肌无力

    E. 以上均是

8. 该患儿病情仍在加重，为防止进展可考虑使用：

    A. 大剂量甲泼尼龙

    B. 大剂量人血免疫球蛋白

C. 大剂量 B 族维生素

D. 胆碱酯酶抑制剂

E. 大剂量第三代头孢菌素

9. 丙种球蛋白治疗效果欠佳，则可以考虑：

A. 大剂量甲泼尼龙

B. 血浆置换

C. 大剂量 B 族维生素

D. 宜早期进行功能锻炼

E. 呼吸机辅助治疗

10. GBS 病程进展中最主要的危险是：

A. 肺部感染

B. 肢体瘫痪

C. 呼吸肌麻痹

D. 吞咽困难

E. 根性神经痛

11. 病程第 10 天，患儿出现吞咽困难、声音嘶哑、饮水呛咳，伴呼吸浅快，有"矛盾呼吸"现象，应首先考虑：

A. 合并呼吸肌麻痹

B. 合并吸入性肺炎

C. 合并低钾危象

D. 合并第Ⅸ、Ⅹ脑神经受累

E. 合并呼吸肌麻痹和第Ⅸ、Ⅹ脑神经受累

12. GBS 病情进展迅速者，出现肢体瘫痪、呼吸肌麻痹，死亡时间为：

A. 起病 1~2 天或数小时

B. 起病后 1 周

C. 起病后 2 周

D. 起病后 3~4 周

E. 起病后 2 个月

13. 上运动神经元神经病变与下运动神经元神经病变的区别：

A. 上运动神经元神经病变病损部位在脑、脊髓、脑神经核团

B. 下运动神经元神经病变肌张力增高，呈痉挛性瘫痪

C. 上运动神经元神经病变腱反射减弱或消失，浅反射消失

D. 下运动神经元神经病变肌电图神经传导速度减低，有失神经电位

E. 上运动神经元神经病变有肌束震颤

14. 治疗 2 个月，患儿肌力仍未恢复正常，感觉障碍仍存在，需考虑：

A. 治疗无效

B. 诊断错误

C. CIDP

D. 合并其他运动神经元疾病

E.　以上均不是

15.　GBS 预后：

A.　少数患者神经功能在数周至数月内基本恢复

B.　多数遗留持久的神经功能障碍

C.　GBS 病死率约 20%

D.　主要死于呼吸衰竭、感染、低血压、严重心律失常等并发症

E.　以上均不是

16.　GBS 电生理特征性改变是：

A.　AIDP 电生理检查提示远端运动神经传导潜伏期延长、传导速度减慢、F 波异常、传导阻滞、异常波形离散等

B.　AMAN 电生理检查突出特点是神经电生理检查提示感觉及运动神经受累，并以感觉神经轴索损害明显

C.　AMSAN 电生理检查突出特点是神经电生理检查提示主要以感觉神经轴索损害明显

D.　MFS 电生理检查突出特点是神经电生理检查提示以感觉和运动神经轴索损害明显

E.　ASN 电生理检查突出特点是神经电生理检查提示运动神经损害。

（甘靖　高晓琳）

第三节　癫痫

一、病史

患儿，女，4 岁，因"反复抽搐 1 个月"入院。入院前 1 个月，患儿无诱因出现睡眠中左侧面部及口角抽动，继之左上肢及左下肢抽动，伴有双眼凝视，呼之不应，持续 2 分钟后自行缓解，清醒后对反常动作无回忆，家长未予特殊处理。此后上述症状反复发作，均于睡眠中出现，发作形式同前，同时伴或不伴双手握拳，四肢强直、阵挛，持续 1～3 分钟，每周发作 3 或 4 次。既往史、家族史无特殊。

二、体格检查

T 36.5 ℃，P 110 次/分，R 30 次/分，BP 90/60 mmHg，体重 16 kg。反应可，精神可。心、肺、腹查体无明显异常。神经专科查体：意识清楚，定向力正常，脑神经检查未见异常，四肢肌力、肌张力可，双侧膝腱反射活跃，双侧跟腱反射活跃，病理征无异常，脑膜刺激征无异常。

三、辅助检查

（1）血常规、肝功能、肾功能、电解质、血糖、酮体及肌酶正常。

（2）尿代谢筛查正常。

（3）头颅影像学：头颅 CT、MRI 均未见异常。

（4）脑电图。

①2015－12－28 重庆市儿童医院脑电图报告：异常脑电图，双侧 Rolandic 区棘慢波发放，临床发作一次，表现为睡眠中突然觉醒，肢体强直，持续 10～15 秒，同期 EEG 为右前额－额起源中高波幅 8～9 Hz 较单一节律→两前额－额为著中高波幅尖波节律→全脑中高波幅尖波/4～5 Hz 节律。

②2016－1－25 我院脑电图报告：异常儿童脑电图，双侧 Rolandic 区棘慢波发放，睡眠增多，NREM 放电指数 70％左右，监测到 6 次部分运动性发作及一次全面性发作。

四、初步诊断

抽搐待诊：癫痫？

五、初步治疗

苯巴比妥抗癫痫治疗，维生素 B_6 营养神经等对症支持治疗。

六、思考题

1. 患儿的明确诊断是：
   A. 失神发作
   B. 强直－阵挛发作
   C. 复杂部分性发作
   D. 青少年肌阵挛性癫痫
   E. 伴中央颞区棘波的小儿良性癫痫

2. 癫痫持续状态的定义是：
   A. 发作持续 5 分钟以上不自行停止或癫痫连续发作之间意识未完全恢复又频繁再发
   B. 发作持续 15 分钟以上不自行停止或癫痫连续发作之间意识未完全恢复又频繁再发
   C. 发作持续 10 分钟以上不自行停止或癫痫连续发作之间意识未完全恢复又频繁再发
   D. 发作持续 30 分钟以上不自行停止或癫痫连续发作之间意识未完全恢复又频繁再发
   E. 发作持续 30 分钟以上不自行停止或癫痫连续发作之间意识完全恢复又频繁再发

3. 本病在儿童癫痫中所占比例是：
   A. 5％～10％
   B. 10％～15％
   C. 15％～20％
   D. 20％～25％

E. 25%~30%

4. 本病遗传学类型是：

A. 常染色体显性遗传

B. 常染色体隐性遗传

C. X染色体显性遗传

D. X染色体隐性遗传

E. 无明确遗传方式

5. 本病的流行病学特点是：

A. 大多在1~10岁发病，其中以9~10岁为高峰，男多于女

B. 大多在1~10岁发病，其中以5~8岁为高峰，女多于男

C. 大多在2~14岁发病，其中以9~10岁为高峰，男多于女

D. 大多在2~14岁发病，其中以5~8岁为高峰，男多于女

E. 大多在2~14岁发病，其中以5~8岁为高峰，女多于男

6. 本病的发作表现特点是：

A. 仅在夜间发作，表现为口咽部感觉异常及部分运动性发作

B. 仅在白天发作，表现为口咽部感觉异常及部分运动性发作

C. 多在夜间发作，表现为口咽部感觉异常及全面性运动性发作

D. 多在白天发作，表现为口咽部感觉异常及全面性运动性发作

E. 多在夜间发作，表现为口咽部感觉异常及部分或全面性运动性发作

7. 本病的发作间期脑电图特点是：

A. 中央区和中颞区可见棘、尖、棘慢或尖慢复合波，单侧出现

B. 中央区和中颞区可见棘、尖、棘慢或尖慢复合波，双侧出现

C. 中央区和中颞区可见棘、尖、棘慢或尖慢复合波，单侧或双侧出现

D. 中央区可见棘、尖、棘慢或尖慢复合波，单侧或双侧出现

E. 中颞区可见棘、尖、棘慢或尖慢复合波，单侧或双侧出现

8. 本病的发作期脑电图特点是：

A. 多起源于前额、额区并扩散至全导的尖波节律

B. 多起源于中颞区并扩散至全导的尖波节律

C. 多起源于中央区并扩散至全导的尖波节律

D. 多起源于额、中央或中颞区并扩散至全导的棘波节律

E. 多起源于额、中央或中颞区并扩散至全导的尖波或棘波节律

9. 首选抗癫痫药是：

A. 苯妥英钠

B. 加巴喷丁

C. 左乙拉西坦

D. 苯巴比妥

E. 托吡酯（妥泰）

10. 本病的治疗疗程是：

A. 癫痫控制即可停药

B. 终身用药

C. 1～2 年

D. 3～5 年

E. 8～10 年

11. 本病预后情况是：

    A. 预后差，癫痫发作难于控制，易发展为难治性癫痫

    B. 预后差，癫痫发作难于控制，认知功能易受损

    C. 预后差，一般采用多药联合

    D. 预后好，一般单药治疗可控制癫痫发作

    E. 预后好，但脑电图不易恢复正常

12. 如果患儿发生语言功能障碍考虑是发生了癫痫综合征类型是：

    A. LKS

    B. LTG

    C. IS

    D. GEFS+

    E. SMEI

13. 儿童神经系统疾病的一般诊断思路是：

    A. 定性、定位

    B. 定位、定向

    C. 定向、定性

    D. 定性、定位、定向

    E. 定向、定位、定性

14. 传统将癫痫的诊断分为：

    A. 明确是否是癫痫

    B. 明确癫痫是原发性还是症状性

    C. 明确癫痫的病因

    D. 以上均是

    E. 以上均不是

15. 2001 年国际抗癫痫联盟提出了癫痫诊断的新方案组成是：

    A. 发作期症状学

    B. 发作类型

    C. 综合征类型

    D. 病因、损伤

    E. 以上均是

（甘靖　高晓琳）

第四节　小儿热性惊厥

一、病史

患儿，男，1岁8月，因"流涕、咳嗽1天，发热半天，抽搐1次"就诊。1天前患儿夜间受凉后出现流清涕、咳嗽、鼻塞，不伴发热、气促、喘息、呕吐、腹泻、头痛、寒战等，家长未予重视。半天前患儿出现发热，测体温37.9℃，自服"小儿感冒颗粒""蒲地蓝消炎口服液"等药物。2小时前患儿发热加剧并突然出现抽搐，表现为双目上翻、牙关紧闭、四肢强直抖动，伴面色发绀、口吐白沫，家长立即给予"掐人中"处理，抽搐持续约2分钟缓解，缓解后嗜睡。抽搐后立即测体温40℃。现为求进一步诊治来院。既往体健，否认重大疾病史。G_1P_1，母亲孕期健康，足月顺产，出生时哭声响亮，否认出生时窒息抢救史。新生儿期体健。智力、运动发育同正常同龄儿童。母亲幼时有高热惊厥史。否认家族中有癫痫病、遗传性疾病患者。

二、体格检查

T 39.5℃，P 150次/分，R 30次/分，BP 95/60 mmHg。意识清楚，精神较差，体格检查时欠合作。全身皮肤未见皮疹及黄染，颈部扪及数个黄豆大小淋巴结，颈软。双侧瞳孔等大等圆，直径约3 mm，对光反射灵敏。伸舌居中，咽部充血，双侧扁桃体Ⅰ－Ⅱ度肿大。呼吸平稳，双肺呼吸音清晰，未闻及干湿啰音。心音有力，心律齐，心脏各瓣膜听诊区未闻及杂音。腹软，肝、脾肋下未触及。四肢活动无异常，肌力、肌张力正常。生理反射正常引出，双侧巴氏征可疑阳性，脑膜刺激征阴性。

三、辅助检查

血常规：WBC 8.5×10^9/L，N 0.758，Hb 124 g/L，PLT 158×10^9/L，CRP 10 mg/L。小便常规：未见异常。大便常规：未见异常。凝血常规：未见异常。血生化：ALT 38 U/L，AST 62 U/L，BUN 5.4 mmol/L，CREA 76 mol/L，Na^+ 139 mmol/L，Cl^- 102 mmol/L，K^+ 4.49 mmol/L，Ca^{2+} 2.52 mmol/L。随机血糖：5.6 mmol/L。心电图：窦性心动过速。头颅CT平扫：未见异常。

四、入院后的处理和转归

入院后给予口服布洛芬混悬液、冰冰贴、冰袋物理降温等积极退热处理，密切监护生命体征，患儿体温逐渐下降，精神、反应好转，未再抽搐，无头痛、呕吐、腹泻、意识障碍等症状，继续给予双扑伪麻分散片等小儿感冒药口服，嘱多饮水，监测体温。

五、初步诊断

（1）单纯性热性惊厥。

（2）急性上呼吸道感染。

六、思考题

1. 小儿热性惊厥的好发年龄是：
   A. 0~6 个月
   B. 6~24 个月
   C. 6 个月~3 岁
   D. 3~6 岁
   E. 6~12 岁

2. 小儿单纯性热性惊厥发生与发热的关系：
   A. 低热时出现，体温不超过 38.5 ℃
   B. 发热 24 小时内、体温上升期，体温通常超过 38.5 ℃
   C. 发热 24 小时内、体温下降期，体温通常超过 38.5 ℃
   D. 发热 24 小时后、高热期，体温通常超过 39 ℃
   E. 热退后出现

3. 小儿单纯性热性惊厥的持续时间：
   A. 短暂，数秒
   B. 短暂，数分钟，一般不超过 5 分钟
   C. 5~10 分钟
   D. 15 分钟以上
   E. 30 分钟以上

4. 小儿热性惊厥抽搐的常见表现：
   A. 点头痉挛
   B. 失神发作
   C. 单侧肢体抽搐
   D. 全身强直阵挛或阵挛发作，一次热程仅发作 1 次
   E. 肌阵挛发作

5. 本例诊断单纯性热性惊厥的依据：
   A. 发热后抽搐
   B. 幼儿期的抽搐
   C. 母亲幼时曾有热性惊厥
   D. 脑膜刺激征阴性，排除颅内感染
   E. 典型的起病年龄、符合单纯性热性惊厥的临床表现、阳性家族史

6. 复杂性热性惊厥的特点：
   A. 惊厥时间长，超过 15~20 分钟
   B. 在发热 24 小时后出现惊厥
   C. 1 次热程惊厥发作超过 1 次
   D. 惊厥发作表现为局灶性发作、强直性发作或失张力发作
   E. 以上都是

7. 本例行血电解质检测的目的：
    A. 了解电解质水平，作为补液的参考
    B. 了解患儿的营养水平
    C. 排除电解质紊乱如低钠血症、低钙血症等造成的抽搐
    D. 了解患儿近期摄入是否充分
    E. 常规检查

8. 本例行血糖检测的目的：
    A. 了解患儿的营养水平
    B. 排除低血糖引起的抽搐
    C. 了解血糖水平，作为补液的参考
    D. 了解患儿的应激状态
    E. 排除糖尿病

9. 本例行心电图检查的目的：
    A. 患儿心率明显增快，排除心律失常引起的惊厥
    B. 排除有无先天性心脏病
    C. 常规检查
    D. 评估心脏功能
    E. 排除惊厥造成的心肌缺血

10. 本例行头颅影像学检查的目的：
    A. 了解患儿白质髓鞘化程度
    B. 常规检查
    C. 排除有无颅骨骨折
    D. 排除有无先天性脑发育异常、颅内出血等颅内病变造成的惊厥
    E. 了解有无脑水肿

11. 本例还需要完善的辅助检查是：
    A. 心脏彩超
    B. 脑电图
    C. 肌电图
    D. 胸部 X 线摄影
    E. 脑脊液检查

12. 本例行脑电图检查的时间要求：
    A. 越早越好
    B. 热退后 3 天
    C. 热退后 1 周内
    D. 热退 1～2 周后
    E. 1 个月后

13. 小儿热性惊厥的脑电图结果通常是：
    A. 高度失律
    B. 明显的棘波、尖波发放

    C. 多为正常脑电图或睡眠期偶发尖波

    D. 全导大慢波发放

    E. 脑电波不对称

14. 本例查体双侧巴氏征阳性说明：

    A. 正常幼儿表现

    B. 颅内感染

    C. 颅内出血

    D. 颅内肿瘤

    E. 先天性脑发育异常

15. 屏气发作与小儿热性惊厥的不同点是：

    A. 剧烈哭闹后出现

    B. 6~18 个月婴幼儿多见

    C. 发作时呼吸暂停，先发绀后出现全身强直、抖动，可有角弓反张，发作一般不超过 1 分钟

    D. 脑电图正常

    E. 以上都是

16. 热性惊厥抽搐发作时的急诊处理首选是：

    A. 静脉注射地西泮（安定）

    B. 静脉注射苯巴比妥

    C. 口服苯巴比妥

    D. 口服地西泮

    E. 水合氯醛灌肠

17. 热性惊厥通常的预防措施是：

    A. 长期口服抗癫痫药物

    B. 早期退热、每次发热期短期服用镇静药物预防复发

    C. 每次发热预防性静脉注射地西泮

    D. 每次发热口服抗生素抗感染

    E. 每次发热立即到医院输液

18. 热性惊厥发展为癫痫的风险：

    A. 不会发展为癫痫

    B. 大部分发展为癫痫

    C. 2%~10%的患者发展为癫痫，复杂性热性惊厥、有癫痫家族史、精神运动发育异常是危险因素

    D. 50%发生癫痫

    E. 30%发生癫痫

（蔡浅云　高晓琳）

第五节　婴儿痉挛症

一、病史

患儿，男，8月龄，因"反复点头发作1个月"入院。1个月前患儿无明显诱因出现点头、拥抱样动作，持续约1秒缓解，发作明显时伴有哭闹，发作成串出现，约10次/串，多于睡醒后出现，1~3串/天，不伴其他的发作形式，无发热、咳嗽、呕吐、腹泻、意识障碍等。病前智力、运动发育可，可以翻身、独坐、逗笑、咿呀发声等，发作后伴有明显的智力、运动发育倒退，目前不能独坐和翻身，反应力下降，较少逗笑和发声。现为求进一步诊治来院。既往体健，否认重大疾病史。G_2P_1，母亲孕早期曾有"感冒"，孕38周曾因"胎动不好"有吸氧史。39周行剖宫产，出生时哭声响亮，否认出生时窒息抢救史。新生儿期体健。智力、运动发育情况同现病史。否认家族中有癫痫患者和遗传性疾病患者。

二、体格检查

T 36.5℃，R 32次/分，P 120次/分，BP 92/58 mmHg。意识清楚，对外界刺激反应差，不追视。全身皮肤未见皮疹及黄染，浅表淋巴结未扪及肿大，颈软。双侧瞳孔等大等圆，直径约2.5 mm，对光反射灵敏。伸舌居中，咽部无充血，双侧扁桃体无肿大。呼吸平稳，双肺呼吸音清晰，未闻及干湿啰音。心音有力，心律齐，心脏各瓣膜听诊区闻及杂音。腹软，肝、脾肋下未触及。四肢活动无异常，肌力、肌张力正常。生理反射正常引出，病理征阴性，脑膜刺激征阴性。

三、辅助检查

血常规：WBC 6.6×10^9/L，N 0.674，Hb 118 g/L，PLT 186×10^9/L，CRP 3 mg/L。小便常规：未见异常。大便常规：未见异常。血生化：ALT 22 U/L，AST 34 U/L，BUN 5.1 mmol/L，CREA 45 mol/L，Na^+ 137 mmol/L，Cl^- 100 mmol/L，K^+ 4.2 mmol/L，Ca^{2+} 2.35 mmol/L。随机血糖：5.8 mmol/L。头颅MRI：未见异常。视频脑电图：高度失律。

四、初步诊断

初步诊断为婴儿痉挛症。

五、思考题

1. 婴儿痉挛症三联征是指：
    A. 痉挛发作、脑电图多灶性放电、精神运动发育正常
    B. 痉挛发作、脑电图高度失律图形、精神运动发育落后

C. 惊厥发作、脑电图高度失律图形、精神运动发育正常

D. 强直痉挛发作、脑电图暴发－抑制图形、精神运动发育落后

E. 肌阵挛发作、脑电图多灶性放电、精神运动发育正常

2. 婴儿痉挛症的高发年龄：

A. 1 岁以内发病，高峰为 4~7 月龄

B. 1~2 岁

C. 2~3 岁

D. 3~4 岁

E. 4~6 岁

3. 婴儿痉挛症的病因分类包括：

A. 特发性

B. 隐源性

C. 症状性

D. A＋B＋C

E. 结节性硬化

4. 痉挛发作的特点为：

A. 两臂前举、头和躯干向前屈曲的点头、拥抱样动作，可伴有哭闹

B. 少数病例表现为四肢伸展状

C. 一次发作持续约 1 s，常成串出现，每串数次至数十次，也可单发

D. 发作常出现在睡醒后

E. 以上都是

5. 高度失律脑电图的特征为：

A. 暴发波和全导抑制图形交替出现

B. 多灶性的尖波、棘波发放

C. 在高波幅的不对称、不同步的慢波基础上，夹杂多灶性的尖波和棘波

D. 全导高波幅慢波

E. 全导低电压

6. 婴儿痉挛症与 Lennox－Gastaut 综合征的鉴别点：

A. 3~5 岁起病

B. 多种形式的癫痫发作

C. 广泛性棘波节律暴发

D. 1.5~2.5 Hz 的慢棘慢复合波

E. 以上都是

7. 婴儿痉挛症需要与婴儿期良性发作性疾病鉴别的是：

A. 婴儿早期良性肌阵挛

B. 非癫痫性强直发作

C. 睡眠障碍

D. 晕厥发作

E. A＋B

8. 对于该例患儿的首选治疗：
   A. 手术治疗
   B. 康复治疗
   C. 口服抗癫痫药物
   D. 促肾上腺皮质激素（ACTH）
   E. 丙种球蛋白

9. 用于婴儿痉挛症治疗的抗癫痫药物有：
   A. 丙戊酸钠
   B. 托吡酯
   C. 氯硝西泮
   D. A+B+C
   E. 卡马西平

10. ACTH 和泼尼松治疗的不良反应：
    A. 高血压、高血糖
    B. 电解质紊乱、骨质疏松
    C. 感染
    D. 消化道溃疡
    E. 以上都是

治疗情况：明确患儿诊断后，给予 ACTH 输注治疗 2 周，患儿病情好转，发作减少约 80%。出院后继续口服泼尼松、托吡酯治疗，出院 3 个月内控制较好，反应和运动能力较前改善。但近 2～3 周来，患儿发作再次加重，从每天数次痉挛发作变为 1 天发作 1～2 串，数次至 10 余次/串。

11. 目前治疗方案的调整：
    A. 加用丙戊酸或氯硝西泮
    B. 手术治疗
    C. 康复治疗
    D. 迷走神经刺激术
    E. 加用奥卡西平

治疗情况：加用丙戊酸后，患儿病情好转不明显，发作次数减少不到 50%。继续服用丙戊酸 3 个月，近 2 周来发作再次加重，从之前的每天 1～2 串痉挛发作增加到 2～3 串/天，10～20 次/串。

12. 目前治疗方案宜调整为：
    A. 手术治疗
    B. 生酮饮食
    C. 康复治疗
    D. 加用左乙拉西坦
    E. 加用拉莫三嗪

13. 生酮饮食治疗的指征为：
    A. 婴儿痉挛症

    B. 葡萄糖转移酶 1 缺乏症

    C. Lennox-Gastaut 综合征

    D. 药物治疗失败的全面性癫痫

    E. 以上都是

14. 婴儿痉挛症的预后：

    A. 大多数预后良好

    B. 大多数遗留智力缺陷和运动发育迟滞

    C. 运动发育落后，智力不受影响

    D. 智力发育落后，运动发育不受影响

    E. 发展为自闭症

15. 婴儿痉挛症影响预后的因素：

    A. 发病年龄

    B. 基础病因

    C. 发病到开始治疗的时间

    D. 痉挛发作的程度

    E. 以上都是

（蔡浅云　高晓琳）

第六节　自身免疫性脑炎

一、病史

患儿，女，10岁，因"精神行为异常1个月以上，加重1周"入院。1个多月前患儿无明显诱因出现精神行为异常，表现为夜间睡眠中突然哭闹、打人，睁眼后呼之不应，持续10余分钟后意识清醒，问之原因，不能回答；无故乱发脾气、打人，说"要打爸爸、妈妈"，发作时意识不清、不能识人，有时出现自伤行为，用头撞墙，说"我想自杀"，或出现无意识地四处游走，每次持续约1小时，能自行缓解，事后意识清醒，能部分回忆，问其原因则胡言乱语，一般于清晨及夜间发作，平均1次/天；有时出现胡言乱语，反复问同一个问题；伴智力、记忆力减退和感觉异常，如感觉下肢发冷（实际上皮温正常），无畏寒发热、咳嗽咳痰、呕吐、腹泻、抽搐、头痛、瘫痪、幻听、幻视等症状。近1周病情加重，发脾气、打人发作频率增加，2或3次/天，清晨、夜间及嘈杂环境中易发生，具体表现同前。同时，智力、记忆力下降更加明显，患儿对外界的反应力降低，沉默少语。现为求进一步诊治入院。既往体健，学习成绩中上等，性格偏内向，否认其他重大疾病史。G_2P_2，母亲孕期体健，38周行剖宫产，出生时哭声响亮，否认出生时窒息抢救史。智力、运动发育同正常同龄儿童。否认家族中有遗传性疾病、精神疾病患者。否认家族中有类似疾病患者。

二、体格检查

T 36.3℃，P 87 次/分，R 22 次/分，BP 108/65 mmHg。意识清楚，营养良好，对问话少答，时间、地点定向力缺失，人物定向力部分存在，近、远记忆力减退，计算力减退。全身皮肤未见皮疹及黄染，浅表淋巴结未扪及肿大，颈软，双侧瞳孔等大等圆，直径约 3 mm，对光反射灵敏。伸舌居中，咽部无充血，双侧扁桃体无肿大。呼吸平稳，双肺呼吸音清晰，未闻及干湿啰音。心音有力，心律齐，心脏各瓣膜听诊区闻及杂音。腹软，肝、脾肋下未触及。四肢活动无异常，肌力、肌张力正常。生理反射正常引出，双侧 Barbinski 征可疑阳性，脑膜刺激征阴性，踝阵挛阴性，闭目难立征阴性。

三、辅助检查

血常规：WBC 12.8×10⁹/L，N 0.72，Hb 120 g/L，PLT 203×10⁹/L，CRP 5 mg/L。小便常规：未见异常。大便常规：未见异常。血生化：ALT 16 U/L，AST 31 U/L，BUN 5.6 mmol/L，CREA 51 mol/L，Na⁺ 135 mmol/L，Cl⁻ 103 mmol/L，K⁺ 4.5 mmol/L，Ca²⁺ 2.41 mmol/L。脑脊液：有核细胞 3×10⁹/L，蛋白质、葡萄糖、氯化物含量均正常，涂片及培养阴性。甲状腺功能检查正常。巨细胞病毒、风疹病毒、单纯疱疹病毒、柯萨奇病毒、腺病毒、EB 病毒、流行性乙型脑炎病毒 IgM 抗体：阴性。肺炎支原体抗体：1∶80 阳性。肿瘤标志物：糖类抗原 19－9（CA19－9）90.6 kU/L（升高），甲胎蛋白、癌胚抗原及糖类抗原 125（CA125）测值正常。头颅 MRI：额、颞叶可见片状长 T1、长 T2 信号，轻度强化。视频脑电图：前额、额区尖波、棘波多次发放。胸腹部 CT：未见异常。听觉诱发电位：正常。视觉诱发电位：异常，双侧 P100 波未引出，潜伏期延长，波幅降低。血及脑脊液抗体检查：抗 N－甲基－M－天冬氨酸（N－methyl－D－aspartate，NMDA）受体抗体：强阳性（"＋＋＋"）。

四、初步诊断

初步诊断为抗 NMDA 受体脑炎。

五、思考题

1. 抗 NMDA 受体脑炎的发病机制：
   A. NMDA 受体先天缺陷
   B. NMDA 受体基因缺陷
   C. 病毒感染
   D. 真菌感染
   E. 机体产生抗 NMDA 受体抗体
2. 抗 NMDA 受体脑炎常见于：
   A. 年轻男性
   B. 年轻女性
   C. 老年男性
   D. 老年女性

E. 幼儿

3. 抗 NMDA 受体脑炎的主要临床表现是：
   A. 精神症状、惊厥发作
   B. 记忆力减退、意识障碍
   C. 通气障碍、自主神经功能障碍
   D. 不自主运动
   E. 以上都是

4. 抗 NMDA 受体脑炎常合并的肿瘤是：
   A. 神经母细胞瘤
   B. 肝血管瘤
   C. 生殖细胞肿瘤
   D. 乳腺肿瘤
   E. 以上都不是

5. 本例患儿行胸、腹部 CT 检测的目的是：
   A. 明确有无肺炎
   B. 排除有无结核
   C. 排除有无潜在肿瘤
   D. 排除有无浆膜腔积液
   E. 以上都不是

6. 抗 NMDA 受体脑炎患儿的常见脑脊液改变是：
   A. 有核细胞数明显升高，蛋白质升高，葡萄糖及氯化物明显降低
   B. 有核细胞数明显升高，蛋白质升高，葡萄糖及氯化物轻度降低
   C. 有核细胞数轻度升高，蛋白质明显升高，葡萄糖及氯化物正常
   D. 有核细胞数轻度升高，蛋白质轻度升高，葡萄糖及氯化物正常
   E. 有核细胞数升高，蛋白质升高，葡萄糖及氯化物降低

7. 抗 NMDA 受体脑炎患儿的常见头颅 MRI 改变是：
   A. 异常包块
   B. T1 像高信号，T2 像低信号
   C. T1 像低信号，T2 像高信号，FLAIR 像高信号
   D. T1 像低信号，T2 像高信号，FLAIR 像低信号
   E. 病灶明显强化

8. 抗 NMDA 受体脑炎患儿的脑电图改变特点是：
   A. 多数异常
   B. 弥漫性 δ、θ 频率慢波背景
   C. 偶见癫痫样放电和电发作
   D. 不具特异性
   E. 以上都是

9. 抗 NMDA 受体脑炎和病毒性脑炎的主要鉴别点是：
   A. 常出现发热

  B. 以精神行为异常为首发症状者相对较少

  C. 病毒学检查阳性

  D. 抗 NMDA 受体抗体阴性

  E. 以上都是

10. 抗 NMDA 受体脑炎和其他自身免疫性脑炎的主要鉴别点是：

  A. 通过脑电图鉴别

  B. 通过检测血液和脑脊液中不同类型的抗体

  C. 通过头颅 MRI 鉴别

  D. 通过脑脊液常规检查鉴别

  E. 以上都不是

  治疗经过：明确诊断后，给予患儿静脉丙种球蛋白冲击治疗，以及甲泼尼龙冲击治疗 3 天，辅以奥美拉唑保护胃黏膜、维 D 钙咀嚼片补钙，监测血压、血糖等对症支持治疗。经治疗后患儿反应较前明显好转，未再出现烦躁、发脾气，能回答简单问题，记忆力及认知水平较前改善。

11. 抗 NMDA 脑炎的一线免疫治疗有：

  A. 糖皮质激素

  B. 静脉注射免疫球蛋白

  C. 血浆置换

  D. 环磷酰胺

  E. A+B+C

12. 丙种球蛋白冲击治疗的方案是：

  A. 0.5 g/(kg·d)，共 3 天

  B. 1 g/(kg·d)，共 2 天

  C. 2 g/(kg·d)，共 1 天

  D. 400 mg/(kg·d)，共 5 天

  E. B+C+D

13. 甲泼尼龙的冲击疗法的剂量是：

  A. 1~2 mg/(kg·d)

  B. 3~5 mg/(kg·d)

  C. 5~10 mg/(kg·d)

  D. 10~15 mg/(kg·d)

  E. 15~30 mg/(kg·d)

14. 抗 NMDA 受体脑炎的二线治疗药物有：

  A. 利妥昔单抗

  B. 环磷酰胺

  C. A+B

  D. 环孢素

  E. 长春新碱

15. 抗 NMDA 受体脑炎的预后：

A. 80％预后良好

B. 早期治疗显著改善预后

C. 开始免疫治疗 1 个月内临床症状开始好转，1 年半内均为恢复期

D. 12％～25％的病例复发

E. 以上都是

（蔡浅云　高晓琳）

第十七章 内分泌系统疾病

第一节 先天性甲状腺功能减低症

一、病史

患儿，男，1月龄，因新生儿筛查异常就诊。患儿出生体重 3.42 kg，身长约 50 cm，否认出生窒息抢救史。母亲孕期否认疾病史和特殊用药史。生后无喂养困难。

二、体格检查

反应尚可，前囟平软，心、肺、腹无特殊。神经系统未见异常。

三、辅助检查

新生儿筛查电话报告甲状腺功能异常（未见正式报告）。

四、思考题

1. 新生儿筛查不包含的内容（可多选）：
    A. 先天性甲状腺功能减低症
    B. G-6-PD 缺陷
    C. 苯丙酮尿症
    D. 先天性肾上腺皮质增生症
    E. 丙酮酸血症
2. 新生儿筛查是在新生儿生后什么时候进行：
    A. 生后即刻
    B. 生后 24 小时
    C. 生后 48 小时
    D. 生后 72 小时
    E. 生后 1 周
3. 新生儿筛查的标本采集种类是：

    A. 静脉血

    B. 脐带血

    C. 末梢血

    D. 足跟血

    E. 清晨小便

4. 早期诊断先天性甲状腺功能减低症，其筛查项目是：

    A. T_3

    B. T_4

    C. TSH

    D. 碱性磷酸酶

    E. 胆固醇

5. 先天性甲状腺功能减低症的病因不包括：

    A. 甲状腺不发育或发育不全

    B. 甲状腺素合成缺陷

    C. 碘缺乏

    D. 促甲状腺激素缺乏

    E. 甲状腺组织有淋巴细胞浸润

6. 先天性甲状腺功能减低症的患儿在新生儿期可能出现的症状：

    A. 出生低体重

    B. 无明显黄疸

    C. 生后腹泻症状明显

    D. 喂养困难

    E. 皮肤潮红

7. 甲状腺激素的作用不包括：

    A. 增加产热

    B. 促进肝糖原合成

    C. 增加蛋白质合成

    D. 提高神经兴奋性

    E. 增加心输出量

8. 关于下丘脑－垂体－甲状腺轴的功能，下列说法不正确的是：

    A. TRH 能促进生长激素分泌

    B. TSH 促进甲状腺细胞增生

    C. TRH 刺激 TSH 合成和释放

    D. TRH 是调节甲状腺功能的主要激素

    E. 血中甲状腺激素降低时，会刺激 TRH 和 TSH 分泌增加

9. 以下各项中不影响甲状腺素合成和释放的是：

    A. TSH

    B. 甲状腺球蛋白

    C. 丙硫氧嘧啶

  D. 二碘络氨酸

  E. C 肽

10. 该患儿新生儿筛查提示甲状腺功能异常，以下处理正确的是：

  A. 观察随访

  B. 使用左甲状腺素钠（优甲乐）50 μg，每日一次，口服

  C. 复查甲状腺功能

  D. 使用甲硫咪唑（赛治）

  E. 使用优甲乐 25 μg，每日一次，口服

11. 患儿复查甲状腺功能提示 TSH>100 mU/L，T_4 1.29 nmol/L（0.1 μg/dl）。目前考虑患儿存在：

  A. 先天性甲状腺功能减低

  B. 先天性甲状腺功能亢进

  C. 高 TSH 血症

  D. 暂时性甲状腺功能减低

  E. 正常

12. 地方性甲状腺功能减低的主要原因是：

  A. 甲状腺发育异常

  B. 垂体分泌的 TSH 减少

  C. 甲状腺激素合成障碍

  D. 母亲孕期缺碘

  E. 母亲孕期服用甲状腺药物

13. 下列不是先天性甲状腺功能减低症的临床表现是：

  A. 皮肤粗糙

  B. 黄疸消退延迟

  C. 特殊面容

  D. 经常腹泻

  E. 发育落后

14. 先天性甲状腺功能减低症的患儿骨龄片可能出现：

  A. 骨龄正常

  B. 骨龄落后

  C. 骨龄提前

  D. 异常增生

  E. 骨质破坏

15. 对该患儿的治疗，下列说法正确的是：

  A. 甲状腺素替代治疗

  B. 甲状腺素用量从大剂量开始，逐渐减量至维持量

  C. 调药以临床症状改善情况为依据

  D. 此时开始治疗，仍可能遗留神经后遗症

  E. 患儿在治疗过程中的随访必须每月 1 次

（刘颖 高晓琳）

第二节 性早熟

一、病史

  患儿，女，7 岁，因"发现乳房包块 1 周"就诊。患儿洗澡时由家长发现左侧乳房包块，伴触痛。平时饮食规律，无明显不良饮食习惯。目前身高 121 cm，体重 20 kg。其父亲身高 170 cm，母亲身高 156 cm。

二、体格检查

  身高 121 cm，体重 20 kg。对答切题，智力正常。左侧乳房 B2 期。心、肺、腹无特殊。神经系统未见异常。

三、辅助检查

  乳腺彩超：左侧乳腺腺体发育。

四、思考题

1. 青春期开始的年龄通常是：
  A. 女孩 8~10 岁，男孩 10~12 岁
  B. 女孩 9~11 岁，男孩 11~13 岁
  C. 女孩 10~12 岁，男孩 12~14 岁
  D. 女孩 11~13 岁，男孩 12~14 岁
  E. 女孩 11~13 岁，男孩 13~15 岁

2. 女孩的青春期发育遵循的规律是：
  A. 女孩青春期平均大约 5 年
  B. 女孩的青春期发育顺序：乳房—阴毛/腋毛—外生殖器—月经来潮
  C. 女孩的青春期发育顺序：阴毛—乳房—腋毛—外生殖器改变—月经来潮
  D. 女孩的青春期发育顺序：乳房—阴毛—外生殖器改变—月经来潮—腋毛
  E. 月经来潮后 1 年会出现身高急骤增长

3. 男孩的青春期发育规律是：
  A. 男孩青春期整个过程大约 5 年以上
  B. 男孩的青春期发育顺序：睾丸—阴毛/腋毛—外生殖器—胡须
  C. 男孩的青春期发育顺序：阴毛—睾丸—腋毛—外生殖器改变—胡须
  D. 男孩的青春期发育顺序：睾丸—阴毛—外生殖器改变—腋毛
  E. 睾丸容积超过 6 ml 标志青春期开始

4. 性发育过程分期采用 Tanner 分期法，以下描述不正确的是：

 A. 乳房发育以 B 代表，睾丸以 G 代表，阴毛以 P 代表

 B. 此患儿乳房 B2 期，表示其乳房出现硬结，乳头及乳晕稍增大

 C. 此患儿可以出现阴唇处少许稀疏浅毛

 D. 此患儿可以出现生长增速

 E. 此患儿乳房侧面观呈半圆状

5. 性早熟的定义是：

 A. 儿童在 8 岁前出现第二性征

 B. 女童在 8 岁前，男童在 9 岁前出现第二性征

 C. 女童在 7 岁前，男童在 8 岁前出现第二性征

 D. 儿童在 9 岁前出现第二性征

 E. 女童在 9 岁前，男童在 10 岁前出现第二性征

6. 关于性早熟的分类，下列说法正确的是：

 A. 性早熟分为中枢性性早熟和外周性性早熟

 B. 颅内肿瘤导致的性早熟为假性性早熟

 C. 误服避孕药导致的性征发育为真性性早熟

 D. 单纯乳房早发育为部分性性早熟

 E. 儿童性早熟以中枢性性早熟多见

7. 此患儿需要完善的检查（可多选）是：

 A. 妇科 B 超

 B. 骨龄

 C. FSH、LH、HCG、AFP

 D. 染色体检测

 E. 头部 MRI

8. 对 GnRH 激发试验，下列说法正确的是：

 A. 诊断中枢性性早熟的"金标准"

 B. 药物为 GnRH，所用剂量为每次 $2\,\mu g/kg$

 C. 试验结果提示 FSH 明显升高，说明患儿中枢性腺启动，对 CPP 有诊断意义

 D. LH/FSH 值≥0.6，考虑青春期启动

 E. 试验结果阴性可以排除性早熟

9. 该患儿行 GnRH 激发试验结果如表 17-1。

表 17-1　GnRH 激发试验结果

	0 min	30 min	60 min	90 min	120 min
LH（U/L）	1.2	1.6	2.9	4.2	3.1
FSH（U/L）	5.8	8.4	11.7	15.2	12.9

该结果说明该患儿目前属于：

 A. 中枢性性早熟

  B. 外周性性早熟

  C. 单纯乳房早发育

  D. 肾上腺功能早现

  E. 垂体功能减退

10. 目前认为以下食物对性早熟患儿无影响的是：

  A. 豆浆

  B. 牛奶

  C. 巧克力

  D. 薯片

  E. 饮料

11. 患儿定期随访过程中，乳房一度消退，就诊后半年复诊，家长诉患儿乳房再次长大，身高增长约 5 cm。这种情况需考虑：

  A. 乳房发育加速

  B. 中枢性性早熟

  C. 正常发育

  D. 外周性性早熟

  E. 乳房肿瘤

12. 患儿复查 GnRH 激发试验后结果如表 17-2。

表 17-2 复查 GnRH 激发试验后结果

	0 min	30 min	60 min	90 min	120 min
LH（U/L）	2.8	3.6	7.9	8.2	6.5
FSH（U/L）	7.8	9.4	10.7	14.3	11.7

该结果说明该患儿目前属于：

  A. 中枢性性早熟

  B. 外周性性早熟

  C. 单纯乳房早发育

  D. 肾上腺功能早现

  E. 垂体功能减退

13. 患儿目前 7.5 岁，骨龄提示 10 岁，预测成年身高为 155 cm，下列说法正确的是：

  A. 骨龄提前明显，需要积极治疗

  B. 预测成年身高和遗传身高接近，可以不干预治疗

  C. 预测成年身高与遗传身高接近，不需要生长激素治疗

  D. 患儿可能在半年左右月经来潮

  E. 患儿积极治疗的目的是避免月经过早来潮

14. 关于 GnRHa 治疗 CPP，下列说法正确的是：

  A. 常用的治疗药物有曲普瑞林、亮丙瑞林等制剂，其药效和天然 GnRH 相当

  B. 治疗首剂为 3.75 mg，此后剂量为每次 60~80 μg/kg

C. 治疗用药每 4 周 1 次，最多不超过 5 周

D. 治疗过程中出现阴毛发育或进展说明治疗失败

E. 女孩骨龄 12 岁需要停药

15. 关于 CPP 患儿的随访，下列说法正确的是：

A. 每月复查一次生长发育情况

B. 每月复查一次激素水平

C. 每 3 个月复查一次骨龄和 B 超

D. 每 6 个月复查一次骨龄

E. 停药后不需要再复查随访

（刘颖　高晓琳）

第十八章　儿童急救

第一节　病例 1

一、病史

患儿，女，1岁3个月，因"反复咳嗽20天以上，气促2天以上，加重半天"就诊。二十多天前患儿"受凉"后出现轻微咳嗽，闻及喉间痰响，无发热、气促及发绀，无吐泻。当地医院给予口服药（具体不能提供）治疗后上述症状有减轻。十多天前呛奶后出现声嘶，咳嗽加重，于当地医院行胸部 X 线摄影检查，胸片示"双肺纹理增多（未见报告）"。住院治疗1周多（具体诊治不能提供），咳嗽及声嘶无好转。2天前出现气促，无发热。半天前患儿气促加重，口唇发绀。患儿系足月顺产，出生体重2.8 kg，出生史无特殊。既往因"支气管肺炎"住院治疗2次。

二、体格检查

T 36.6 ℃，P 182次/分，R 62次/分，BP 91/56 mmHg。急性危重病容，烦躁，肢端及颜面发绀，肢端凉，干燥，浅表淋巴结未扪及肿大，皮下无出血，双侧瞳孔等大等圆，对光反射稍迟钝。咽部充血，闻及喉鸣，三凹征阳性。双肺呼吸音粗，肺底闻及少许中细湿啰音。心律齐，心音有力，心前区未闻及病理性杂音。腹软，肝肋下1 cm、质软、缘锐，脾未扪及。颈阻阴性，Babinski 征阴性，Kernig 征阴性。毛细血管充盈时间大于3秒。

三、辅助检查

血常规：WBC 7.4×10^9/L，N 0.295，RBC 7.4×10^{12}/L，Hb 85 g/L，PLT 252×10^9/L，CRP 10 mg/L。

四、思考题

1. 此患儿就诊后，给予经鼻高流量吸氧后面色发绀缓解，肢端仍凉，毛细血管充盈时间仍大于3 s，此时采取的措施正确的是：

A. 提高吸入氧浓度，改善缺氧

B. 输入碳酸氢钠，改善缺氧可能导致的酸中毒

C. 给予西地兰静脉推注

D. 给予 0.9％氯化钠注射液（生理盐水）扩容

E. 行胸部 X 线摄影检查了解呼吸困难的原因

2. 经过扩容治疗后，患儿肢端逐渐暖和，心率 130 次/分。完善胸部 X 线摄影检查，如图 18−1。治疗数天后，患儿呼吸困难逐渐加重，吸气性三凹征阳性，经鼻高流量吸氧下出现口唇发绀，血氧饱和度下降至 86％，烦躁。此时采取的措施正确的是：

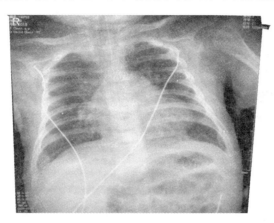

图 18−1　患儿胸部 X 线摄影检查

A. 镇静，减少耗氧量

B. 气管插管，呼吸机辅助通气

C. 给予 0.9％氯化钠注射液（生理盐水）扩容

D. 增强抗感染力度

E. 使用肾上腺素

3. 行气管插管术时，复苏囊正压通气时，如何判断气管导管位置合适：

　　A. 双肺可闻及清晰的呼吸音

　　B. 双肺呼吸音对称

　　C. 可见胸廓起伏

　　D. 剑突下不能听见气过水声

　　E. 以上说法都对

4. 此患儿应该选择气管导管的尺寸：

　　A. 不带球囊气管导管内径 3 mm

　　B. 不带球囊气管导管内径 3.5 mm

　　C. 不带球囊气管导管内径 4 mm

　　D. 不带球囊气管导管内径 4.5 mm

　　E. 不带球囊气管导管内径 5 mm

5. ABC 复苏方案指什么：

　　A. 阿氏评分，碳酸氢钠和胸外按压

B. 评估、责任和危急

C. 阿氏评分、血容量和协作护理

D. 气道、呼吸和循环

E. 循环、气道和呼吸

6. 婴幼儿发生心搏骤停的原因最常见的是：

A. 窒息

B. 心室颤动

C. 心肌梗死

D. 先天性心脏病

E. 脓毒症

7. 心肺复苏时，胸外心脏按压手法正确的是：

A. 儿童进行胸外按压时，可使用单手或双手按压法

B. 儿童进行胸外按压时，按压点选择胸骨下 1/2（乳头连线中点）

C. 婴儿进行胸外按压时，可使用双指按压法

D. 婴儿进行胸外按压时，可使用双手环抱法

E. 以上均正确

8. 心肺复苏指南中胸外按压的频率为：

A. 80~100 次/分

B. 至少 90 次/分

C. 至少 120 次/分

D. 60~80 次/分

E. 100~120 次/分

9. 拟行气管插管时，患儿出现血氧饱和度下降至 80%，心率下降至 87 次/分，表情淡漠，反应差，立即给予复苏囊正压通气，患儿心率及血氧饱和度仍进行性下降，考虑最可能的原因是：

A. 上气道梗阻

B. 心力衰竭

C. 出现颅脑病变

D. 以上均对

E. 以上均不对

10. 如前所述，患儿出现血氧饱和度下降至 80%，心率下降至 87 次/分，表情淡漠，反应差，除了进行气管插管改善通气还需要的措施是：

A. 给予肾上腺素

B. 给予阿托品

C. 给予电复律

D. 给予纳洛酮

E. 以上均不对

11. 心肺复苏的有效指标是：

A. 触到脉搏

    B. 瞳孔逐渐缩小

    C. 口唇转红

    D. 开始有自主呼吸

    E. 以上均正确

12. 心肺复苏时，给药可以通过的途径：

    A. 静脉注射

    B. 骨髓内给药

    C. 气管内滴入

    D. A+B+C

    E. A+C

13. 进行气管插管后患儿血氧饱和度上升至正常。行纤维支气管镜检查，发现右侧梨状隐窝处有一肿物，如图 18-2 所示。下一步诊疗措施不恰当的是：

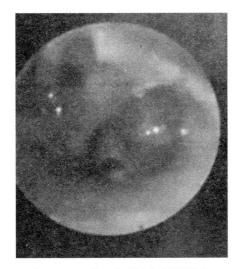

图 18-2　患儿纤维支气管镜检查

    A. 行颈部增强 CT 检查

    B. 耳鼻喉科会诊

    C. 继续抗感染治疗

    D. 行血培养检查

    E. 行凝血功能检查

14. 行颈部增强 CT 提示：右侧梨状隐窝区域占位，气管向左前移位，管腔明显变窄，颈淋巴结未见增大（如图 18-3 所示）。于耳鼻喉科行"支撑喉镜下咽血管瘤硬化剂注入术"，术后患儿出现持续发热，此时不应该进行的检查是：

    A. 痰需氧菌培养

    B. 血培养

    C. 痰真菌培养

    D. 胸部 X 线摄影

    E. 骨髓涂片

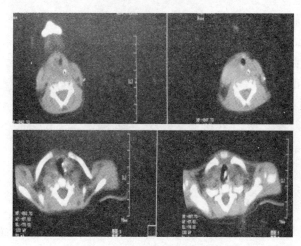

图 18-3 患儿颈部 CT 检查

15. 患儿病原学检查查见支原体生长。以下的抗生素选择正确的是：
    A. 青霉素
    B. 头孢哌酮
    C. 头孢哌酮他唑巴坦
    D. 阿奇霉素
    E. 阿昔洛韦

（罗黎力 高晓琳）

第二节 病例 2

一、病史

患儿，女，11 个月 1 天。因 "发热、咳嗽 2 天，反复抽搐半天" 入院。患儿 2 天前无明显诱因出现发热及咳嗽，最高体温 38.3 ℃，口服药物治疗无好转。半天前出现抽搐，表现为四肢强直，口唇发绀，双眼凝视，呼之不应，持续约数分钟后家长 "掐人中" 缓解，缓解后患儿嗜睡，测体温 37.8 ℃。反复发作共 5 次，患儿意识障碍逐渐加重，于当地医院就诊，给予头颅 CT 检查及输液治疗（具体治疗不详）后立即转我院治疗，来院途中仍有反复四肢抽动。否认毒物接触史，否认误服药物史，否认头颅外伤史，否认既往惊厥史，否认遗传代谢性疾病及癫痫家族史。

二、体格检查

T 37.7 ℃，P 165 次/分，R 40 次/分，BP 97/48 mmHg。急性危重病容，浅昏迷，前囟张力不高，瞳孔等大等圆，对光反射迟钝，颈软。呼吸运动对称，双肺呼吸音粗，闻及少许湿啰音。心、腹无特殊。四肢肌力及肌张力高，膝跳反射未能引出，Babinski 征双侧阳性。

三、辅助检查

血常规：WBC 12.8×10^9/L，N 0.65，L 0.255，Hb 122 g/L，PLT 102×10^9/L，CRP 13.0 mg/L。

降钙素原（PCT）>50 μg/L。

头颅CT（外院）：未见颅内出血及占位。

胸部X线摄影：支气管肺炎。

凝血功能：PT 25.9秒，APTT 88.7秒，INR 2.27，Fg 1410 mg/L，TT 23.6秒。

四、思考题

1. 患儿到院后再次出现抽搐，表现为双眼凝视，口唇发绀，四肢强直，伴有发热，此时应首先采取的诊疗措施是：

    A. 安置口咽通气道，防止舌咬伤

    B. 清理呼吸道，防止返流误吸所致窒息

    C. 吸氧缓解发绀

    D. 口服退热药降低体温

    E. 给予地西泮止痉

2. 经过治疗后，患儿抽搐停止。体格检查：浅昏迷，压眶有反应，双侧瞳孔等大，对光反射迟钝。此时应该采取的措施是：

    A. 肌内注射阿尼利定（安痛定）

    B. 快速静脉滴注20%甘露醇

    C. 肌内注射鲁米钠

    D. 缓慢静脉注射西地兰

    E. 缓慢静脉注射西地兰及钙剂

3. 请问下列检查不是目前应该做的是：

    A. 脑脊液检查

    B. 痰培养

    C. 血培养

    D. 肝、肾功能

    E. 电解质检查

4. 请问脑脊液检查结果提示化脓性脑膜炎的是：

    A. 白细胞 3000×10^6/L，多核细胞80%，蛋白质3000 mg/L，葡萄糖1.4 mmol/L

    B. 白细胞 3×10^6/L，蛋白质定性阴性，葡萄糖4.4 mmol/L

    C. 白细胞 30×10^6/L，淋巴细胞80%，蛋白质定性阴性，葡萄糖4.4 mmol/L

    D. 白细胞 30×10^6/L，多核细胞80%，蛋白质定性阴性，葡萄糖4.4 mmol/L

    E. 白细胞 10×10^6/L，蛋白质定性阴性，葡萄糖4.4 mmol/L

5. 化脓性脑膜炎与结核性脑膜炎检查有根本性区别的项目是：

    A. 白细胞总数及分类

    B. 蛋白质定量

    C. 葡萄糖及氯化物定量

    D. 脑脊液外观

    E. 脑脊液病原检测

6. 下列各项中不是化脓性脑膜炎并发症的是：

    A. 脑室内出血

    B. 脑室管膜炎

    C. 脑积水

    D. 脑性低钠综合征

    E. 硬脑膜下积液

7. 下列各项中不是儿童热性惊厥特点的是：

    A. 多见于 6 个月至 3 岁小儿

    B. 发作前均有发热、多在发热初起体温骤升时发作

    C. 惊厥呈全身性，持续时间不超过 10 分钟

    D. 多伴有呼吸道、消化道感染，而无中枢神经系统感染

    E. 发作 1 周后脑电图异常

8. 患儿目前最可能的诊断是：

    A. 肺炎，颅内感染

    B. 肺炎，低血糖惊厥

    C. 肺炎，维生素 D 缺乏伴手足搐搦症

    D. 肺炎，热性惊厥

    E. 肺炎，颅内出血

    输注血浆、纤维蛋白原、维生素 K_1 纠正凝血功能障碍后行腰椎穿刺脑脊液检查，常规生化均正常。电解质：血钾 2.5 mmol/L，ALT 351 U/L，AST 599 U/L，LDH 5793 U/L，尿素氮 17.12 mmol/L，余基本正常。体液免疫：未见异常。肌钙蛋白 I 0.835 μg/L，肌红蛋白>2000.00 μg/L。心电图及心脏彩超检查未见异常。

    头颅 CT 检查结果见图 18-4，胸部 CT 检查结果见图 18-5。

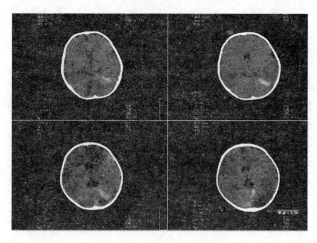

图 18-4　患儿头颅 CT 检查

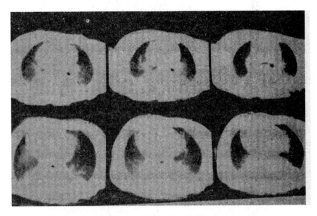

图 18－5　患儿胸部 CT 检查

9. 针对此患儿，以下诊断不考虑的是：

    A. 肺炎

    B. 心肌炎

    C. 低钾血症

    D. 颅内出血

    E. 颅内感染

10. 此患儿入院后首先应做的处理：

    A. 缓慢静脉注射地西泮（安定），静脉补钙

    B. 肌内注射阿尼利定及地西泮

    C. 缓慢静脉注射地西泮，快速静脉滴注 20％甘露醇

    D. 肌内注射鲁米钠及维生素 D

    E. 缓慢静脉注射西地兰及钙剂

11. 关于儿童肺炎抗生素应用说法不正确的是：

    A. 肺炎链球菌首选青霉素

    B. 支原体肺炎选用阿奇霉素治疗

    C. 金黄色葡萄球菌耐药者首选万古霉素

    D. 首选广谱抗生素

    E. 重症者宜静脉联合用药

12. 儿童肺炎体征以下正确的是：

    A. 呼吸增快

    B. 呼吸困难

    C. 肺部湿啰音

    D. 支气管呼吸音（管状呼吸音）

    E. 以上均对

13. 此患儿肺炎的症状及体征中，对诊断肺炎提示意义最大的是：

    A. 呼吸增快

    B. 发热

    C. 咳嗽

D. 双肺呼吸音粗

E. 双肺底闻及湿啰音

头、胸、腹 CT：大脑镰及左侧小脑幕硬膜下出血；双肺多发条索影、结片影、磨玻璃样影及片状实变影，考虑双肺感染；腹部未见异常。

美罗培南＋万古霉素抗感染；地塞米松抗炎、甘露醇及甘油果糖降颅内压；输注血浆、纤维蛋白原、维生素 K_1 纠正凝血功能障碍等对症支持治疗。

入院第 2 天患儿呼吸困难进行性加重，予呼吸机辅助通气。

胸部 X 线摄影：双肺炎症，左肺尖实变，与旧片比较病变更明显；右肺上叶不张，伴中下叶代偿性肺气肿（见图 18-6）。

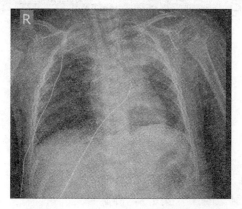

图 18-6　患儿胸部 X 线摄影检查

14. 患儿经治疗后偶有局灶性抽搐，呼吸机辅助通气下无发绀，双肺未闻及湿啰音，但影像学检查提示肺部病变加重，出现呼吸衰竭，原因考虑最有可能的是：

A. 真菌感染

B. 肺出血

C. 目前使用的抗生素耐药的细菌感染

D. 抽搐时胃内容物吸入

E. 颅内感染

纤维支气管镜检查见图 18-7。肺泡灌洗液培养为曲霉菌。

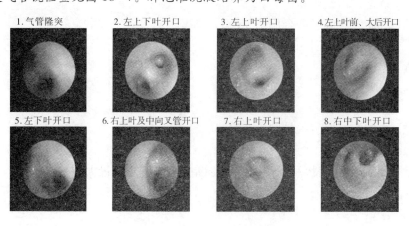

图 18-7　患儿纤维支气管镜检查

15. 肺炎使用糖皮质激素的指征不正确的是：
    A. 喘憋明显者
    B. 合并脓毒性休克的重症肺炎
    C. 胸膜腔短期内出现较多积液
    D. 肺炎高热持续不退伴过强炎性反应者
    E. 真菌感染者

使用抗真菌治疗后患儿肺部感染明显好转，复查胸部 CT（见图 18－8）提示：双肺炎症，左肺上叶尖后段、右肺下叶背段、后基底段实变影伴含气不良；双侧胸膜局限性增厚；与上述旧片比较右肺下叶后基底段炎性病变有所吸收。

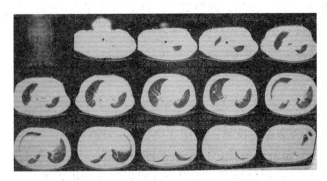

图 18－8　患儿复查胸部 CT 图

（罗黎力　高晓琳）

第三节　病例 3

一、病史

患儿，女，3 岁 3 个月，因"反复抽搐 2 小时以上"就诊。患儿 2 小时前出现抽搐，表现为四肢强直，口唇发绀，流涎，呼之不应，大小便失禁，持续约数分钟后缓解。缓解后患儿昏迷，呼吸不规则，未测体温。反复发作十余次。否认发热、呕吐、腹泻及外伤史。

二、体格检查

T 36℃，P 65 次/分，R 20～41 次/分。急性危重病容，浅昏迷，瞳孔等大等圆，直径约 1 mm，对光反射迟钝，颜面及肢端发绀，四肢湿冷，颈软。呼吸运动对称，双肺呼吸音粗，闻及少许湿啰音。心、腹无特殊。Babinski 征双侧阴性。

三、辅助检查

暂缺。

四、思考题

1. 患儿到院后闻及大蒜味，追问病史得知发病前有饮入捡来"饮料"历史，此时诊断需考虑：
    A. 有机磷中毒
    B. 颅内感染
    C. 鼠药中毒
    D. 癫痫
    E. 以上均不对

2. 患儿呼吸仍不规则，发绀，四肢湿冷，此时首先采取的诊疗措施是：
    A. 安置口咽通气道，防止舌咬伤
    B. 清理呼吸道，防止返流误吸所致窒息
    C. 洗胃
    D. 气管插管
    E. 给予地西泮止痉

3. 关于口服有机磷中毒后洗胃的说法正确的是：
    A. 无论患者意识是否清楚，均应安置胃管洗胃
    B. 就诊超过 6 h，胃已排空，可以不洗胃以便尽快解毒治疗
    C. 洗胃液温度应接近体温
    D. 洗胃至无味后即可停止洗胃
    E. 以上均不对

4. 经过呼吸机辅助通气，洗胃及使用阿托品等治疗后，患儿出现肢端暖、干，颜面潮红，发热，体温 37.8 ℃。此时考虑：
    A. 伴有细菌感染
    B. 阿托品治疗后的表现
    C. 中毒加重的表现
    D. 治疗无效的表现
    E. 以上均不对

5. 此患儿经过气管插管呼吸机辅助通气及使用阿托品后发绀缓解，心率上升。此时进行辅助检查对诊断最有帮助的是：
    A. 肝、肾功能
    B. 胆碱酯酶活性
    C. 头颅 CT
    D. 血常规
    E. 脑脊液检查

6. 使用阿托品治疗后，需要警惕过量所致阿托品中毒。阿托品中毒的主要表现是：
    A. 烦躁不安
    B. 抽搐
    C. 尿滞留

D. 视物模糊

E. 以上均正确

7. 发生阿托品中毒后，采取的措施不正确的是：

A. 减少或停用阿托品

B. 使用毛果云香碱

C. 中度以上中毒患者可给予20％甘露醇

D. 血液净化治疗

E. 使用盐酸戊乙奎醚注射液（长托宁）

8. 经过治疗后，胆碱酯酶活性恢复到多少作为治疗的目标：

A. 10％

B. 20％

C. 30％

D. 50％

E. 100％

9. 对于有机磷中毒，使用氯解磷定、碘解磷定说法不正确的是：

A. 尽早用药

B. 全程用药

C. 重复用药

D. 首剂足量

E. 可联合用药

（罗黎力　高晓琳）

第三篇　儿科学 TBL 病例思考题参考答案及解析

第十九章 儿童生长发育与儿童保健 思考题参考答案及解析

第一节 儿童生长发育规律和影响因素

1. 答案：B。出生至青春期前主要包括新生儿期、婴儿期、幼儿期、学龄前期和学龄期。这期间体格生长速度经历了一个由高峰逐渐降低并保持相对平稳的动态变化。婴儿期是人生的第一个生长高峰期，第一年体重增加约 6 kg，为出生体重的 3 倍；身高增长 25 cm。至 2 岁体重增长为出生时 4 倍，身高第二年增长 10~12 cm。2 岁后生长速度逐渐下降并相对稳定，体重平均每年增长约 2 kg，身高增长 5~7 cm。而青春期是人一生的第二个生长高峰。故选 B 选项。

2. 答案：E。青春期是人一生的第二个生长高峰期，青春期发育启动后，以身高的快速增长为特点。青春期前的生长突增，发生在第二性征出现之前，可标志着青春期的开始。随后体格快速生长、第二性征出现，生殖系统迅速发育。到骨骺完全融合，身高停止生长、性发育成熟，至此青春期结束。故选 E 选项。

3. 答案：B。体重、身高、坐高、头围、胸围是临床最常用的五大体格生长评价指标，故选 B 选项。其中，体重是身体各器官、骨骼、肌肉、脂肪等组织及体液重量的总和，是反映营养状况，尤其是近期营养状况和评价生长发育的重要指标。身高代表头部、脊柱和下肢长度的总和，是反映长期营养状况和骨骼发育的较好指标。短期内影响生长发育的因素对身高影响不明显，受遗传、种族和环境的影响较为明显。坐高是头顶至坐骨结节的长度，代表头颅和脊柱的发育，可间接反映下肢与躯干的比例。头围为自眉弓上缘经枕骨枕外隆凸最高点绕头 1 周的长度，反映脑和颅骨的发育。胸围是指经乳头下缘和两肩胛下角水平绕体 1 周的围度，代表胸廓与肺的发育。

4. 答案：E。身高/身长是反映长期营养状况和骨骼发育的较好指标。短期内影响生长发育的因素对身高影响不明显，受遗传、种族和环境的影响较为明显。头围是反映脑发育和颅骨生长的一个重要指标。胸围反映胸廓与肺的发育。仅牙齿数不能单纯反映骨骼发育，需要结合牙齿的萌出、形态及身高等才能反映骨骼发育。坐高仅代表头颅和脊柱的发育，间接反映下肢与躯干的比例。故选 E 选项。

5. 答案：D。体重是身体各器官、骨骼、肌肉、脂肪等组织及体液重量的总和，是反映营养状况，尤其是近期营养状况和评价生长发育的重要指标。体重受环境因素（如营养、疾病等）的影响较大，常作为生长监测的重要指标。身高/身长主要反映长期营养状况。而婴儿更易受到近期营养状况影响，对于生长速度较快的婴儿期，体重最能反映营养状况，故选 D 选项。头围反映脑和颅骨的发育。胸围反映胸廓与肺的发育。仅单纯依靠牙齿数、前囟大小不能反映营养状况，可能和遗传因素有关，还需结合婴儿的喂养等情况反映营养状况。

6. 答案：E。上臂围代表了上臂围肌肉、骨骼、皮下脂肪和皮肤的发育，在不能测量体重、身高时，可用上臂围测量筛查 5 岁以下小儿营养状况，故选 E 选项。而坐高/身高、上部量/下部量反映的是身材匀称度的问题，头围反映脑和颅骨的发育，胸围反映胸廓与肺的发育。

7. 答案：E。人体各器官、系统发育顺序遵循一定规律，又有各自的生长特点，以适应环境的变化。神经系统发育较早，大脑在生后 2 年发育较快；淋巴系统在儿童时期迅速生长，于 11～12 岁达高峰，以后逐渐下降至成人水平；生殖系统发育最晚，到青春期开始快速发育。故选 E 选项。而其他系统如心、肝、肾、肌肉的发育基本与体格生长相平行。各系统生长发育的不均衡使生长发育速度曲线呈波浪式。

8. 答案：E。婴儿期生长速度快，是体格生长第一高峰期，需要营养素丰富的食物，但其消化功能尚未成熟，易患消化紊乱、腹泻、营养不良等疾病，易出现缺铁性贫血。婴儿期是视觉、情感、语言发育的关键期，脑发育快。婴儿期主动免疫功能不成熟，6 个月后从母体获得的被动免疫抗体逐渐消失，而主动免疫功能尚未成熟，易患感染性疾病。婴儿期由于受到自身运动发育的影响，活动相对受限，不易发生意外事故，幼儿期活动范围增大后易发生意外事故。故 E 选项不属于婴儿期小儿特点。

9. 答案：B。青春期的特点是体格生长出现又一次加速以后又减慢的过程，直至最后身高停止生长和生殖系统的发育成熟，到青春晚期具有生殖功能，第二性征迅速发育，男女两性差别更为明显。此期内分泌系统发生一系列变化，心理发育如逻辑思维达到新的水平，是人格形成的关键时期。此期疾病常与内分泌有关，如月经不调、痤疮、肥胖症、贫血等，也是各种心理和精神障碍性疾病的高发时期。而淋巴系统在儿童时期迅速生长，于 11～12 岁达高峰，以后逐渐下降至成人水平。故 B 选项不属于青春期儿童特点。

10. 答案：E。生长发育评价方法常用的是指数法、离差法（等级评价法、曲线图法、均值离差法、标准差的离差法）、百分位数法、中位数法。E 选项是常用的数据统计方法，但不是常用的评价儿童体格生长的方法。故选 E 选项。

11. 答案：A。幼儿期小儿的特点是生长速度减慢，前囟闭合，乳牙出齐。神经系统发育开始减慢，脑的大小已达到成人的 80%。故 A 选项不是幼儿期小儿的主要特点。幼儿已能自由行动，但自我安全保护不足，故易发生意外伤害事故。此期小儿所患疾病与婴儿期相似，但消化功能逐渐成熟，体格生长相对稳定，对营养需求相对不高，故消化功能紊乱发生逐渐减少，而呼吸系统疾病相对增多，急性传染病发病率较高。

12. 答案：A。进入青春期后，长骨尤其下肢生长快，而女孩青春期发育较男孩早，故在青春早中期女孩的身高较男孩高。第一年脑部发育快，头围增长迅速；2 岁后身高增长趋于缓慢，每年增长 5～7 cm。故选 A 选项。

13. 答案：B。生长发育遵循由上到下、由近到远、由粗到细、由低级到高级、由简单到复杂的规律。如出生后运动发育的规律是：先抬头、后抬胸，再会坐、立、行（从上到下）；从臂到手，从腿到脚的活动（由近到远）；从全掌抓握到手指拾取（由粗到细）；先画直线后画圆圈、图形（由简单到复杂）。认知和感觉发育的规律是：先会看、听、感觉事物，后认识事物，再发展到有记忆、思维、分析、判断（由低级到高级）。故选 B 选项。

14. 答案：B。影响儿童体格生长发育的因素众多，概括起来可分为生物学因素和环境因素。生物学因素包括遗传、内分泌等；环境因素包括营养、疾病和理化因素等。遗传决定生长发育的潜力或最大限度，环境因素在不同程度上影响遗传赋予的生长潜能的发挥，决定生长发育的速度及可能达到的程度。生长发育水平是遗传和环境共同作用的结果。故选 B 选项。

15. 答案：C。均值离差法：适用于常态分布状况，以均值（$\bar{x}$）为基值，以标准差（s）为离散值，通常 $\bar{x}\pm1SD$ 包含 68.3% 的总体，$\bar{x}\pm2SD$ 包含 95.4%，$\bar{x}\pm3SD$ 包含总体的 99.7%。$\bar{x}\pm2SD$ 为正常范围。故选 C 选项。

16. 答案：A。生长发育是连续的、有阶段性的过程，但各系统器官发育不平衡，有各自的生长特点，各系统生长发育的不均衡使生长发育速度曲线呈波浪式，受遗传、环境等因素的影响，儿童个体生长发育有相当大的个体差异，有各自的生长"轨迹"。故选 A 选项。

（熊菲 高晓琳）

第二节 儿童生长发育评价

1. 答案：C。严重活动期佝偻病、脑积水或甲状腺功能减低患儿，前囟大，前囟闭合常常延迟。小头畸形常常出现前囟早闭。故选 C 选项。但值得注意的是，前囟大小的临床价值应结合头围、神经精神发育等表现综合评估。

2. 答案：B。头围是从左右眉弓上缘处至枕骨粗隆绕头一周的长度，是反映颅骨生长和脑发育的重要指标，而前囟大小测量为前囟对边中点连线的距离，分娩时婴儿头颅通过产道，受到挤压等因素，骨缝稍有重叠，出生时可能前囟不大，生后 2~3 个月时，婴儿颅骨重叠逐渐消失，这时前囟较出生时大，为 1.5~2 cm，以后随颅骨发育而增大，6 个月逐渐骨化而变小，一般在 1~1.5 岁闭合。故选 B 选项。

3. 答案：B。前囟闭合时间为 1~1.5 岁，这时头围大小为 46~48 cm，成人头围为 54~56 cm，故儿童前囟闭合之后头围还能长 8~9 cm。故选 B 选项。

4. 答案：A。多数婴儿在 4~10 个月时乳牙开始萌出，12 个月仍未萌出者为出牙延迟。出牙一般下颌先于上颌，自前向后顺序萌出。全副乳牙共 20 颗，2~2.5 岁出齐。故选 A 选项。

5. 答案：C。多数婴儿在 4~10 个月时乳牙开始萌出，12 个月仍未萌出者为出牙延迟。全副乳牙共 20 颗，2~2.5 岁出齐。故选 C 选项。牙齿的健康生长与蛋白质、钙、磷、氟、维生素 A、维生素 C、维生素 D 等营养素和甲状腺激素等有关。食物的咀嚼有利于牙齿生长。个别正常儿童乳牙出齐可能延迟至 3 岁。

6. 答案：D。小儿出生时没有牙齿，乳牙牙胚隐藏在颌骨中，被牙龈覆盖，出生时乳牙已骨化。恒牙的骨化从新生儿期开始，18~24 个月时，第三恒磨牙已骨化。多数婴儿在 4~10 个月时乳牙开始萌出，12 个月仍未萌出者为出牙延迟。故选 D 选项。乳牙萌出时间个体差异较大，与遗传、内分泌、食物性状有关。

7. 答案：B。2 岁以内乳牙数目等于月龄减 4~6。故选 B 选项。

8. 答案：C。分娩时部分婴儿头颅通过产道，受到挤压等因素影响，出生时骨缝稍有重叠。生后 2~4 个月时，婴儿颅骨重叠逐渐消失。前囟较出生时大，为 1.5~2 cm，以后随颅骨发育而增大，6 个月逐渐骨化而变小，在 1~1.5 岁闭合。而部分婴儿颅骨缝在出生时略微分开，3~4 个月闭合。故选 C 选项。

9. 答案：C。骨的发育包括骨化和生长，骨化形式包括膜化骨和软骨内化骨，都会形成骨化中心。骨化中心出现的多少可反映长骨的发育和长骨的成熟程度，因此，用X线测定不同年龄儿童长骨干骺端骨化中心数目，并将其标准化，可用于判断骨骼发育的成熟程度，即为骨龄（bone age）。8 岁以前腕部骨化中心数约为其岁数加 1。故选 C 选项。

10. 答案：C。体重粗略估计公式：

3~12 月龄：体重（kg）＝［年龄（月）＋9］/2；

1 岁时为出生体重的 3 倍；

2 岁时为出生体重的 4 倍；

1~6 岁：体重（kg）＝年龄（岁）×2+8；

7~12 岁：体重（kg）＝［年龄（岁）×7−5］/2；

　　　或体重（kg）＝年龄（岁）×3+2；

故选 C 选项。

11. 答案：E。身长（高）的粗略估算公式：

出生时为 50 cm；

1 岁时为 75 cm；

2 岁时为 85 cm；

2~12 岁时身高（cm）＝年龄（岁）×7+77；

或选用公式：2~6 岁时身高（cm）＝年龄（岁）×7+75；

　　　　　　 7~10 岁时身高（cm）＝年龄（岁）×6+80；

故选 E 选项。

12. 答案：D。小儿 2 个月会笑；6 个月认生；13~16 个月时可寻找不同响度的声源，听懂自己的名字；18 个月能区别各种形状，如正方形、长方形、圆形；2 岁可以进行大部分身体部位表达。故选 D 选项。

13. 答案：C。根据开始出牙、能伸手取玩具、可独坐片刻、发出单音节，估计月龄在 6~9 个月，再根据体重、身长的估算公式，最可能的月龄为 6~7 个月。故选 C 选项。

14. 答案：C。我国 2005 年九市城区儿童体格发育调查结果显示平均男婴出生体重为（3.3±0.4）kg，女婴为（3.2±0.4）kg。出生时平均身长为 50 cm，出生时平均头围为 32~34 cm。出生时，胸围小于头围 1~2 cm。故选 C 选项。

15. 答案：D。根据体重、身高的估算公式计算：

1~6 岁：体重（kg）＝年龄（岁）×2+8

2~12 岁：身高（cm）＝年龄（岁）×7+77

故选 D 选项。

（熊菲　高晓琳）

第三节　儿童神经心理发育评价

1. 答案：A。神经系统的发育是神经心理发育的物质基础，刚出生后婴儿最快速增长的系统是神经系统。出生时人脑神经元数量已达到 100 多亿个，新生儿脑重为 350～400 g，8 个月婴儿的脑重大约是 750 g，1 岁时的脑重大约为 910 g。大脑重量增加的同时，功能也在不断完善，大脑神经细胞的数量在生后继续增加，一直到 12 个月左右，细胞的体积也在继续增大，突起增多，轴突变长，髓鞘化不断完善，神经纤维分枝增多加长，有利于神经元联系的形成。故选 A 选项。

2. 答案：D。儿童 11 个月时可独自站立片刻；3～4 岁能较熟练用筷子；1 岁时能说简单的单词和称呼，如"再见""爸爸"；13～16 个月时可寻找不同响度的声源，听懂自己的名字；18 个月才能区别各种形状，如正方形、长方形、圆形。故选 D 选项。

3. 答案：B。儿童粗大运动包括抬头、翻身、坐、爬、站、走、跑和跳，3 个月俯卧抬头达到 45°，5 个月扶坐时能竖直躯干部，独坐时身体前倾，能扶腋下站立，7 个月左右能够独自坐稳，7～8 个月能够匍匐爬行，8 个月扶双手能站，10 个月扶一只手站，能够跪膝爬行，扶着双手能走步。故选 B 选项。

4. 答案：B。人的一生中，多达 80% 以上的信息是通过视觉获得的。故选 B 选项。

5. 答案：C。不对称颈紧张反射消失后，翻身动作发育。1～2 个月婴儿可从侧卧位翻到仰卧位。5～6 个月时能有意识地从仰卧位翻身至俯卧位，或从俯卧位至仰卧位。精细运动主要体现在手的动作发育上。3 个月时握持反射消退，手能够握住放到手里的小物品或棍状玩具，4 个月能用手主动追随碰到手的物品，5 个月能够伸手抓取面前的物品，6 个月能够用离物体最近的手灵活抓取，能够将物体从一只手换到另一只手。故选 C 选项。

6. 答案：D。新生儿出生时就具有一些先天性（非条件）反射，如吸吮、觅食、拥抱、握持等，随着大脑皮质及感觉器官的发育，形成各种各样的条件反射，从而使婴儿能更快更好地熟悉并适应环境，这些非条件反射应随年龄增长而消失，否则影响动作发育。握持反射生后即有，应在生后 2～3 个月消失，如持久不退、过强、过弱或一侧有异常，应考虑神经系统是否受损。故选 D 选项。

7. 答案：D。语言的发育与大脑、咽喉部肌肉的正常发育及听觉的完善有关。要经过发声、理解和表达 3 个阶段。婴儿期主要是发声。2～3 月龄咿呀发声；6 月龄左右进入牙牙学语阶段；8 月龄发声已有辅音和元音的组合，能对成人语言做出相应的反应，出现被动性语言；1 岁左右是词与动作条件反射形成的快速时期，开始出现第一个有意义的词，如"爸爸""妈妈"等。故选 D 选项。

8. 答案：A。语言是儿童学习和认识外界事物的媒介，正常的语言发育要经过发声、理解和表达三个阶段。故选 A 选项。

9. 答案：D。婴儿期以无意注意为主，注意集中的时间不仅短暂，而且很容易受环境因素影响出现转移，随着年龄的增长逐渐出现有意注意。5~6 岁后儿童能较好控制自己的注意。故选 D 选项。

10. 答案：E。记忆可分为短时记忆和长时记忆两种。短时记忆储存的信息在 30 秒左右丧失，而长时记忆则能储存数月、数年甚至更久。故选 E 选项。

11. 答案：E。思维的发展过程经过直觉行动思维、具体形象思维再到抽象逻辑思维三个阶段。1~3 岁，幼儿出现直觉行动思维，是思维的初级形式，通过运动和感觉的学习进行思维，带有明显的自我中心性质。3~7 岁为具体形象思维前期，使用语言、游戏进行学习，此期儿童思维还以自己的生活经历、认识、愿望等来代替事物的实质。8~11 岁属于具体形象思维，懂得具体事物的分类、相互关系等，出现体积、重量和数量守恒的概念。12 岁以上为抽象逻辑思维，能够充分应用思维过程的分析与综合、比较、抽象以及具体化。故选 E 选项。

12. 答案：C。6~7 月龄儿童能独坐一会，能发出单词音节；9~11 月龄能独站，能表示"再见"；15 月龄能爬台阶，能认识和指出身体各部分；2 岁儿童能双脚跳，会说 2 或3 字构成的词或句子。故选 C 选项。

13. 答案：E。韦氏儿童智能量表（Wechsler Intelligence Scale for Children，WISC）适用于 6~16 岁儿童，检测一般的智力水平、言语智力水平、操作智力水平和各种具体能力，如知识、计算、记忆、抽象思维等，是儿童智力评估和诊断智力低下的重要方法之一。故选 E 选项。

14. 答案：C。正常幼儿在 2~3 岁已能控制排尿，如在 5 岁仍发生不随意排尿称为遗尿症。因多发生在夜间熟睡时，又称为夜间遗尿症。遗尿症分为原发性和继发性两类。故选 C 选项。

15. 答案：D。儿童行为问题涉及以下几个方面：①生物功能行为问题，如睡眠不安稳、夜惊、梦魇、遗尿、遗便、厌食、挑食、偏食等。②运动行为问题，如咬指甲、吸吮手指、夜磨牙、咬衣物、咬嘴唇、活动过度和儿童擦腿综合征等。③社会行为问题，如说谎、攻击、破坏、偷窃等。④性格行为问题，如惊恐、违拗、胆怯、害羞、忧郁、社交退缩、过分依赖、敏感、嫉妒、易发脾气、摒气发作等。⑤语言问题，如口吃、缄默症等。男孩的行为问题多于女孩，男孩多表现为运动与社会行为问题，女孩多表现为性格行为问题。故选 D 选项。

16. 答案：B。A、C、D、E 选项均为诊断性智力测验项目，B 选项为筛查性测验，适用于 5~9.5 岁儿童，筛查性测验还包括如丹佛发育筛查法（Denver Developmental Screening Test，DDST）：主要用于 6 岁以下儿童的发育筛查，实际应用于小于 4.5 岁的儿童，尤其对婴儿早期较为适用，有助于及时发现脑瘫等神经系统疾病；图片词汇测验（Peabody Picture Vocabulary Test，PPVT）：适用于 3.5~9 岁，该法可测试儿童听觉、视觉、知识、推理、综合分析、语言词汇、注意力、记忆力等，尤其适用于表达性语言发育迟缓儿童的诊断。故选 B 选项。

（熊菲　高晓琳）

第二十章　儿童营养与营养障碍性疾病思考题参考答案与解析

第一节　蛋白质-能量营养不良

1. 答案：A。该题干关键词为"发现"，即早期筛选出营养不良患儿的方法。A选项开展生长发育监测，定期进行体格指标测量，建立生长发育曲线，评估体格发育情况为早期识别营养不良儿童的最佳方法。其余B、C、D选项为预防营养不良、减少发病率的措施。故选A选项。

2. 答案：C。小儿生后1年内为体格发育的第一高峰。尤以前3个月生长更为迅速。我国正常足月儿出生平均体重为男婴（3.33±0.39）kg，女婴（3.24±0.39）kg，第1年内前3个月体重的增加值约等于后9个月体重增加值。3月龄时体重为出生体重的2倍，12月龄时体重约为出生体重的3倍。故选C选项。

3. 答案：C。辅食的引入目的在于让婴儿逐渐从全乳类喂养过渡至固体食物喂养，以增加营养素的摄入，提供能量，同时刺激婴儿味觉发育，锻炼咀嚼、抓握等能力。4～6月龄时易发生因机体铁储备不足造成婴儿缺铁性贫血，故该年龄段应引入富铁辅食，强化铁的米粉不仅含铁丰富，且属泥糊状淀粉类食物，应作为该年龄段婴儿富铁食物首选。菜汤、水果含铁较少，蛋黄、肝泥虽亦含铁，但此类动物性辅食通常于6月龄后开始添加。故选C选项。

4. 答案：D。儿童处于生长发育期，对营养的需求量大，与成人不同的是其组织生长合成消耗能量为儿童特有。且生长所需能量与儿童生长速度呈正比，随年龄增长逐渐减少。其余选项均为儿童及成人共有的能量需求部分。故选D选项。

5. 答案：C。添加辅食时间需要根据婴儿体格生长、神经及消化系统发育成熟度、摄食欲望及技能、社交技能等多方面综合评估。一般婴儿需满足体重达6.5～7 kg，能保持姿势稳定、控制躯干运动、扶坐、适应勺子喂养等，此时多为4～6月龄。4月龄前婴儿消化功能发育欠成熟，6月龄以后可能错过味觉及口腔功能发育关键期、营养供应不足。故选C选项。

6. 答案：D。蛋白质-能量营养不良分为三种类型，包括体重低下、生长迟缓、消瘦。其定义分别为体重、身高、体重/身高低于相应参照人群均值-2SD。三种类型可以单独或同时存在，只要符合其中一项，即可做出营养不良的诊断。A、B、C、E 选项均概括不全，故选 D 选项。

7. 答案：C。蛋白质、脂肪及碳水化合物为机体所需的宏量营养素。其供能比例大致为碳水化合物（50%）＞脂肪（35%）＞蛋白质（15%）。日常膳食中，宏量营养素应供给平衡，比例适当，否则易发生营养障碍、代谢紊乱。

8. 答案：B。维生素是维持人体正常生理功能所必需的一类有机物质，分为水溶性及脂溶性两大类。主要的水溶性维生素有 B 族维生素、维生素 C 等，脂溶性维生素包括维生素 A、维生素 D、维生素 E、维生素 K 等。故选 B 选项。

9. 答案：D。母乳是婴儿最好的食物，母乳的优点就是牛乳的不足。母乳中含有不可替代的免疫成分如初乳中的 SIgA、大量免疫活性细胞、乳铁蛋白、溶菌酶、低聚糖等，能调节机体内环境、抑制病原菌生长。虽然目前市售的各种婴儿配方奶在尽量模拟母乳成分，弥补牛乳的各种不足，但该抗感染的特点为普通牛乳不具备的，故选 D 选项。

10. 答案：A。在每次哺乳过程中，乳汁成分随时间变化。第一部分乳汁外观较为清稀，其脂肪含量低，蛋白质高；第二部分乳汁脂肪成分逐渐增加而蛋白质逐渐降低；第三部分乳汁中脂肪含量最高，外观色乳白，更浓稠。故鼓励婴儿每次哺乳将一侧乳房尽量吸空，进而获得最完整的营养素。其余选项均为母乳的优势所在。该题干为"不正确"选项，故为 A 选项。

11. 答案：A。如患儿已明确诊断营养不良，需根据其具体情况来制订营养补充方案。营养不良患儿的消化道因长期摄入过少，已经适应低营养素的摄入，过快、过早给予高糖、高蛋白质食物易出现消化不良、腹胀、腹泻。应根据实际消化能力及病情逐步完成营养供应，不能操之过急。程度越重，越应放慢治疗速度，让患儿有适应过程。中或重度营养不良患儿通常合并维生素及矿物质缺乏，除常规补充宏量营养素外，应积极对该部分物质进行补充。故选 A 选项。

12. 答案：A。营养不良最早影响体重，患儿可出现体重不增，进而体重下降。通常在早期身高不会受到明显影响，故主要表现为消瘦。随着营养不良程度的加重，骨骼生长减慢，身高低于正常。皮下脂肪逐渐变薄甚至消失，则开始有皮肤弹性降低、苍白、干燥等体征。重度营养不良患儿可出现肌张力低下、体温偏低、智力迟钝。故选 A 选项。

13. 答案：E。脂肪酸分为两大类：饱和脂肪酸及不饱和脂肪酸。其中不饱和脂肪酸又分为单不饱和脂肪酸和多不饱和脂肪酸。饱和脂肪酸摄入过量是导致血胆固醇、三酰甘油（甘油三酯）、LDL－C 升高的主要原因，增加引发动脉粥样硬化的心脑血管疾病风险。不饱和脂肪酸对人体健康有益，如 DHA 就是一种多不饱和脂肪酸，具有促进脑眼发育、软化血管的作用。母乳中以不饱和脂肪酸为多，且初乳中更高，有利于婴儿脑组织及视力发育。其余选项都是母乳的特点，故选 E 选项。

14. 答案：A。根据正常儿童所需能量的平均值，1 岁以内婴儿能量需求为 110 kcal/（kg·d），以后每 3 岁减去 10 kcal，至 15 岁时为 60 kcal/（kg·d）左右，成人为 25～30 kcal/（kg·d）。1 岁内的婴儿期为体格发育的快速期，所需的能量最多，故选 A 选项。

15. 答案：B。人乳中的钙磷比为 2：1，该比例最适合钙磷吸收。牛乳中的钙虽比人乳含量高，但其钙磷比不如人乳恰当，吸收率较低。故选 B 选项。

（卢游　高晓琳）

第二节　营养性维生素 D 缺乏

1. 答案：D。营养性维生素 D 缺乏性佝偻病主要由综合性因素导致维生素 D 缺乏。其危险因素包括维生素 D 摄入不足、紫外线照射不足、生长过速、疾病因素（慢性呼吸道感染、胃肠疾病、肝肾疾病等）、药物影响等。母乳中维生素 D 浓度为 $0.4 \sim 10$ U/100 ml，含量极少，不能满足机体需要，而在常规市售配方奶制作中强化了维生素 D，故选 D 选项。

2. 答案：B。营养性维生素 D 缺乏性佝偻病活动期（激期）主要表现为骨骼改变及运动功能发育迟缓。6 月龄内的婴儿头颅发育最快，故颅骨的异常为佝偻病最早出现的体征。激期血清钙稍降低，血磷明显降低，导致肌肉中糖代谢障碍，引起全身肌肉松弛、乏力、肌张力降低，故常引起运动发育迟缓。该期 X 线长骨片显示骨骺端钙化带消失，呈杯口状、毛刷样改变，骨骺软骨带增宽。而临时钙化带重新出现恢复期表现，故选 B 选项。

3. 答案：D。营养性维生素 D 缺乏性佝偻病早期骨骼改变不明显，血钙、血磷正常或稍降低，碱性磷酸酶正常或稍高，血 25-羟维生素 D_3 降低，1,25-二羟维生素 D_3 正常或稍高，PTH 升高，其中血 25-羟维生素 D_3 是反映维生素 D 营养状况的最佳指标，故选 D 选项。

4. 答案：E。维生素 D 的生理功能包括：①促进小肠黏膜细胞合成钙结合蛋白，促进钙磷从肠道吸收，促使骨钙沉积；②增加肾小管对钙磷重吸收，特别是磷的重吸收，提高血钙磷浓度，有利于骨的矿化作用；③促进成骨细胞增殖及破骨细胞分化，直接影响钙、磷在骨的沉积和重吸收；④与 PTH、降钙素一起维持体液和组织的钙、磷内环境中起重要作用。过量维生素 D 可引起体内维生素 D 反馈作用失调，使血钙大量沉积于各组织器官，引起相应器官系统受累表现。故选 E 选项。

5. 答案：A。婴儿出生后数天内开始补充维生素 D 400 U/d，长期临床经验证实，补充维生素 D 400 U/d 是安全剂量，并能有效预防儿童维生素 D 缺乏及佝偻病。

6. 答案：B。营养性维生素 D 缺乏性佝偻病活动期（激期）X 线长骨片显示骨骺端钙化带消失，呈杯口状、毛刷样改变，骨骺软骨带增宽，骨质疏松，骨皮质变薄，可有骨干弯曲畸形或青枝骨折，骨折可无临床症状。而临时钙化带重新出现恢复期表现，故选 B 选项。

7. 答案：C。维生素 D 缺乏时血钙下降，而甲状旁腺不能代偿性分泌增加，则低血钙不能恢复。当血清总钙量低于（$1.75 \sim 1.88$）mmol/L 或钙离子低于 1.0 mmol/L 时，即可导致神经肌肉兴奋性增高，出现手足搐搦、喉痉挛，甚至全身性惊厥等症状，故选 C 选项。

8. 答案：B。佝偻病初期钙吸收差，血钙下降而甲状旁腺反应迟钝，骨钙不能游离，使血钙进一步下降。当血清总钙量低于（$1.75 \sim 1.88$）mmol/L 或钙离子低于 1.0 mmol/L 时可引起手足搐搦发作。故选 B 选项。

9. 答案：D。患儿系 8 月龄女性婴儿，此次发病以无热惊厥为主要临床表现，抽动肌肉局限于头面部，抽搐后一般情况可，面神经征可疑阳性，结合其出生于冬季，日照偏少，未添加辅食，维生素 D 摄入可能不足，故 D 选项可能性大。不伴有发热、呕吐表现，无明显感染中毒症状，余查体未见异常，不选 A、B、C 选项。此为患儿系混合喂养，惊厥前未提供吐泻、饥饿、疾病等低血糖诱因，发作前无恶心、呕吐、面色苍白、口渴多汗等低血糖表现，故不选 E 选项。故选 D 选项。

10. 答案：B。患儿系 2 岁幼儿，有佝偻病活动期（激期）典型骨骼表现，骨骼 X 线片支持，可明确诊断为营养性维生素 D 缺乏性佝偻病活动期。治疗目的为防止骨骼畸形，治疗原则以口服为主。维生素 D 制剂选择、剂量大小、疗程长短、单次或多次、途径应根据患儿具体情况而定，强调个体化。乳类是婴儿钙营养的优质来源，一般佝偻病治疗可不补钙，如有钙缺乏高危因素可考虑补充钙剂。故选 B 选项。

11. 答案：C。防治佝偻病的原则首先应是安全、有效。大量临床研究证实补充维生素 D 400 U/d 是安全剂量，并能有效预防儿童维生素 D 缺乏性佝偻病。注意题干指出的是"预防"该疾病的"关键"，A、B 选项为孕期及生后可能增加体内维生素 D 和钙储备的方法，但并不能肯定为有效；D 选项为佝偻病后遗症期骨骼畸形的治疗方法之一；E 选项为口服维生素 D 困难或长期腹泻影响吸收时的大剂量突击治疗，并非常规预防剂量。故选 C 选项。

12. 答案：E。佝偻病初期主要表现为一些神经兴奋性增高的非特异性症状，包括易激惹、睡眠不安、多汗、反复擦枕引起枕秃。在佝偻病初期不会出现明显骨骼变形，通常在激期不同年龄段开始表现出不同体征。故选 E 选项。

13. 答案：D。6 月龄内的婴儿头颅发育最快，故颅骨的异常为佝偻病最早出现的体征，最常见的体征为颅骨软化。6 月龄以后开始出现骨组织异常堆积，逐渐形成方颅、手足镯。能坐以后开始出现脊柱或胸廓畸形，站立承重后出现下肢膝内翻、膝外翻畸形。故选 D 选项。

14. 答案：A。在发生惊厥时，患儿可能因抽搐出现呼吸暂停、缺氧，出现多器官功能损伤，故首先应该进行止痉，如地西泮、10% 水合氯醛等。惊厥停止后再缓慢静脉输注钙剂，最后补充维生素 D。因维生素 D 缺乏所致惊厥为甲状旁腺代偿不足引起血中钙离子降低，而非颅内感染导致，故无需抗感染治疗。故选 A 选项。

15. 答案：E。该患儿已经触诊明确颅骨乒乓球感，考虑为颅骨软化。该体征为佝偻病激期的表现，故排除 A、C、D 选项。其次，佝偻病激期维生素 D 的治疗剂量为 2000～4000 U/d。故选 E 选项。

（卢游 高晓琳）

第三节 儿童单纯性肥胖症

1. 答案：D。人体脂肪细胞数量增多主要在出生前 3 个月、出生后第 1 年、11～13 岁三个阶段。若肥胖发生在这三个时期，即可引起脂肪细胞数目增多导致肥胖。而不在此阶段发生的肥胖，脂肪细胞体积增大而数量正常。体积增大较数目增多治疗更容易奏效。肥胖患儿用于产热的能量消耗较正常儿童少，故体温偏低，皮肤感温不敏感。幼年时期的肥胖导致各种糖、脂代谢紊乱，易发展为成人时期代谢综合征，如冠心病、高血压、糖尿病等。A、B、C、E项均描述正确，D项将概念混淆，故选D选项。

2. 答案：C。根据脂肪细胞数目、体积增加规律，儿童最易发生脂肪细胞数量增加的时期主要为出生前3个月、出生后第1年以及11~13岁。因此在婴儿期及青春期这两个生长发育高峰，可能由于能量需求增加、家长喂养方式不当等原因造成营养过剩，引发肥胖，并且脂肪细胞数量增加导致的肥胖更难以控制。而其他年龄段不太容易出现明显的肥胖症，且为脂肪细胞体积增大阶段，即使有肥胖趋势，都较易发现并有效控制。

3. 答案：E。2岁以上儿童肥胖诊断标准主要有两种：①BMI位于同年龄、同性别人群的P85~P95为超重，大于P95为肥胖；②体重位于同性别、同身高人群（体重/身长）的P85~P97为超重，大于P97为肥胖。故选E选项。

4. 答案：D。小儿单纯性肥胖的病因主要是由于饮食、运动等生活方式不正确，导致长期能量摄入超过人体消耗，使体内脂肪过度堆积、体重超过正常范围。该类营养障碍的治疗原则为减少产生热能性食物摄入和增加机体对热能的消耗，使体内脂肪减少，体重逐渐下降。药物治疗效果不肯定，外科手术创伤大，并发症严重，均不宜用于小儿。故选D选项。

5. 答案：D。肥胖的预防贯穿始终，从胎儿时期就已经提上日程。母亲妊娠期糖尿病可引发胎儿血糖增高，体脂堆积。故孕母应该监测并控制血糖在良好范围，避免诞生巨大儿。婴儿期应尽量延长母乳喂养，延迟固体食物及含糖流质的引入，避免早期接触过剩能量。幼儿期开始鼓励多参加活动，避免久坐。学龄期学校教师应加强教育，正确对待肥胖症及肥胖儿童，从家教合作的角度预防肥胖的发生。不应过早引入固体及含糖辅食，母乳不足应用热能合理的配方奶予以补充。故选D选项。

6. 答案：B。单纯性肥胖儿童的饮食治疗目的并非迅速恢复正常体重，而是控制体重增长。故在饮食管理时不能操之过急，应循序渐进，适当调整饮食结构，合理选择食物品种，缩短进餐时间等，逐步减掉脂肪；不应以禁食来达到减重目的。儿童不宜使用药物及外科手术减肥，疗效不确切且不良反应大。在长期低脂饮食计划中，脂肪分解增加，同时会造成蛋白分解增加，故补充优质蛋白质是必需的，否则无法满足小儿基本生长发育需求和维持正常生长速率。粗纤维丰富的蔬果能量低且具饱腹感，可以增加摄入比例以替代一部分脂肪、糖类（碳水化合物）和蛋白质，但不是全部。故选B选项。

7. 答案：D。肥胖患儿由于体内脂肪细胞及巨噬细胞等分泌的如白介素、肿瘤坏死因子等细胞因子，可导致胰岛素受体及胰岛素结合能力异常，降低胰岛素敏感性，从而出现胰岛素抵抗。通常血清胰岛素水平是正常或增高的，进而可能导致糖耐量减低。此外，由于脂肪摄入过多引起脂代谢异常，可出现高三酰甘油（甘油三酯）及高胆固醇血症、脂肪肝。故通常血清胰岛素不会降低，则选D选项。

8. 答案：A。儿童单纯性肥胖需与长期服用某种药物、内分泌疾病、遗传代谢性疾病等引起的肥胖鉴别。B项皮质醇增多症（库欣综合征）因体内糖皮质激素异常增多，属内分泌异常导致脂肪堆积并重分布，与单纯性肥胖的体脂均匀分布有一定差异。C项肾病综合征，可能因为水钠滞留以及长期使用糖皮质激素两方面出现继发性肥胖，但可以找到原发疾病的证据。D、E 项均为伴有肥胖症状的综合征，Prader－Willi 综合征又称肌张力减退－智力减退－性腺功能减退－肥胖综合征，为 15 号染色体长臂微小缺失所致。Alstrom 综合征又称遗传性先天性视网膜病，主要表现为视力减退、神经性耳聋、肥胖、糖尿病、尿崩症等，为常染色体隐形遗传性疾病。A 项通常是甲状腺功能减低者由于代谢减慢，可能出现肥胖，而甲状腺功能亢进者通常表现为消瘦而非肥胖。故选 A 选项。

9. 答案：D。10 月龄女婴，其身长/体重已经达到肥胖的诊断标准。对于婴儿期的肥胖，是以脂肪细胞数量增多为主，故此阶段的肥胖症需要高度重视。仍然是以饮食及运动相结合的治疗原则。适当控制奶量、减少零食摄入，可增加粗纤维蔬果饱腹，鼓励婴儿多活动，定期监测身高体重的增长，均为正确的护理方法。但对于肥胖儿，应更多摄入糙米全麦类富含膳食纤维的主食，而非精米精面，以减少热能的摄入，增加肠道动力。故 D 项不正确。

10. 答案：B。BMI＝体重/身高^2，式中体重单位为千克（kg），身高单位为米（m）。故答案约等于 16.7。选 B 选项。

11. 答案：D。所谓单纯性肥胖，顾名思义，它不是由于器质性疾病所导致。单纯性肥胖主要与生活方式密切相关。过度营养、运动不足，以及一些心理情绪因素所致行为问题，均可导致由于能量过剩而引起全身脂肪组织普遍过度增生、堆积。诊断单纯性肥胖症，需要和内分泌疾病、遗传代谢性疾病、药物等所致非单纯性肥胖区别。故选 D 选项。

12. 答案：C。肥胖患儿因脂肪堆积，外观丰满，但通常皮下脂肪分布均匀。向心性肥胖属糖皮质激素增多导致的脂肪重分布，为皮质醇增多症（库欣综合征）的特征性表现。此外，因肥胖儿胸部及会阴脂肪过多，女孩需要与乳房发育鉴别，男孩需与阴茎发育不良鉴别。皮肤可因脂肪层拉伸断裂出现白纹。因体重过重，可致双足足弓消失，呈扁平足。故 C 答案错误。

13. 答案：E。严重肥胖的患儿，部分可出现睡眠呼吸暂停，造成认知功能下降，甚至猝死。极少数患儿因心、肺负担加重，肺换气功能减弱，可造成低氧血症，刺激红细胞代偿性增多、心脏扩大或出现心力衰竭。肥胖时无明显影响红细胞生成减少或丢失过多的因素，通常不会出现贫血。故选 E 选项。

14. 答案：B。由于肥胖儿性发育早，故女孩月经初潮提前，可能有骨龄超前，多会影响身高。糖、脂类代谢异常，可导致成人期代谢综合征，成为动脉粥样硬化和冠心病的重要危险因素。其因嘌呤代谢异常，可导致尿酸升高引发痛风。肥胖患儿可能因外形不美观，无法正常参与集体活动等导致自卑、退缩、孤僻等心理问题，社会应给与肥胖儿更多的关爱与引导。故 B 选项错误。

15. 答案：C。根据 WHO 推荐的肥胖分度标准，体重超过同性别、同身高参照人群标准体重的 10%～19% 为超重，超过 20% 为肥胖。其中，20%～29% 为轻度肥胖，30%～49% 为中度肥胖，超过 50% 为重度肥胖。故选 C 选项。

（卢游　高晓琳）

第二十一章　新生儿与新生儿疾病
思考题参考答案与解析

第一节　早产儿

1. 答案：ABCD。妊娠期高血压疾病会出现眼底出血，但不是分类的参考。

2. 答案：D。产前使用糖皮质激素地塞米松的目的，是促进胎儿肺成熟。

3. 答案：B。会看表就能答对的送分题，重点是强调这孩子是小于胎龄儿，小于胎龄儿的发生可能与母亲妊娠期高血压疾病（妊高症）有关。

4. 答案：ABCDE。强调早产儿与足月儿的外观特定，可以延伸讲简易胎龄评分。

5. 答案：A。适中温度的概念，以及新生儿随体重、日龄变化，适中温度变化的特点。

6. 答案：C。患儿 32 周，是新生儿呼吸窘迫综合征的危险因素。

7. 答案：C。简单的血气分析，可以引申保护性通气策略，包括允许性低氧血症和允许性高碳酸血症。

8. 答案：ABCD。新生儿常见的呼吸暂停为原发性呼吸暂停，治疗手段包括刺激呼吸、氨茶碱、咖啡因及呼吸机；对于继发性呼吸暂停，需积极治疗原发病。

9. 答案：E。ABCD 均是适合的，早产儿 PDA 的管理，很重要的是强调症状，心功能不全症状包括出现呼吸困难、青紫、心率大于 160 次/分、肝大，心前区出现收缩期杂音或收缩舒张期连续杂音。

10. 答案：ABD。母乳的优点不包括能量高。强调初乳（colostrum）与普通母乳（breast milk）的区别。现有新观点认为，初乳不是母亲分泌的简单营养成分，而是一种有免疫成分的组织。所以可以延伸讲初乳是人体组织的新观点。

11. 答案：B。早产儿奶和足月儿奶区别较大，但最重要的是热量的区别。足月儿奶类似母乳，热量为 67 kcal/L；早产儿为满足早产儿追赶生长需要，热量较高，为 83 kcal/L，可以引申母乳强化剂内容。

12. 答案：A。液体 150～180 ml/kg，能量 100～120 kcal/(kg·d)，早产儿追赶发育需要更多的热量。早产儿营养治疗随日龄和体温而变，循序渐进。

13. 答案：B。了解 BPD 的诊断依据（吸氧时间大于 28 天且不能脱氧）和典型影像学改变。

14．答案：CD。BPD 的治疗包括限制液体、激素及营养支持。

15．答案：A。ROP 早产儿视网膜病，与早产及早产氧疗有关，具体治疗参考表 21－1，ROP 作为了解内容，重点是给学生传达早产儿吸氧的风险，包括支气管肺发育不良和早产儿视网膜病。

表 21－1　早产儿 ROP 眼底筛查及处理措施

眼底检查发现	应采取的处理措施
无 ROP 病变	隔周随访 1 次，直至矫正胎龄 42 周
Ⅰ 期病变	隔周随访 1 次，直至病变消失
Ⅱ 期病变	每周随访 1 次，直至病变消失
Ⅲ 期阈值前病变	考虑激光或冷凝治疗
Ⅲ 期阈值病变	应在 72 小时内行激光或冷凝治疗
Ⅳ 期病变	玻璃体切割术，巩膜环扎手术
Ⅴ 期病变	玻璃体切割术

（陈忠）

第二节　新生儿败血症

1．答案：B。患儿少吃少哭考虑感染性疾病，首先考虑败血症，警惕颅内感染。

2．答案：ABD。以上均为胎膜早破危害，但 CE 选项更多是针对母亲

3．答案：ABC。DE 为剖宫产及晚期新生儿常见病原体，此题在于让学生了解早期、晚期新生儿的致病菌不同，同为早期，剖宫产和经阴道分娩的致病菌也不同。

4．答案：B。这是败血症的治疗原则，静脉用药、应用广谱抗生素及注意药物毒副作用。

5．答案：ABCDE。ABCDE 都是败血症的治疗原则。

6．答案：ABCDE。败血症可能引起全身多器官感染，需进行 ABCDE 检查以搜索感染部位。

7．答案：ABC。患儿生后 2 天出现黄疸，程度轻，考虑生理性黄疸。

8．答案：C。学习李斯特菌，其治疗可使用氨苄西林及氨基糖苷类抗生素。

9．答案：B。患儿日龄 6 天，TB 310 μmol/L 达到光疗指征，但未达换血指征，可引导学生学习时间胆红素曲线。

10．答案：CE。光疗选择波长 425～475 nm 的蓝光和 510～530 的绿光。

11．答案 ABD。光疗副作用为发热、皮疹、腹泻，但停止光疗后多能自行缓解。

12．答案 A。血型抗体可以辅助诊断血型不合溶血病。

（陈忠）

第三节　新生儿缺氧缺血性脑病

1. 答案：B。第二产程时间（宫口开全至胎儿娩出）持续时间初产妇 1~2 小时，经产妇 0.5~1 小时，复习产科产程相关知识。

2. 答案：E。孕晚期的羊水组成，不包括胎粪。强调产科与新生儿科的密切关系，同时学习孕早、中、晚期羊水构成比的变化。

3. 答案：E。新生儿头颅血肿消失时间为 2~4 个月。学习过程中鉴别头皮水肿与头颅血肿。

4. 答案：ABC。新生儿头颅血肿可能引起并发症，包括头颅血肿引起黄疸的机制为血管外溶血。

5. 答案：A。考查缺氧缺血性脑病的发病机制，缺氧缺血后全身血流的二次重新分配，其余选项均为瀑布式反应中的一环，核心是血流重分配。

6. 答案：ABCDE。ABCDE 均属于肌张力的检查内容，其中肌张力检查分主动肌张力和被动肌张力，解析时可示范具体操作。

7. 答案：A。中度 HIE 的表现包括嗜睡、肌张力减低、原始反射减弱，本题强调 HIE 临床分度的依据。

8. 答案：C。重度 HIE 的表现包括昏迷、肌张力松软、原始反射消失、频发惊厥，重度 HIE 的核心是惊厥。

9. 答案：ABCDE。HIE 临床分度包括的指标，再次学习 HIE 的临床分度。

10. 答案：D。患儿血气提示代谢性酸中毒。了解窒息常见的酸碱失衡方式，并告知可以通过乳酸值估计缺氧时间。

11. 答案：ABC。HIE 治疗的"三支持"包括 ABC 选项。具体呼吸支持包括维持通气、换气；循环支持包括维持血压、心率；血糖支持包括维持正常血糖高限。

12. 答案：ACD。HIE 治疗的"三对症"包括新生儿惊厥的控制（首选苯巴比妥）、降颅内压的方式（限制输液总量、甘露醇、利尿剂、浓氯化钠、呼吸性碱中毒等）及消除脑干症状。

13. 答案：BCD。HIE 后遗症包括，强调中－重度 HIE 的预后不良率。

14. 答案：A。HIE 亚低温治疗的时间选择，生后 6 小时以内强调亚低温治疗的时间窗，可结合脑卒中溶栓的时间窗。

15. 答案：A。HIE 亚低温治疗的机制，减少再灌注损伤，掌握 HIE 的发病机制。

（陈忠）

第四节　新生儿黄疸

1. 答案：C。新生儿娩出后黄疸出现早且进行性加重，母血型为 O 型、父血型为 A 型，有夫妇血型不合的基础（子血型可能为 A 型），故应高度警惕 ABO 溶血病。而母乳性黄疸通常是指母乳喂养的新生儿在 3 个月内仍有黄疸表现，其诊断通常是排除性的；生理性黄疸更是排除性诊断。患儿生后未满 24 小时，已达光疗干预标准［如图 21-1 所示，38^{+5} 周加上溶血的危险性因素，为中度危险，24 小时内应不高于 171 μmol/L（10 mg/dl）］，故不再属于生理性黄疸范畴。

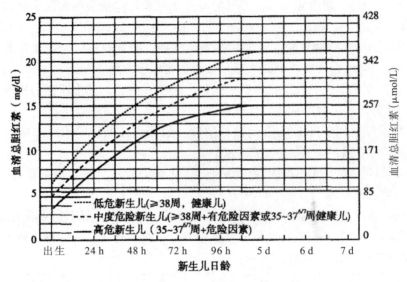

图 21-1　胎龄>35 周新生儿的光疗标准

（图片参考《儿科学》）

2. 答案：ABDE。新生儿每日胆红素生成约 8.8 mg/kg，而成人仅为 3.8 mg/kg，其原因主要由于：①胎儿期血氧分压较低，红细胞代偿性增加，生后血氧分压明显升高，过多的红细胞即被破坏；②新生儿的红细胞寿命较成人相对较短，而血红蛋白分解速度也较成人快；③肝和其他组织中的血红素、骨髓红细胞前体均较多。

3. 答案：AC。在原有 ABO 溶血的基础上，患儿出现了新的临床表现，即奶量下降、反应欠佳、入院查体提示发热，同时血常规提示白细胞总数增加伴有中性粒细胞分类的增高、急性时相蛋白 C-反应蛋白升高，故应高度警惕感染。在重症感染时，可加重溶血，使黄疸加重；临床上亦常见黄疸作为败血症的唯一表现。

4. 答案：BD。ABO 溶血病的实验室确诊包括了改良直接抗人球蛋白试验即改良 Coombs 试验和抗体释放试验即放散试验，任意一项阳性即可实验室诊断为 ABO 溶血病。而血培养是败血症诊断的"金标准"。

5. 答案：ABD。如图 21-2 所示，患儿为 38^{+5} 周孕，有感染、ABO 溶血的高危因素，应属于中危～高危组，按照 7 日龄患儿的换血标准，患儿已具备换血指征，故需换血治疗；在换血前后应继续予以蓝光光疗。同时，临床诊断败血症，应予以静脉抗生素抗感染治疗。

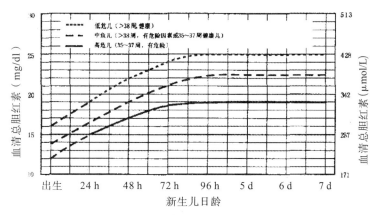

图 21-2　胎龄>35 周新生儿的换血标准

（图片参考：专家共识）

6. 答案：ACE。光疗效果主要与光照面积、光源与患儿的距离、光照时间及光照强度有关。双面光疗优于单面光疗，而暴露面积主要指暴露于光照下的体表面积。通常在光疗时尽可能除去患儿衣物，仅保留尿不湿；但为避免视网膜损伤，临床上以黑色眼罩保护患儿双眼。双面光疗时，上、下灯管与床面的距离多为 40 cm 及 20 cm，由于临床采用的多数光源均有致热作用，故并非距离患儿越近越好，距离患儿过近可能造成灼伤。一般黄疸照射时间约 12 小时，重症 ABO 溶血或 Rh 溶血可延长至 72 h 或更长；可采用连续照射，或间隔 12 小时后再照射，但需取决于患儿黄疸消退情况。光照强度以辐射度计算，标准光疗为 8～10 μW/（cm^2·nm），强光疗为大于 30 μW/（cm^2·nm），可由专门的辐射计量器检测。在光疗时，若光源的强度不能达到需求，需及时更换。

7. 答案：ABCE。光疗副作用主要包括发热、腹泻和皮疹，但多为一过性，停止光疗并予以对症治疗多能迅速缓解。而血清结合胆红素升高［大于 68.4 μmol/L（4 mg/dl）］时，同时有血清丙氨酸转氨酶（谷丙转氨酶）及碱性磷酸酶增高时，可使皮肤呈现青铜色，即青铜症，停止光疗后可自行消退。

8. 答案：C。应优先选择无抗原抗体的组合，即 O 型红细胞（无抗原）及 AB 型血浆（无抗体）。

9. 答案：ABC。

10. 答案：ABCD。

11. 答案：BCD。根据图 21-1 的光疗干预标准，目前患儿已无光疗指征，且患儿结合胆红素大于 68.4 μmol/L（4 mg/dl），可考虑停光疗观察；患儿血培养证实大肠埃希菌感染，为实验室诊断的败血症，故需继续抗感染治疗，同时约 1/3 的败血症合并颅内感染，故需完善脑脊液检查明确有无合并的颅内感染。

12. 答案：B。新生儿败血症的抗生素治疗原则包括早用药、合理用药、静脉给药及足疗程。对血培养阳性者应治疗至少 10～14 天，目前患儿治疗仅 7 天，疗程未足。而患儿的脑脊液检查结果未提示明显异常，且哌拉西林本身在脑膜炎患儿的脑脊液中亦可达到相应浓度，此外，患儿临床治疗有效，体温正常，故无需更换抗生素。

13. 答案：A。母乳性黄疸是指母乳喂养的新生儿在生后 3 个月仍有黄疸，通常为排除性诊断，这些患儿一般情况好，无除黄疸外的其他伴随症状；而母乳喂养相关的黄疸是指母乳喂养的新生儿在生后 1 周内，由于能量及液体摄入不足、排便延迟等致使的血胆红素升高。该患儿出院后纯母乳喂养出现黄疸，年龄现已超过 1 个月，无其他明显伴随症状，故母乳性黄疸的可能性最大。

14. 答案：E。考虑患儿母乳性黄疸可能性大，无需完善其他检查。

15. 答案：B。母乳性黄疸一般不需任何治疗，停喂母乳 24~48 小时黄疸即可明显消退；对胆红素水平较高者则需密切观察。

（杨晓燕　高晓琳）

第五节　新生儿呼吸窘迫综合征

1. 答案：C。患儿为早产儿且有窒息史（1 分钟 Apgar 评分 5 分）；母亲有"妊娠期糖尿病"的高危风险；胸片提示双肺透光度明显下降，并可见支气管充气征。故应首先考虑新生儿呼吸窘迫综合征（Neonatal Respiratory Distress Syndrome，NRDS）可能。

2. 答案：ABCE。（1）泡沫试验：取新生儿胃液 1 mL 加入等量 95% 酒精，振荡 15 秒后静置 15 分钟。由于肺表面活性物质（Pulmonary Surfactant，PS）可利于泡沫的形成及稳定，而酒精可起到抑制作用，故正常情况下可见管壁有多层泡沫形成，若无泡沫则应考虑有 NRDS 可能。（2）妊娠初期，羊水中鞘磷脂多，其含量在整个妊娠期间无明显变化。磷脂酰胆碱（卵磷脂）为 PS 的成分之一，其含量在妊娠 34 周以前与鞘磷脂相近，此后急剧增多。若卵磷脂/鞘磷脂比值大于 2，可认为肺发育成熟，一般很少发生 NRDS；若比值小于 1.5，则提示肺未成熟，发生 NRDS 的可能性较大。（3）胸部 X 线检查是确诊 NRDS 的最佳手段，可见双肺透光度下降呈毛玻璃样改变、弥漫不张的肺泡上可见清晰的树枝状支气管影即支气管充气征，严重者可见双肺野呈白肺改变。（4）病史询问亦是辅助诊断 NRDS 的重要手段之一，本病多见于早产儿，胎龄越小、发生率越高。糖尿病母亲由于血中高浓度胰岛素能拮抗肾上腺皮质激素对 PS 合成的促进作用，故其所产的婴儿亦容易发生 NRDS。此外，围生期窒息、低体温、剖宫产等都可诱发 NRDS。而临床上 NRDS 多表现为生后 6 小时内出现的进行性加重的呼吸困难，可于 72 小时后明显好转；而生后 12 小时后出现的呼吸困难多不考虑本病。

3. 答案：E。见上题答案分析。

4. 答案：BD。早产儿胎龄越小，功能肺泡越少，气体交换越差；呼吸膜较厚，气体弥散功能差；气管软骨少，气道阻力大。同时，胎龄小的早产儿，PS 量越低，故其肺泡表面张力增加，呼气末时肺泡趋于萎陷，功能残气量降低。故这些患儿的肺功能异常表现为肺顺应性下降、气道阻力增加，通气/血流降低，气体弥散障碍和呼吸功增加。

5. 答案：BC。PS 的本质是一种磷脂蛋白复合物，由 II 型肺泡上皮合成分泌。其主要作用为覆盖于肺泡表面，降低肺泡表面张力，防止呼气末肺泡萎陷，以维持功能残气量。其中卵磷脂是起表面活性作用的重要物质，在孕 18～20 周开始产生，35～36 周达肺成熟水平。其中的鞘磷脂的含量在整个孕期都保持恒定，只在 28～30 周出现小高峰。

6. 答案：ABCDE。关闭动脉导管可减轻左向右分流，减少肺内液体聚集，有利于通气/血流改善，促使患儿从 NRDS 中恢复。

7. 答案：D。气漏综合征为辅助通气的常见并发症之一，尤其是患儿呼吸系统症状缓解后再次突发呼吸困难等表现时应高度警惕。

8. 答案：D。新生儿坏死性小肠结肠炎（Neonatal Necrotizing Enterocolitis，NEC）主要表现为腹胀、呕吐、便血。多见于早产儿，发病时间为生后 2 周内。体格检查可发现腹胀、腹壁发红、肠鸣音减弱或消失。

9. 答案：ABD。腹部 X 线片具有诊断意义。肠壁积气和门静脉充气征为 NEC 特征性表现，其余的腹部 X 线平片的表现可包括麻痹性肠梗阻、肠襻固定、腹膜腔积液及气腹等。其他实验室检查如血常规可发现白细胞计数增多或减少、血小板减少等。而在 NEC 急性期，肠黏膜充血水肿明显，不宜进行消化道造影检查。所有 NEC 患儿都需常规送血、粪便培养，以寻找可能的病原菌。

10. 答案：BCDE。

11. 答案：AB。

12. 答案：ABCDE。

13. 答案：ABCE。配方奶渗透压过高、奶量增加过快、奶量过多都可能诱发 NEC。

14. 答案：ACDE。予以禁食及胃肠减压 10～14 天后，若临床症状缓解、大便隐血阴性，复查 X 线片异常征象消失，则可考虑开奶并逐渐恢复饮食。

15. 答案：A。

（杨晓燕　高晓琳）

第六节　新生儿寒冷损伤综合征

1. 答案：ABCDE。寒冷或保暖不足时，新生儿发生低体温的原因包括：（1）由于其体温调节中枢不成熟，在环境温度低时，新生儿增加产热和减少散热的调节功能差；（2）体表面积相对较大，皮下脂肪少，皮肤薄且血管丰富，故易于失热；（3）躯体总液体含量少，体内储存热量少，对失热的耐受性差，即使少量热量丢失也可引起体温的明显下降；（4）新生儿缺乏寒战反应，主要靠棕色脂肪代谢产热，但代偿能力有限，胎龄越少，棕色脂肪储存越少，代偿能力越差。

2. 答案：BCE。硬肿的计算面积方法为：头颈部 20%、双上肢 18%、前胸及腹部 14%、背部及腰骶部 14%、臀部 8%、双下肢 26%。

3. 答案：C。

4. 答案：ABC。

5. 答案：ABCD。

6. 答案：BC。复温是指在体内产热不足的情况下通过提高环境温度来恢复和保持体温，可采用腋温及肛温的差值来判断棕色脂肪的产热状态。复温过程取决于复温前的肛温：（1）若肛温大于 30 ℃，可将患儿置于已预热至中性温度的暖箱中，在 6～12 小时恢复至正常体温；（2）否则，应将患儿置于箱温比肛温高 1～2 ℃的暖箱中进行复温，每小时提高箱温 0.5～1 ℃（箱温不超过 34 ℃），12～24 小时内恢复至正常体温；（3）若无暖箱，可采用温水浴、热水袋、电热毯或母亲的怀抱进行复温，但亦应注意复温速度不宜过快。

7. 答案：ADE。喂养困难者可考虑予以部分静脉或全静脉营养。

8. 答案：E。肺出血为新生儿寒冷损伤综合征较为常见的并发症。其临床诊断依据为：具有肺出血的原发病和高危因素（低体温和/或寒冷损伤等），出现全身性症状（如苍白、低体温、发绀、活动力低下，甚至休克表现等）、呼吸障碍表现（如呼吸困难、呻吟、呼吸增快或在原发病基础上临床表现突然加重等），口鼻腔内可见血性液体流出或喷出或于气管插管后流出或吸出泡沫状血性液，肺部听诊可闻及湿啰音。

9. 答案：BCDE。

10. 答案：E。临床依据体温及皮肤硬肿范围将寒冷损伤综合征进行分度：（1）轻度：体温≥35 ℃，皮肤硬肿范围<20％；（2）中度：体温<35 ℃，皮肤硬肿范围 20％～50％；（3）重度：体温<30 ℃，皮肤硬肿范围>50％，常伴有器官功能障碍。结合该患儿入院时肛温约 30 ℃，皮肤硬肿范围包括面部、四肢及臀部，折合面积约 72％，且有肺出血表现，应为重度。

11. 答案：ABCD。患儿有明显肺出血，应注意血红蛋白情况及血小板计数，并进行 DIC 筛查、胸部 X 线片及动脉血气分析。

12. 答案：CD。

13. 答案：ABCD。

14. 答案：ABCDE。

15. 答案：ABCD。

（杨晓燕　高晓琳）

第二十二章　遗传代谢性疾病
思考题参考答案与解析

第一节　唐氏综合征（21-三体综合征）

1. 答案：C。21-三体综合征属于常染色体数目异常，为常染色体畸变。

2. 答案：A。21-三体综合征发生主要是由于亲代之一的生殖细胞在减数分裂形成配子时，或受精卵在有丝分裂时，21号染色体发生不分离，胚胎体细胞内存在1条额外的21号染色体。故选A。

3. 答案：B。21-三体综合征最常见也是最经典的染色体核型为47,XY（XX），+21，占患儿总数的95%左右。A及C、E选项分别为嵌合体型及易位型。45,XO为先天性卵巢发育不全综合征的染色体核型。故选B。

4. 答案：D。产前诊断性检查有胎儿颈部透明层检查、孕中期唐氏综合征筛查、羊膜腔穿刺（羊水穿刺）行细胞染色体检查，其中，确诊的依据是羊膜腔穿刺的染色体检查，其余2种检查均为筛查性检查。而母亲年龄超过35岁提示唐氏综合征高风险，为羊膜腔穿刺检查的条件之一。而常规胎儿彩超仅能了解胎儿的大体发育有无明显异常。故选D。

5. 答案：E。常见原因有母亲高龄，病毒感染，放射线或同位素，有毒物质（如农药），药物等。染色体异常的胎儿易发生流产，而流产的原因除了胎儿发育异常外，还可能有母亲身体原因。因此，反复流产可能是21-三体综合征的结果，而不是原因。故选E。

6. 答案：E。21-三体综合征临床可有明显的特殊面容，常呈现嗜睡和喂养困难，智力低下，常伴有先天性心脏病等其他畸形。患儿的生长发育进度和正常儿童的差距逐渐加大，头围小，身材矮小。而皮肤粗糙在先天性甲状腺功能减低症患儿中表现明显，在21-三体综合征患儿中无明显改变。故选E。

7. 答案：C。标准型的再发生风险为1%。父亲为D/G易位，每胎风险4%；母亲为D/G易位，每胎风险10%。如父母有21/21易位携带，其下一代100%患病。故选C。

8. 答案：C。21-三体综合征患儿的舌头常常伸出口外，是因为硬腭窄小；而先天性甲低的患儿舌头伸出口外是因为舌体肥大。唐氏综合征（先天愚型）的患儿常常合并多种畸形，尤其是先天性心脏病，该患儿生后仅 1 天，此时肺动脉压力高，左向右分流类型的先天性心脏病，如室间隔缺损、房间隔缺损等，可出现无明显分流的情况，导致杂音不可闻及，因此，体格检查未发现杂音，不能排除先天性心脏病可能，仍需行心脏彩超排除。患儿的智低下、发育落后等表现是随着年龄增加逐渐表现明显，故在生后 1 天左右，其神经系统检查可以无明显异常表现，因此，不能说明其为嵌合体核型。患儿因免疫力低下，易患各种感染，白血病的发生率也较正常儿童高很多。故选 C。

9. 答案：A。当患儿出现抽搐，无论原因，首先处理是快速止痉，因此，地西泮（安定）为首选药物。当惊厥控制后可行头部 CT、脑脊液检查及血液检查等明确病因。

10. 答案：D。此题需使用排除法。该患儿生后 1 天出现抽搐，母亲孕期及产时无缺氧史，生后无窒息抢救史，故缺氧缺血性脑病可能性小。患儿生后 1 天，体格检查皮肤红润，反应可，无皮肤黄染表现，故胆红素脑病可能性小。患儿入院后行脑脊液检查正常，排除颅内感染。患儿头部 CT 未见异常，生后反应可，家族中无癫痫病史，因此癫痫发作可能性小。新生儿期抽搐发作常见原因为颅内感染、HIE、颅内出血、代谢性疾病等，因此选 D。

11. 答案：B。新生儿低血糖目前认为血清葡萄糖水平低于 2.2 mmol/L，即可诊断，不需要考虑出生体重、胎龄、日龄。而糖化血红蛋白不是诊断依据。故选 B。

12. 答案：A。由于无法确定低血糖引起脑损失的阈值，故不管有无症状，低血糖者都应及时治疗。对于症状性低血糖，静脉葡萄糖输注每分钟 6～8 mg/kg，如超过 8 mg/kg，特别是低或极低出生体重儿，易导致高血糖发生。对于持续或反复的低血糖，可加用糖皮质激素治疗。故选 A。

13. 答案：B。室间隔缺损的血流动力学改变，最终会导致左心长大，故选 B。

14. 答案：E。患儿如有较大缺损，有时会因扩张的肺动脉压迫喉返神经，引起声嘶。因此，患有先天性心脏病的患儿出现声嘶，可能不是喉炎，需警惕心脏改变。

15. 答案：B。患儿目前生后 1 天，反应可，无气促、面色苍白、多汗等心功能不全的表现，因此，不需要使用地高辛或毛花苷丙（西地兰）等强心药物。此外，患儿的室间隔缺损在将来的生长发育过程中有自愈的可能，因此也不需要积极进行介入或开胸形式的矫形手术。定期复查心脏彩超，根据心脏发育情况、心功能情况等决定是否需要手术治疗以及治疗时机。故选 B。

（刘颖　高晓琳）

第二节　Tuner 综合征

1. 答案：D。先天性甲状腺功能减低症，又为呆小症。未经治疗的患儿会出现身材矮小及智力障碍，本患儿存在身材矮小，但智力正常，因此不考虑。生长激素缺乏症的患儿有身材矮小，但第二性征发育正常，本患儿是已进入青春期的 13 岁女性，尚无乳房发育等第二性征发育表现，故不支持。21-三体综合征患儿有特殊面容，伴智力障碍，该患儿面容正常，无智力障碍，故不考虑。Tuner 综合征，又称先天性卵巢发育不全，可以出现身材矮小、胸平、无第二性征发育等表现，符合该患儿表现，故考虑。特发性矮小需要排除如生长激素缺乏、Tuner 综合征等其他导致矮小的疾病后才可以诊断，故不考虑。

2. 答案：B。该患儿最可能的诊断是 Tuner 综合征，故染色体为 45,XO。患儿无 21 及 13－三体综合征的特殊面容及智力障碍等表现，故不考虑相关染色体改变。此患儿为女性，故不可能为 46,XY。

3. 答案：A。Tuner 综合征属于染色体数目异常导致的疾病，属于染色体病。

4. 答案：D。Tuner 综合征的患儿行妇科 B 超可以发现其子宫卵巢发育不良，子宫为幼稚子宫，甚至呈纤维条索状。

5. 答案：E。Tuner 综合征的患儿因为染色体缺了一条 X，故其第二性征发育受限，导致卵巢发育不良，雌激素水平低下，反馈刺激垂体分泌 LH 及 FSH，因此激素水平改变为 LH、FSH 升高，E2 降低，提示卵巢功能衰竭。而睾酮的分泌是肾上腺来源，不受性激素轴的影响，故其水平是正常的。同理，甲状腺轴的分泌也不受性激素轴的影响，故 TSH 水平正常，因此，仅 E 选项为正确选项。

6. 答案：B。Tuner 综合征的遗传病理是减数分裂过程中性染色体不分离，性染色体不分离导致 X 染色体缺体生殖细胞的产生，与正常的生殖细胞受精后形成 X 单体，即 45,XO。与孕妇年龄无关，多发生在男性。

7. 答案：E。Tuner 综合征可以出现心脏、肾脏畸形，可以出现身高体重发育迟缓等。

8. 答案：C。女性儿童遗传身高＝（父亲身高＋母亲身高）/2－6.5 cm，故其遗传身高为 156.5 cm。男性儿童的遗传身高＝（父亲身高＋母亲身高）/2＋6.5 cm。故选 C。

9. 答案：B。生长激素激发实验是通过 2 种药物同时刺激以提高敏感性及准确性，判断生长激素分泌状况。其结果判读如下：刺激后的生长激素水平最高值大于 $10\ \mu g/L$ 为正常，$5\sim10\ \mu g/L$ 为部分缺乏，小于 $5\ \mu g/L$ 为绝对缺乏。故选 B。

10. 答案：C。患儿将来是否有生育能力取决于染色体核型是否为嵌顿型，不完全的 Tuner 可以有生育能力的。新生儿期和青春期的治疗都不能决定生育能力，但青春期的对症治疗可以建立人工周期。生长激素的治疗只能改善身高，也不能决定生育能力。故选 C。

11. 答案：B。手和/或足背水肿是 Tuner 综合征新生儿期特异性的表现，也是患儿早期诊断的重要指标；否则，在达到青春期前不易引起家长或医务人员注意。而肢体畸形、特殊面容及高龄产妇和出生体重情况都不是 Tuner 特异性强的表现。故选 B。

12. 答案：E。Tuner 综合征的治疗主要是为了获得患儿的心理健康，因此，治疗目的是增加身高和获得第二性征，故治疗方案要满足这两方面要求，在身高增长期使用生长激素改善成年身高，在青春期使用药物制造人工周期。过早使用雌激素，会导致骨龄快速成熟，不利于身高增长，也不符合性征发育要求。因成年后骨骺闭合，因此不能在成年后使用生长激素。故选 E。

13. 答案：C。诊断 Tuner 综合征后的生长激素使用剂量为 0.15～0.2 U/kg，每晚一次，即总量为 0.35～0.46 mg/kg，每周一次（1 mg 生长激素相当于 3 U），故选 C。

14. 答案：E。生长激素治疗过程中，可能出现血压、血糖升高，一过性颅内高压表现，如头晕、头痛，严重者需予甘露醇对症治疗，症状通常可逐渐耐受和消失。持续在某一部位注射，可出现局部结节。在正规治疗中，需定期监测骨龄，生长激素的治疗必须存在生长潜能，即骨骺未闭合，因此，在骨骺未闭合的情况下进行生长激素治疗，是不会出现骨关节粗大的，只有在骨骺闭合的情况下使用生长激素才会导致骨关节粗大。故选 E。

15. 答案：A。生长激素的基本功能是促进人体各种组织细胞增大和增殖，使骨骼、肌肉和各系统器官生长发育。促生长作用的基础是促进合成代谢，主要表现在：促进各种细胞摄取氨基酸，促进细胞核内 mRNA 的转录，最终使蛋白质合成增加；促进肝糖原分解，同时减少对葡萄糖的利用，使血糖升高；促进脂肪组织分解和游离脂肪酸的氧化生酮过程；促进骨骺软骨细胞的增长并合成含有胶原和黏多糖的基质。故选 A。

（刘颖　高晓琳）

第二十三章 免疫性疾病
思考题参考答案与解析

第一节 过敏性紫癜

1. 答案：E。风湿热是一种与A组溶血性链球菌感染有关的全身性结缔组织的非化脓性疾病，临床主要表现为发热、心肌炎、关节炎、环形红斑、舞蹈病和皮下结节。其关节炎典型的表现是游走性多关节炎，皮疹常分布于躯干和四肢近端，呈淡红色边缘轻度隆起的环形或半环形红晕，环由小变大，中心肤色正常，故与本患儿不符合，故选E。

2. 答案：A。过敏性紫癜（Henoch-Schonlein purpura，HSP）是一种由免疫复合物介导的全身性中小血管炎综合征，临床表现为特征性皮疹，常伴关节、消化道及肾脏等多系统器官损害。多发于学龄前和学龄期儿童，男性发病率高于女性。皮疹呈对称性、大小不等、形态不一、高出皮面可触及的出血性皮疹，多见于双下肢和臀部。该病例中的患儿为男性学龄前儿童，有典型的HSP的皮疹和关节肿痛表现，血常规提示PLT正常，排除C。荨麻疹是由于皮肤、黏膜小血管扩张及渗透性增加而出现的一种局限性水肿反应；皮疹呈风团样，且多伴有皮肤瘙痒，通常在2~24小时内消退，无关节症状，故排除B。患儿起病急、病程短，无发热及游走性、多发性关节红肿热痛，且皮疹形态不支持风湿热，故排除E。幼年类风湿关节炎是小儿时期一种常见的结缔组织病，以慢性关节炎为其主要特点，年龄较小的患儿往往先有持续性不规则发热，其全身性症状较关节症状更为显著，皮疹常为圆形充血性斑丘疹，非出血性皮疹，分布于胸部及四肢近侧多见，与该患儿不符合，故排除D。

3. 答案：C。过敏性紫癜为对称性出血性斑丘疹，以双下肢及臀部多见，外周血检查血小板不少，累及肾脏可出现血尿。免疫性血小板减少性紫癜属于自身免疫性疾病，为不明原因的刺激引发的免疫反应导致血小板破坏过多，超过骨髓代偿性产生血小板的速率，临床出现外周血血小板显著减少，抗血小板抗体阳性，骨髓检查可见骨髓巨核细胞发育成熟障碍，临床表现为广泛的皮肤、黏膜出血点或成片瘀斑，常伴有鼻出血、牙龈出血等，胃肠和泌尿道出血可见便血及尿血。故有无血尿不是两者的鉴别点。

4. 答案：ABCDE。过敏性紫癜的病因迄今尚未完全阐明，目前认为该病与如下因素有关：（1）感染，如细菌、病毒、寄生虫、支原体等感染；（2）食物或药物过敏；（3）被昆虫叮咬；（4）疫苗接种；（5）遗传；（6）其他，如寒冷刺激、花粉吸入等。

5. 答案：ABCDE。典型的皮肤紫癜、胃肠表现（腹痛、便血和呕吐）、关节症状及肾脏损害为 HSP 的四大主要症状，其他如神经系统、生殖系统、呼吸系统、循环系统也可受累，甚至可发生严重的并发症。肺出血为儿童 HSP 少见并发症，但病死率高达75%，临床表现为乏力、胸痛、咳嗽、咯血、呼吸困难。心前区不适或心律失常的发生率为 40%～50%，多见于疾病早期，表现为窦性心律失常、异位心律及 ST－T 段改变，心肌酶学大致正常，心脏 B 超冠状动脉无明显受累，在综合治疗后心前区不适或心律失常可恢复正常，提示心脏损害为一过性，可能机制为速发型变态反应致心肌水肿出血。故全选。

6. 答案：ABCDE。HSP 是一种由免疫复合物介导的全身中小血管炎综合征，故可引起腹内器官和腹膜的广泛充血、水肿、渗出，因而可出现肠穿孔、肠套叠、急性胰腺炎、阑尾炎、腹膜炎等外科急腹症表现。

7. 答案：D。HSP 仅有皮肤损害者称单纯性紫癜，伴有腹痛、腹泻、便血，甚至胃肠出血者称为胃肠型紫癜；伴有关节肿胀、疼痛，甚至关节积液者称为关节型紫癜；伴血尿和（或）蛋白尿，肾损害者称为过敏性紫癜性肾炎；累及两个系统及以上为过敏性紫癜混合型。该患儿仅关节受累，故选 D。

8. 答案：D。HSP 的常规治疗包括急性期卧床休息，积极寻找、治疗可能的诱因，同时使用芦丁、维生素 C、钙剂及抗组胺药，使用抗血小板凝聚药物如双嘧达莫等。2012 年改善全球肾脏病预后组织（Kidney Disease：Improving Global Outcomes，KDIGO）"诊疗建议"中推荐糖皮质激素适用于对 HSP 所致的胃肠症状、关节炎、血管神经性水肿、肾损害较重及表现为其他器官急性血管炎的患儿。该患儿为单纯性紫癜，故选 D。

9. 答案：E。HSP 出现腹痛、消化道出血症状时，应考虑胃肠型紫癜，急性期需禁食、补液，腹痛者用山莨菪碱或阿托品肌内注射解痉，联合西咪替丁保护胃黏膜等，糖皮质激素可减轻 HSP 所致的胃肠症状，故 ABD 不选。HSP 病因是全身中小血管炎综合征，患儿血液循环中存在多种炎性因子、趋化因子及补体等，血液净化可以清除这些有害因子，故不选 C。HSP 的根本治疗是控制血管炎症，仅并发严重外科急腹症如肠穿孔等时需要外科治疗，故选 E。

10. 答案：ABCDE。目前研究因为 HSP 与感染、食物或药物过敏、疫苗接种等诱发因素有关，故 C、D 需选择。剧烈活动会加重血管炎，故早期需注意休息。另外，急性期给予易消化的无渣饮食可以减轻胃肠损伤，故 A、B 需选择。HSP 病情轻重不一，部分患儿，尤其是轻症者常呈自行缓解过程，多数预后良好，但约 15% 的患儿会有持续性肾病，约 8% 的患儿会发展到肾衰竭，故需定期检测小便常规。

11. 答案：E。紫癜性肾炎（Henoch－Schonlein purpura nephritis，HSPN）是指HSP 时肾实质的损害。中华医学会儿科学分会肾脏病学组 2009 年制定的紫癜性肾炎诊治循证指南（试行）的诊断标准为：在过敏性紫癜病程 6 个月内，出现血尿和（或）蛋白尿。血尿：肉眼血尿或镜下血尿。蛋白尿：1 周内 3 次尿常规蛋白阳性或 24 小时尿蛋白定量大于 150 mg 或 1 周内 3 次尿微量白蛋白高于正常值。故选 E。

12. 答案：B。紫癜性肾炎是小儿最常见的继发性肾小球疾病，肾脏症状一般出现于皮肤紫癜 1~4 周，特别以 2 周内更多见。

13. 答案：B。即使尿常规正常的 HSP 患儿，仍有部分患儿显示肾脏病理异常，因此肾脏病理学检查是判断肾脏受累与否及受累程度的"金标准"。

14. 答案：ABCDE。中华医学会儿科学分会肾脏病学组于 2000 年根据临床表现将 HSPN 分为 6 型：孤立性血尿或孤立性蛋白尿、血尿和蛋白尿、急性肾炎型、NS 型、急进性肾炎型和慢性肾炎型。

15. 答案：A。HSPN 的本质是小血管炎，因而激素治疗对大多数 HSPN 是适宜而有效的，但是应选择适应证。对尿常规轻度改变（即镜下血尿，轻微蛋白尿）、肾功能正常、肾活检仅轻微改变或呈局灶性系膜增生改变者，暂不需要激素治疗，可先予对症处理，加强随访观察。多数主张对达到肾病水平蛋白尿、临床表现为肾炎综合征或肾病综合征、急进性肾炎、病理为弥散性系膜增生性肾炎伴局灶或弥散性细胞新月体形成或呈膜增生性肾炎者，则必须激素治疗。

（郭慧　高晓琳）

第二节　幼年型类风湿关节炎

1. 答案：A。患儿系 12 岁女性学龄期儿童，起病缓慢，病程长，以双手指间关节、左侧踝关节疼痛伴受累关节肿胀、活动障碍、手足关节畸形为主要表现，需首先考虑以慢性关节炎为特征的结缔组织疾病，故 BCDE 均为必要检查，患儿无头晕、头痛、呕吐、抽搐、意识障碍等颅内受累的表现，故 A 不是目前必须检查的。

2. 答案：D。幼年性类风湿关节炎（juvenile rheumatoid arthritis，JRA）是儿童时期较常见的与自身免疫功能紊乱密切相关的以慢性关节炎为特征的儿童类风湿疾病，其诊断主要依靠临床特征，强调排除其他系统疾病。凡 16 岁以下儿童不明原因的关节肿胀，持续 6 周以上，能排除其他疾病者，可考虑本病。该患儿发育正常，无消瘦、体重减轻等慢性消耗性疾病表现，癌胚抗原阴性，非肿瘤好发年龄，关节 X 线检查无骨质破坏，故排除 A；化脓性关节炎是一种由化脓性细菌直接感染，并引起关节破坏及功能丧失的关节炎，急性期患儿寒战高热，全身性症状严重，血常规可见白细胞总数升高，中性粒细胞增多，与该患儿不符合，故排除 B；该患儿无结核接触史及外伤史，无长期低热、盗汗、体重减轻、乏力、食欲不振等全身性症状，血常规淋巴细胞无增多，关节 X 线检查无骨质破坏，故排除 C；幼年强直性脊柱炎是指 16 岁以前发病的强直性脊柱炎，以骶髂关节和脊柱等关节的慢性炎症为特征，临床表现为腰背部疼痛和僵直，约半数患者四肢关节受累，但类风湿因子（RF）阴性，故排除 E。

3. 答案：B。强直性脊柱炎（juvenile ankylosing spondylitis，JAS）是一种儿童时期较少见的脊椎疾病，临床表现早期以周围关节、肌腱附着点及关节周围组织的炎症为特点，其诊断须符合下述条件：（1）年龄小于 16 岁；（2）以下肢单关节损害为主，X 线双侧骶髂关节有典型改变；（3）有肌腱附着点炎；（4）类风湿因子（RF）、抗核抗体（ANA）阴性；（5）HLA－B27 阳性或有明确的脊柱关节病家族史。JAS 与 JRA 的区别点如下：（1）JAS 主要累及骶髋、腰背关节，JRA 主要发生在小关节并多对称。（2）JAS X 线双侧骶髂关节有典型改变。（3）JAS 多见于男性，多以下肢关节疼痛为首发症状，受累关节少且不对称；而 JRA 大多数患者为多关节对称性发病，以上肢关节受累为主，多见于女性。（4）JAS 患者 HLA－B27 为阳性，类风湿因子多阴性；而 JRA 患者 HLA－B27 为阴性，类风湿因子阳性。（5）强直性脊柱炎家族史多阳性。两者均可出现红细胞沉降率（血沉）升高，故选 B。

4. 答案：E。1997 年国际风湿病学学会联盟（ILAR）对本病的诊断标准为：发病年龄小于或等于 16 岁；1 个或几个关节发炎，表现为关节肿胀或积液，病程在 6 周以上；排除其他疾病者。RF 的阴阳性检查对 JRA 的鉴别诊断、疾病分型、治疗和预后判断有着重要的意义，但并不是所有的 JRA 均有 RF 阳性，故选 E。

5. 答案：B。JRA 命名众多，国际风湿病学协会称幼年特发性关节炎（juvenile idiopathic arthritis，JIA），欧洲抗风湿病联盟称为幼年慢性关节炎（juvenile chronic arthritis，JCA），美国风湿病协会称为幼年类风湿关节炎（juvenile rheumatoid arthritis，JRA）等。国际风湿病联盟（ILAR）关于幼年特发性关节炎的分类为：

（1）全身型。每日发热至少 2 周以上，伴有关节炎，同时伴随以下一项或更多症状：①短暂的、非固定的红斑样皮疹；②全身淋巴结肿大；③肝脾大；④浆膜炎。

（2）少关节型。发病最初 6 个月 1～4 个关节受累。

（3）多关节型。发病最初 6 个月内 5 个以上关节受累。

（4）银屑病性幼年特发性关节炎。1 个或更多的关节炎合并银屑病，或关节炎合并以下任何 2 项：①指（趾）炎；②指甲凹陷或指甲脱离；③家族史中一级亲属有银屑病。

（5）与附着点炎症相关的关节炎。关节炎合并附着点炎症，或关节炎或附着点炎症，伴有下列情况中至少 2 项：①骶髂关节压痛或炎症性腰骶部及脊柱疼痛，而不局限在颈椎；②HLA－B27 阳性；③8 岁以上发病的男性患儿；④家族史中一级亲属有 HLA－B27 相关的疾病（强直性脊柱炎、与附着点炎症相关的关节炎、色素膜炎或骶髂关节炎）。

（6）未定类的幼年特发性关节炎。不符合上述任何一项或符合上述两项以上类别的关节炎。

该患儿患病最初 6 个月内波及大于或等于 5 个关节，无家族史，故选 B。

6. 答案：A。答案解析同第 5 题。

7. 答案：D。慢性非肉芽肿型葡萄膜炎是 JIA 致残性最高的并发症之一，主要发生在 ANA 阳性的少关节型的年幼女童，起病隐匿，常无症状，由眼科常规检查才发现葡萄膜炎，开始常为一侧，2/3 以上的患儿在 1 年之内发展为双侧受累。皮下类风湿结节在 JRA 中仅占到 5%～10%，且多见于类风湿因子阳性的多关节型患儿。在全身型 JRA 中亚临床型的心包炎非常常见，可发生于病程中任何时间，但通常先于关节炎发生，且其发生总是伴随全身性症状的恶化，但很少会发展到心脏压塞（心包填塞）或转变为慢性限制性心包炎。类风湿关节炎伴有肾脏损害者也不少见。其他少见的关节外症状有弥漫性肺间质纤维化和中枢神经系统症状。故选 D。

8. 答案：ABCDE。幼年特发性关节炎的病因至今尚不完全清楚，但目前研究认为可能与多种因素如感染、免疫、遗传、寒冷、潮湿、疲劳、营养不良、外伤、精神等因素有关。故全选。

9. 答案：E。JRA 患儿的红细胞沉降率（ESR）常明显增快，且与疾病活动程度有关，但 ESR 作为一个非特异的急性时相指标，受很多生理、病理及其他因素的影响，缺乏特异性；C-反应蛋白常为阳性，且与疾病活动程度有关；在幼年特发性关节炎活动期，患儿各种免疫球蛋白 IgG、IgM、IgA 增高，严重者可伴明显高丙种球蛋白血症；补体进行性升高往往也是 JRA 活动期的表现；类风湿因子对 JRA 的诊断有辅助意义，但不是活动期的指标，故选 E。

10. 答案：E。类风湿因子（RF）、HLA-B27、抗核抗体（ANA）及关节滑液检查均对 JRA 有辅助诊断意义，其中，RF 阳性是多关节型分类的诊断标准之一；HLA-B27 对 JRA 的诊断和鉴别诊断具有重要的意义；本病抗核抗体总的阳性率约为 40%，总的 ANA 检测在临床诊断与鉴别诊断中是一个极为重要的筛选试验；JRA 的滑膜液检查具有类似化脓性关节炎的改变：外观混浊，白细胞计数可达 $(5\sim80)\times10^9/L$，以中性粒细胞为主，蛋白质增加，葡萄糖减低，但细菌培养为阴性；ESR 作为一个非特异的急性时相指标，受很多生理、病理及其他因素的影响，缺乏特异性，故选 E。

11. 答案：E。JRA 的关节病理改变以慢性非化脓性滑膜炎为特征：早期表现为滑膜充血水肿、淋巴细胞和浆细胞浸润，关节腔内液体增多，形成关节积液。以后滑膜增厚呈绒毛状向关节腔突起，形成血管翳，软骨被吸收，软骨下骨质被侵蚀，随之关节腔狭窄，关节面相互粘连，引起关节强直、畸形或脱位。故选 E。

12. 答案：ABCDE。JRA 无特效治疗，其治疗目的包括控制症状、抑制炎症、减轻疼痛、保持功能、防止残废和处理关节外表现。故全选。

13. 答案：A。JRA 治疗的一线药物为非类固醇类抗炎药（非甾体类抗炎药，non-steroidal anti-inflammatory drugs，NSAIDs），包括布洛芬、萘普生、双氯芬酸钠（扶他林）、吲哚类辛（消炎痛）等。二线药物为慢作用抗风湿药（Disease-modifying antirheumatic drugs，DMARDs），能纠正异常免疫功能并改变病情进展，在患儿尚未发生骨侵蚀或关节破坏时应及早应用本组药物，可以控制骨病变的加重，此类药物包括甲氨蝶呤、羟氯喹、柳氮磺吡啶、吗替麦考酚酯（霉酚酸酯）等；免疫抑制剂如雷公藤、环磷酰胺、环孢素等也属于二线药物，主要用于长期处于疾病活动期，关节破坏，有潜在生长发育受阻、致残、致死的难治性 JRA；糖皮质激素不作首选，为治疗的过渡药，急性、重症早期，小剂量应用以控制炎症，减轻肿痛，待 DMARDs 发挥作用后减量和停药；其他辅助治疗方法还包括细胞因子如抗 IL-2、抗 TNF、γ-干扰素，丙种球蛋白等。故选 A。

14. 答案：AC。NSAIDs 不影响疾病进程也不能阻止关节损伤，但有非常确切的止痛和抗炎作用，是减少炎症相关疼痛的首选药物；DMARDs 能减少关节破坏与致残率，且应早期使用，首选甲氨蝶呤，有禁忌或不耐受时，可选用柳氮磺吡啶或来氟米特；糖皮质激素仅能缓解症状，而不能使关节炎治愈，也不能防止关节破坏。TNF 对类风湿关节炎患儿骨关节的炎症过程及破坏性改变起着重要促进作用，TNF-α 单克隆抗体具有阻止骨关节破坏性病变进展的明显效果，故选 AC。

15. 答案：B。糖皮质激素可用于严重血管炎、多器官损害、持续高热、严重贫血、眼及中枢神经系统并发症的 JRA 患儿。故 B 不是 JRA 应用激素的指征。

（郭慧　高晓琳）

第三节　风湿热

1. 答案：A。风湿热是 A 组乙型溶血性链球菌咽峡炎后的晚期并发症。A 组乙型溶血性链球菌的抗原性复杂，各种抗原分子结构与机体器官抗原存在同源性，机体的抗链球菌免疫反应可与人体组织产生免疫交叉反应，导致器官损害，是风湿热发病的主要机制。

2. 答案：B。急性风湿热可发生在任何年龄，但在 3 岁以内的婴幼儿极为少见，最常见于 5～15 岁的儿童和青少年。初次发作多在 5～15 岁，男女患病的机会大致相等。

3. 答案：D。美国心脏病学会于 1992 年修订初发风湿热的诊断标准中主要表现包括：心肌炎、多关节炎、舞蹈病、环形红斑、皮下结节。

4. 答案：E。美国心脏病学会于 1992 年修订初发风湿热的诊断标准中次要表现包括：关节痛、发热、ESR 增快或 CRP 增高、PR 间期延长。

5. 答案：C。风湿活动的指标包括：心率增快；体温不稳定；C-反应蛋白持续阳性，血沉波动，黏蛋白增加，进行性贫血，白细胞计数高，ASO 滴度不下降和 PR 间期延长间歇出现要考虑风湿活动持续存在。

6. 答案：C。心肌炎时宜早期使用糖皮质激素，有充血性心力衰竭时应及时给予大剂量静脉注射糖皮质激素。

7. 答案：B。乙型溶血性链球菌感染后，链球菌菌体成分及其产物与相应的抗体作用，形成免疫复合物，沉积在关节、心肌、心脏瓣膜，导致Ⅲ型变态反应性组织损伤，风湿热发病。

8. 答案：D。解析：对患过风湿热的小儿应选苄星青霉素（长效青霉素）进行继发性预防。风湿热的一级预防可用苄星青霉素 120 万 U（6 岁以内 60 万 U）1 次肌内注射。

9. 答案：A。解析：风湿热合并心肌炎时宜早期使用糖皮质激素，有充血性心力衰竭时应及时给予大剂量静脉注射糖皮质激素。

10. 答案：E。风湿热的一级预防可用苄星青霉素 120 万 U（6 岁以内 60 万 U）1 次肌内注射；或普通青霉素 40 万～80 万 U，每日 2 次，肌内注射，共 10～14 天；或口服青霉素 40 万～60 万 U，每日 4 次，共 10 天。

11. 答案：D。风湿热伴心肌炎时宜早期使用糖皮质激素，泼尼松每日 2 mg/kg，最大量≤60 mg/d，分次口服，2～4 周后减量，总疗程 8～12 周。

12. 答案：C。风湿热是儿科常见的危害学龄期儿童生命和健康的主要疾病之一，是后天获得性心脏病的主要病因之一。风湿热的预后取决于有无心肌炎及严重程度。

13. 答案：D。风湿性心肌炎为临床上最重要的表现，风湿热病例中 60%～80% 有心肌炎的征象，其临床表现轻重不一，从亚临床型、无症状或只有轻微心前区不适、心悸直至严重心力衰竭不等。若同时累及心内膜、心肌和心包则称为风湿性全心炎。经及时治疗，心内膜炎的瓣膜损害可有明显恢复，甚至有恢复正常可能。

14. 答案：D。抗链球菌溶血素 "O"（ASO）测定，若多次试验结果逐渐增高，则对风湿热和风湿活动诊断价值较大。如抗体长期恒定在高单位，多为非活动期；若由高单位逐渐下降，则为疾病缓解期。发病早期用过抗生素或激素者，ASO 可不增高。

15. 答案：E。治疗方案应包括：①清除链球菌感染，首选青霉素；②抗风湿治疗，主要为水杨酸盐和糖皮质激素。仅有关节炎者用阿司匹林，心肌炎者应及时使用糖皮质激素。

16. 答案：D。舞蹈病多见于 5～15 岁，女性多见。其特征为四肢和面部为主的不自主、无意识快速运动，于紧张、激动和厌倦时加剧，入睡后停止。体温多正常，症状于 2～3 个月内完全消失，但亦可留有轻度的神经精神失控。舞蹈病可单独存在或与其他风湿热症状同时并存，约 40% 伴心脏损害，罕见关节炎。

17. 答案：E。根据患儿持续发热 5 天以上，结膜、口腔及咽部明显充血，唇皲裂；手足皮肤红肿，面部、四肢及躯干皮肤出现红斑；颈淋巴结非化脓性肿胀，直径大于 1.5 cm；实验室检查：血白细胞总数及中性粒细胞增高，红细胞沉降率增快。符合川崎病诊断标准，故选 E。

18. 答案：A。患者起病缓慢，先有链球菌性扁桃体炎或咽炎等前驱病史，后出现风湿热症状，再出现心尖部可闻轻度收缩期杂音。应首先考虑风湿性心肌炎，故选 A。

19. 答案：E。所谓反跳现象是指在停止抗风湿治疗后出现轻度发热、关节痛、血沉加快、C-反应蛋白阳性。此现象多在 2～3 天后自行消失，但有时可延长至 1～2 周；部分患儿反跳时症状较前更加严重，反跳者一般给予阿司匹林即可。

20. 答案：B。风湿性心瓣膜病时，二尖瓣最易受累，二尖瓣关闭不全表现为心尖区 3～6 级高调吹风样收缩期杂音，向腋下及左背部传导。二尖瓣相对性狭窄时可闻低调短暂的舒张中期杂音。

（周开宇　王涛　高晓琳）

第四节　川崎病

1. 答案：E。控制全身炎症反应是川崎病最有效的治疗，包括口服抗炎药和静脉输丙种球蛋白。发病早期应用大剂量丙种球蛋白可以迅速抗炎，预防或减轻心脏病变的发生。同时服用大剂量阿司匹林以达到控制炎症的作用。

2. 答案：B。川崎病典型临床表现包括：①发热，持续 5 天以上，为稽留高热或弛张热，抗生素治疗无效；②四肢末端改变，急性期手足硬肿、充血，2 周后指（趾）端开始膜样脱皮；③多形性红斑皮疹：发病后 2～3 天，面部、四肢、躯干出现，疹型不一，但无水疱及结痂，双侧球结膜充血，但无分泌物及假膜，为一过性；④唇及口腔改变，口唇干红、皲裂、杨梅舌，口腔黏膜弥漫性充血；⑤急性期非化脓性颈淋巴结肿大，可为单侧或双侧，直径大于 1.5 cm，对抗生素治疗无反应。

3. 答案：C。对于具备以下特点的川崎病患者，有发生冠状动脉瘤的可能：①男性；②小于 6 个月或大于 3 岁；③发热持续 2 周以上或再次发热；④心脏扩大有心律失常；⑤复发川崎病；⑥白细胞、血小板、血沉升高明显，或持续不下降。

4. 答案：A。一旦诊断川崎病，应住院接受治疗：①静脉丙种球蛋白治疗，推荐早期应用；②阿司匹林疗程为 2~3 个月，伴有冠脉扩张者应用至冠脉恢复正常为止；③双嘧达莫用于川崎病合并冠脉扩张或血小板增高患儿；④对于合并冠状动脉瘤的患儿，建议应用华法林抗凝治疗，预防冠脉内血栓形成；⑤营养心肌及支持治疗；⑥糖皮质激素用于阿司匹林+丙种球蛋白无反应的川崎病。川崎病时全身免疫性血管炎，一般情况下不需要使用抗生素治疗。

5. 答案：E。川崎病急性期手足呈硬性水肿，手掌和足底早期出现潮红，10 天后出现特征性趾端大片状脱皮，出现于甲床皮肤交界处。

6. 答案：E。冠状动脉损害是引起猝死的主要原因，1984 年日本学者曾分析 104 例川崎病死亡资料，50%死于病程两个月内，20%死于发病 1 年后，其死亡原因心肌梗死占 60%，心力衰竭占 18%，冠状动脉瘤破裂占 5%。

7. 答案：C。冠状动脉瘤：是川崎病中最严重的并发症。有近 20%~25%的患儿有冠状动脉畸形，包括弥漫性扩张和动脉瘤。冠脉的扩张最早在平均发病 10 天时即可被发现，在起病 4 周后是发现冠脉病变的高峰。

8. 答案：E。糖皮质激素仅用于阿司匹林+丙种球蛋白无反应的川崎病。

9. 答案：C。虽然重复使用大剂量丙种球蛋白静脉注射，总量达 6~8g/kg，仍有 1%~2%的川崎病患者无效。

10. 答案：E。虽然各地报道并不一致，多数资料提示未经有效治疗的川崎病冠状动脉瘤的发生率为 15%~20%。

11. 答案：D。川崎病的冠状动脉损害最常发生于起病的第 14~28 天，但也可发生于疾病恢复期；川崎病的冠状动脉扩张包括轻度扩张（冠状动脉直径大于同龄儿童，但小于 4 mm）、中度扩张（冠状动脉直径大于 4 mm 但小于 8 mm）、重度扩张（即冠状动脉瘤，冠状动脉直径大于 8 mm）。

12. 答案：B。据不同资料报道，1%~2%的川崎病患儿可能复发，少部分患儿可能多次复发，有文献报道川崎病复发次数可多达 4 次或 5 次。

13. 答案：A。所有川崎病的相关症状都提示有多器官受累。约有 25%的患儿脑脊液中有单核细胞增多，蛋白质含量正常或轻度升高，葡萄糖含量正常。部分患儿可出现胆囊水肿，极少数严重者可出现麻痹性肠梗性肠梗阻或肠道出血。临床可见呕吐、腹泻、腹痛、腹胀及黄疸，电解质紊乱和酸碱失调等。在急性期，可伴呼吸道症状，X 线检查提示间质性肺炎。小关节可有关节炎的表现，而大关节受累多在起病后第 2 和第 3 周。

14. 答案：D。婴儿期患者表现常不典型。根据患者发热持续 5 天以上，双侧球结膜充血，口唇干红，特征性的卡介苗接种疤痕周边红肿，CRP 及血沉升高，提示川崎病可能性最大。

15. 答案：A。根据患者发热持续 5 天以上，四肢末端硬肿、充血，多形性红斑皮疹，口唇干红，非化脓性颈淋巴结肿大，CRP 及血沉升高，提示川崎病可能性最大。故应首选超声心动图检查，明确有无冠状动脉损害。

（周开宇　王涛　高晓琳）

第二十四章 感染性疾病
思考题参考答案与解析

第一节 肺结核

1. 答案：C。该病例系幼儿，以发热、咳嗽 2 个月以上为主要表现，体型消瘦，双肺听诊未见明显异常。因此，该病例首先需要完善的检查是胸部 X 线摄影以明确肺部病变情况。

2. 答案：D。该病例系 2 岁男性幼儿，起病缓，病程 2 个月以上，以发热、咳嗽为主要表现；患儿的爷爷奶奶有慢性咳嗽病史；查体：体型消瘦，双肺听诊未见明显异常。根据上述病史特点，考虑患儿肺结核可能性大。

3. 答案：C。粟粒型肺结核，强化阶段的治疗开始时即给予强有力的四联抗结核药物：INH、RFP、PZA 和 EMB。

4. 答案：B。小儿初次与结核分枝杆菌接触后，有普遍的易感性，但受感染后不一定都发病，这与感染结核分枝杆菌数量的多少、毒力大小以及小儿抵抗力的强弱有关。机体初次感染结核分枝杆菌 4～8 周后，产生迟发型变态反应，同时获得一定的免疫力。接种卡介苗后，小儿可产生免疫力，同时结核菌素反应亦由阴性转为阳性。

5. 答案：D。结核菌素试验阳性反应见于：（1）接种卡介苗后；（2）年长儿无明显临床症状仅呈阳性反应，表示曾感染过结核分枝杆菌；（3）婴幼儿尤其是未接种卡介苗者，中度阳性反应多表示体内有新的结核病灶，年龄愈小活动性结核病可能性愈大；（4）强阳性或极强阳性反应者，表明体内有活动性结核病；（5）由阴性反应转为阳性反应，或反应强度由原来小于 10 mm 增至大于 10 mm，且增幅超过 6 mm 时，表明新近有感染。

结核菌素试验阴性反应见于：（1）未感染过结核。（2）结核迟发性变态反应前期（初次感染后 4～8 周内）。（3）假阴性反应，由于机体免疫功能低下或受抑制所致，如部分危重结核病；急性传染病，如麻疹、水痘、风疹、百日咳等；体质极度衰弱者，如重度营养不良、重度脱水、重度水肿等，应用糖皮质激素或其他免疫抑制剂治疗时；原发或继发免疫缺陷病。（4）技术误差或结核菌素失效。

6. 答案：D。见第 5 题解析。

7. 答案：D。见第 5 题解析。

8. 答案：D。肺结核患者的肺部体征可不明显，与肺内病变不一致。胸片呈中到重度肺结核病变者，50% 以上可无体征。因此，对于支气管肺炎与幼儿活动性肺结核的临床表现，最有鉴别意义的是肺部啰音，而不是发热、咳嗽、气促等表现。

9. 答案：A。判断小儿活动性结核病的参考指标如下：（1）结核菌素试验强阳性和极强阳性；（2）未接种卡介苗且小于 3 岁，尤其是小于 1 岁婴儿结核菌素试验中度阳性者；（3）排出物中找到结核菌；（4）胸部 X 线检查示活动性原发型肺结核改变者；（5）纤维支气管镜检查有明显支气管结核病变者。

10. 答案：B。当原发型肺结核患儿的胸内淋巴结高度肿大时，可产生一系列压迫症状：压迫气管分叉处可出现类似百日咳痉挛性咳嗽，压迫支气管使其部分阻塞时可引起喘鸣，压迫喉返神经可致声嘶，压迫静脉可致胸部一侧或双侧静脉怒张。

11. 答案：D。结核病变蔓延至支气管内造成支气管结核，纤维支气管镜检查可见到以下病变：（1）肿大淋巴结压迫支气管致管腔狭窄，或与支气管壁粘连固定，以致活动受限；（2）黏膜充血、水肿、炎性细胞浸润、溃疡或肉芽肿；（3）在淋巴结穿孔前期，可见突入支气管腔的肿块；（4）淋巴结穿孔形成淋巴结支气管瘘，穿孔口呈火山样突起，色泽红而有干酪样物质排出。

12. 答案：A。原发型肺结核包括原发复合征和支气管淋巴结结核。原发型肺结核的基本病变为渗出、增殖、坏死。

13. 答案：A。原发复合征的维持治疗阶段以 INH、RFP 巩固维持治疗 4~6 个月。

14. 答案：C。本病例符合预防性治疗的标准之一，即密切接触开放性结核病患者的婴幼儿，不论结核菌素试验是阳性或是阴性均应给予预防性治疗，选用异烟肼每日 10 mg/kg，每日 1 次。最大剂量每日不超过 300 mg，疗程 6 个月。

15. 答案：A。对于以下情况，应进行预防性治疗：（1）密切接触开放性结核病患者的婴幼儿，不论结核菌素试验是阳性或是阴性；（2）3 岁以下婴幼儿未接种过卡介苗而结核菌素试验为阳性者；（3）结核菌素试验最近由阴性转为阳性的小儿；（4）结核菌素试验呈强阳性的小儿；（5）有早期结核菌中毒症状，结核菌素试验阳性而 X 线检查阴性的小儿；（6）结核菌素试验阳性小儿，因其他疾病而需要用激素治疗者；（7）结核菌素试验阳性小儿，新患麻疹或百日咳等。预防性治疗选用异烟肼，每日 10 mg/kg，每日 1 次。最大剂量每日不超过 300 mg，疗程 6 个月。

（舒敏 高晓琳）

第二节 结核性脑膜炎

1. 答案：D。该病例系婴儿，起病隐匿，病情进展缓慢，以咳嗽、发热、呕吐、嗜睡为主要表现。病前曾患过麻疹。查体发现患儿嗜睡、前囟饱满、瞳孔等大、等圆，对光反射稍迟钝，颈抵抗可疑阳性，呼吸急促，双肺呼吸音粗，未闻及干湿啰音，肝、脾长大。胸片：双肺均匀分布大小一致的网点状阴影。根据上述病史特点，该患儿目前最可能的诊断是肺结核和结核性脑膜炎。

2．答案：C。呼吸道结核病患者尤其是在痰中查见结核分枝杆菌的患者是小儿结核病的主要传染源。因此，询问患儿的结核接触史对小儿结核病的诊断非常重要。

3．答案：A。根据该病例的病史资料，初步考虑患儿为肺结核和结核性脑膜炎。为进一步明确上述诊断，还需要完成头颅CT检查了解患儿颅内病变部位和严重程度，完成腰椎穿刺脑脊液检查和抽胃液查抗酸杆菌以帮助确定诊断。而血培养并非目前需要完成的检查。

4．答案：D。脑脊液压力增高，外观无色透明或呈毛玻璃样，蛛网膜下腔阻塞时，可呈黄色。白细胞数多为 $50 \times 10^6 / L \sim 500 \times 10^6 / L$，分类以淋巴细胞为主；但急性进展期，脑膜新病灶或结核球破溃时，白细胞数可大于 $1000 \times 10^6 / L$，其中 1/3 病例分类以中性粒细胞为主。葡萄糖和氯化物均降低为结核性脑膜炎的典型改变。

5．答案：A。结核性脑膜炎早期（前驱期）1～2 周，主要症状为小儿性格改变，如少言、懒动、易倦、烦躁、易怒等。可有发热、纳差、盗汗、消瘦、呕吐、便秘（婴儿可为腹泻）等。年长儿可自诉头痛，多轻微或非持续性；婴儿则表现为蹙眉皱额，或凝视、嗜睡，或发育迟滞等。

6．答案：A。结核性脑膜炎中期（脑膜刺激期）出现明显脑膜刺激征，颈项强直，Kernig 征、Brudzinski 征阳性。幼婴则表现为前囟膨隆、颅缝裂开。此期可出现脑神经障碍，最常见者为面神经瘫痪，其次为动眼神经和展神经瘫痪。部分患儿出现脑炎体征，如定向障碍、运动障碍或言语障碍。眼底检查可见视神经乳头水肿、视神经炎或脉络膜粟粒状结核结节。

7．答案：D。在结核性脑膜炎晚期（昏迷期），患者意识障碍逐渐加重，出现昏迷，阵挛性或强直性惊厥频繁发作。患儿可极度消瘦，呈舟状腹。常出现水、电解质代谢紊乱。最终因颅内压急剧增高导致脑疝，致使呼吸及心血管运动中枢麻痹而死亡。

8．答案：B。结核性脑膜炎最常见的神经系统并发症是脑积水、脑实质损害、脑出血及脑神经障碍。其中前 3 种是导致结核性脑膜炎患者死亡的常见原因。

9．答案：C。脑脊液结核分枝杆菌培养是决定结核性脑膜炎诊断的重要检查措施。脑脊液压力增高，外观无色透明或呈毛玻璃样，白细胞多，分类以淋巴细胞占多数。蛋白质定性阳性、葡萄糖和氯化物同时减少。将脑脊液静置 12～24 小时后，可见网状薄膜形成。脑脊液发现抗酸染色杆菌作为确诊依据。

10．答案：B。结核性脑膜炎的强化治疗阶段联合使用 INH、RFP、PZA 及 EMB，疗程 2～3 个月。巩固治疗阶段继用 INH、RFP，疗程 9～10 个月。抗结核药物总疗程不少于 12 个月，或待脑脊液恢复正常后继续治疗 6 个月。

11．答案：B。异烟肼的常用剂量为每日 10～15 mg/kg，最大剂量为 300 mg。

12．答案：B。吡嗪酰胺的常用剂量为每日 30～40 mg/kg（<750 mg/d）。

13．答案：D。糖皮质激素能抑制炎症渗出从而降低颅内压，可减轻中毒症状及脑膜刺激症状，有利于脑脊液循环，并可减少粘连，从而减轻或防止脑积水的发生。这是抗结核药物有效的辅助疗法，早期使用效果好。一般使用泼尼松，每日 1～2 mg/kg（<45 mg/d），1 个月后逐渐减量，疗程 8～12 周。

14．答案：D。见第 13 题解析。

15．答案：D。影响结核性脑膜炎预后的主要因素如下：

（1）治疗早晚：治疗越晚，病死率越高，早期病例无死亡，中期病死率为 3.3%，晚期病死率高达 24.9%。

（2）年龄：年龄越小，脑膜炎症发展越快，越严重，病死率越高。

（3）病期和病型：早期、浆液型预后好，晚期、脑膜脑炎型预后差。

（4）结核分枝杆菌耐药性：原发耐药菌株已成为影响结核性脑膜炎预后的重要因素。

（5）治疗方法：剂量不足或方法不当时可使病程迁延，易出现并发症。

（舒敏　高晓琳）

第三节　麻疹

1. 答案：B。该病例有发热、咳嗽、流涕、流泪、眼结合膜充血、颊黏膜粗糙和充血等前驱期表现；发热 3 天就诊时查体，发现耳后发际处少许淡红色斑丘疹；未接种过任何疫苗；年龄为 2 岁。上述病史特点均符合麻疹的临床特点，因此该患儿最可能的诊断是麻疹。

2. 答案：C。麻疹患者是麻疹的唯一传染源，无症状病毒携带者及隐性感染者的传染性较低。麻疹的传染性较强，未患过麻疹而又未接种疫苗者，即易感者接触麻疹患者以后，约 90% 以上发病。在我国多见于 8 个月~5 岁儿童。因此，该病例需要补充询问的病史是患儿有无麻疹患者接触史。

3. 答案：D。麻疹患者发病后的第 2~3 天，在第二下磨牙相对应的颊黏膜处，可见直径为 0.5~1.0 mm 灰白色斑点，外周有红晕，即麻疹黏膜斑，为麻疹前驱期的特异性体征，有诊断价值。初起时仅数个，1~2 天内迅速增多，可波及整个颊黏膜，甚至唇部黏膜，部分可融合，于出疹后 2~3 天迅速消失。

4. 答案：B。麻疹前驱期一般持续 3~4 天，主要为上呼吸道及眼结合膜炎的表现，有发热、咳嗽、流涕、流泪，眼结合膜充血、畏光，以及咽痛和周身乏力；部分患儿也可有头痛及呕吐、腹泻等消化道症状。查体可以发现麻疹黏膜斑，是麻疹前驱期的特异性体征，具有诊断价值。

5. 答案：C。血清学检查 ELISA 测定血清特异性 IgM 和 IgG 抗体，敏感性及特异性较好。IgM 抗体于病后 5~20 天最高，测定血清特异性 IgM 抗体是诊断麻疹的标准方法。麻疹恢复期测定 IgG 抗体较早期增高 4 倍以上也有近期感染的诊断意义。因此，血清特异性 IgM 抗体检查有助于麻疹的早期诊断。

6. 答案：A。麻疹出疹期一般持续 3~5 天，此时发热、呼吸道症状达高峰。皮疹先出现于耳后、发际，渐及前额、面和颈部，自上而下至胸、腹、背及四肢，最后达手掌和足底。皮疹初为淡红色斑丘疹，压之退色，疹间皮肤正常，可融合成片，继之转为暗红色，部分病例可出现出血性皮疹。麻疹恢复期一般持续 3~4 天，按出疹先后顺序依次消退。此期体温下降，全身性症状明显减轻。疹退处有糠麸状脱屑及浅褐色色素沉着。

7. 答案：D。见第 6 题解析。

8. 答案：A。见第 6 题解析。

9. 答案：B。见第 6 题解析。

10. 答案：A。肺炎是麻疹最常见的并发症，可发生于麻疹过程中各个时期，是麻疹患者死亡的主要原因之一。

11. 答案：D。麻疹患者的潜伏期至出疹后 5 天内都具有传染性，其口、鼻、咽、眼结合膜的分泌物中均含有病毒，在咳嗽、打喷嚏、说话时，以飞沫形式传染易感者，而经被污染的衣物、食物及用具等间接传染的机会较少。因此，应当做到早发现、早报告、早隔离及早治疗麻疹患儿。一般患儿应隔离至出疹后 5 天，合并肺炎者应延长到出疹后 10 天。

12. 答案：B。见第 11 题解析。

13. 答案：C。见第 11 题解析。

14. 答案：D。我国儿童计划免疫程序规定初种麻疹疫苗年龄为生后 8 个月。

15. 答案：C。目前尚无特效的抗麻疹病毒药物。其主要治疗原则为对症治疗、加强护理和防止并发症的发生。

（舒敏　高晓琳）

第四节　流行性脑脊髓膜炎

1. 答案：D。该患儿冬春季节发病，发热、头痛、意识障碍，脑膜刺激征阳性，病程短，进展迅速，查体有皮肤瘀点瘀斑，故考虑流行性脑脊髓膜炎（简称流脑）诊断。而流脑的预防是接种流脑疫苗，A 群流脑疫苗主要用于 6 月龄~18 月龄的儿童；A+C 群流脑疫苗用于 2 周岁以上儿童。是否接种疫苗不仅对诊断非常有帮助，还可以推断流行地区的细菌血清型别。实际上，所有的传染性疾病接诊非常重要的问诊技巧就包括：疫苗接种史、流行病接触史。

2. 答案：BD。该患儿冬春季节发病，发热、头痛、意识障碍，脑膜刺激征阳性，病程短，进展迅速，查体有皮肤瘀点瘀斑，未接种流脑疫苗，对流脑易感，故考虑流行性脑脊髓膜炎诊断。流脑最突出的并发症为弥散性血管内凝血（DIC），该患儿已经有明显的皮肤瘀点瘀斑及其他出血倾向，故 DIC 诊断成立。不考虑乙脑，因为乙脑夏季发病，居住农村，家多有喂养猪，因被疫蚊叮咬发病。结核性脑膜炎起病较流脑缓慢，出现明显意识障碍多在病程的 2 周，之前可有精神情绪异常，伴有嗜睡，故不考虑。中毒性菌痢起病骤然，主要以高热、频繁抽搐、意识障碍为表现，可出现休克型、脑型、混合型，但多发生在夏季，并且病程初期很少出现皮肤瘀点瘀斑这种流脑典型的 DIC 皮肤表现。肠源性败血症有消化道症状在前，如腹泻、解黏液脓血便。

3. 答案：BCDE。该题目需学生仔细审读题干，问题为患者入院后应紧急进行的检查，着重点为紧急，表示需要立即完成。因此，所进行的检查应当是必要性强，并且要适于患儿的身体状况。病原学检查由于容易受到抗生素使用的干扰，因此应尽快进行。患者诊断流行性脑脊髓膜炎，病原体为脑膜炎奈瑟菌，因此应尽快明确病原，故选 B、C。用针尖刺破皮肤瘀点，挤出少许血液及组织液，涂片染色后镜检，阳性率高达 80% 以上。

263

流脑同时伴有 DIC 和休克，因此选 D、E，以明确是否发生严重的代谢性酸中毒和电解质紊乱。而腰椎穿刺此时不适宜紧急进行，一方面患儿已发生严重的休克和 DIC，身体基础情况不允许进行腰椎穿刺这样的有创操作，且出血倾向明显，颅内高压还比较突出，因此此时进行腰椎穿刺极有可能发生蛛网膜下腔严重出血或脑疝等严重并发症，故不宜立即进行此类检查。

4. 答案：A。流脑是由脑膜炎奈瑟菌所致的疾病，其革兰染色为阴性的双球菌，奈瑟菌属。肺炎链球菌引起侵袭性脑膜炎；A 组 β 型溶血性链球菌引起猩红热；流行性乙型脑炎病毒引起以蚊虫为媒介的流行性乙型脑炎；结核分枝杆菌主要引起结核性脑膜炎。

5. 答案：ACDGI。患儿诊断流行性脑脊髓膜炎，属于感染性疾病，且伴有 DIC，故首先应做血常规检查。该病是颅内感染的一种，因此需做腰椎穿刺，同时需进行头颅影像学检查了解脑实质病变。脑脊液单纯疱疹病毒 PCR 检查主要是为了确诊单纯疱疹病毒脑炎，因此不需检查。流行性乙型脑炎抗体检查是为了确诊乙脑的检查，患儿并非夏季发病，也没有居住农村，喂养猪，还有特征性的流脑的疾病特点，因此无需进行此类检查。肛拭子培养主要是明确中毒性菌痢的检查，中毒性菌痢起病骤然，主要以高热、频繁抽搐、意识障碍为表现，可出现休克型、脑型、混合型，但多发生在夏季，并且病程初期很少出现皮肤瘀点瘀斑这种流脑典型的 DIC 皮肤表现。该患儿流脑表现典型，故无需进行肛拭子检查。骨髓穿刺是主要实验室检查。

6. 答案：A。患儿入院查体有低血压，肢端冷、毛细血管再充盈时间明显延长等表现，表明患儿属于休克期，应立即予以液体复苏。虽然患儿有脑膜炎的表现（颈阻阳性、脑膜刺激征阳性），但如不立即进行液体复苏，患儿病情可急速恶化，周围循环衰竭症状加重，重要器官灌注严重不足，因此此时最紧急的抢救治疗是液体复苏。

7. 答案：C。休克需要等张液体进行快速复苏，感染性休克的液体应当是儿童 20 ml/kg，半小时内输注。指南建议不再使用需要护士人工进行配液的其他配方的等张液体进行复苏，因为休克时补充足够的液体也能有效纠正酸中毒，而人工配液需要复杂的计算，还可导致配液错误（尤其在儿童患者）。因此，推荐使用 0.9% 氯化钠注射液（生理盐水），儿童也不推荐使用林格液。

8. 答案：ACDEF。患者诊断流行性脑脊髓炎，属于休克及脑炎混合型，因此需进行液体复苏，抗 DIC，抗感染，降颅内压，糖皮质激素等综合治疗。山莨菪碱（654-2）属于血管活性药物，主要用于中毒性菌痢毒素所致血管舒缩障碍，流脑复苏后抗休克治疗可能会使用血管活性药物，但一般不选择 654-2。

9. 答案：B。该患儿使用糖皮质激素，主要考虑为休克、严重脓毒症，作为液体复苏及血管活性药物抗休克治疗的辅助治疗，这种疾病状态可能存在肾上腺皮质功能相对不足，因此需补充，故选 B。而 A 是流感嗜血杆菌脑膜炎的抗炎治疗方案。其他两项为干扰项，不是标准的治疗方案。

10. 答案：BCD。该患者 DIC 诊断成立，主要的基础病因为脑膜炎奈瑟菌所致小血管阻塞。患者具有皮肤紫癜高凝状态及出血倾向两者同时存在的情况，但血小板仍然高于 50×10^9/L，因此血小板需继续监测，尚不需输注。而新鲜冰冻血浆和凝血酶原复合物均可补充凝血因子、纤维蛋白原，因此可输注。而抗凝需使用普通肝素，是指南指示普通肝素由于作用时间短，便于解救，对于有出血倾向的高凝状态 DIC 推荐使用。而低分子量肝素不推荐。

11. 答案：AB。脑膜炎奈瑟菌对青霉素及头孢曲松钠敏感，监测发现仅 3％的菌株对青霉素可能耐药，故选 A、B。但氯霉素不良反应较大，故不选 C。美罗培南则没有必要选择。

12. 答案：BD。患儿诊断流行性脑脊髓膜炎，病原为脑膜炎奈瑟菌，抗生素疗程 7～10 天，因此无需复查腰椎穿刺、血培养，反而需监测 DIC、血常规，判断弥散性血管内凝血的改善情况，便于肝素及时减量。预防与免疫：该患者诊断明确后，应报告疾病预防控制中心，进行接触者调查，进行相应的检验检疫。

13. 答案 A。流脑流行的主要原因是人群普遍未接种流脑疫苗，婴儿对流脑易感。

14. 答案：AC。本病为飞沫传播，因此带菌者和患者为主要传染源。而本病不是虫媒传播疾病，也不经动物传播。慢性感染者目前非常罕见，也不是主要传染源。

15. 答案：BCDE。密切接触患者的易感者应进行预防性治疗，流行区域应急接种可避免新的疫情出现。流脑没有被动免疫。

（朱渝　高晓琳）

第五节　流行性腮腺炎

1. 答案：ABCD。患儿双侧面颊交替肿大，伴神经系统症状，需考虑流行性腮腺炎并发腮腺脑炎。因此，体格检查需仔细进行面颊部包块的触诊，神经系统检查。流行性腮腺炎还可并发胰腺炎、睾丸炎，因此需仔细检查外生殖器及腹部。

2. 答案：ABCD。腮腺与淋巴结的触诊鉴别点在于，腮腺为以耳垂为中心呈马蹄形的肿大包块，质地较淋巴结疏松，边界不清，活动度差，而如果伴有颌下腺肿大，则是沿下颌骨的梭形肿大包块。要注意此处触诊手法的实践。

3. 答案：ABG。患儿疑诊流行性腮腺炎，需要明确流行病学史和疫苗接种史，同时患儿还有流腮脑膜炎并发症，因此需完善腰椎穿刺辅助诊断。患儿不考虑结核性脑膜炎、中毒性菌痢、流行性乙型脑炎，故无需完善结核接触史、不洁饮食史、家庭饲养猪的情况及肛拭子检查。

4. 答案：ADF。流行性腮腺炎时由于腮腺炎症，导致血、尿淀粉酶升高，同时患儿还有流腮脑膜炎并发症，因此需完善腰椎穿刺辅助诊断。住院患儿需完善血常规，C－反应蛋白可辅助诊断除外化脓性腮腺炎。流腮脑膜炎一般预后良好，因此可以不进行头颅CT 检查。

5. 答案：E。患儿未接种流腮疫苗，冬季发病，病前接触过患者，以发热、双侧腮腺依次肿大伴头痛、呕吐为主要表现，脑脊液提示脑膜炎改变，故诊断为流行性腮腺炎合并脑炎。

6. 答案：ABCD。流行性腮腺炎腮腺肿大多为双侧，还可伴有颌下腺肿大，常常依次发生。因局部肿胀明显，可有触痛，局部皮温偏高，但无化脓性改变时的剧烈疼痛和表皮发红，腮腺导管口也不会按压出现脓液。

265

7. 答案：AD。流腮脑膜炎早期脑脊液细胞数可显著升高，以中性粒细胞为主，但生化检查一般正常，结合腮腺炎病史，故可与化脓性脑膜炎鉴别。

8. 答案：BDE。流行性腮腺炎无有效抗病毒治疗，因此多采用局部中药外敷，限制液体输注，降颅内压治疗。没有证据显示糖皮质激素对脑膜炎有效。本例患儿脑膜炎症状轻，无抽搐，故无需使用镇静剂。患儿入院第 3 天，经过甘露醇降颅内压治疗，头痛症状明显好转，但再次出现呕吐。

9. 答案：B。急性胰腺炎是流行性腮腺炎主要并发症之一，临床表现为呕吐、纳差、上腹痛，常发生于腮腺肿大后的数日内。

10. 答案：A。流行性腮腺炎合并胰腺炎常常为充血水肿型，病情较轻，预后较好。

11. 答案：AC。流行性腮腺炎本身即可引起血、尿淀粉酶升高，因此合并胰腺炎时检查血、尿淀粉酶是不合适的，应当检查血脂肪酶。而临床的腹部查体上腹部中间位置有压痛，疼痛可放射至背部是比较典型的胰腺炎体征。流行性腮腺炎合并胰腺炎常常为充血水肿型，病情较轻，预后较好，无特别情况无需进行腹部增强 CT 检查。

12. 答案：ABCD。流行性腮腺炎常可并发脑膜炎、生殖器炎症、胰腺炎。

13. 答案：AD。流行性腮腺炎合并胰腺炎常常为充血水肿型，病情较轻，预后较好，故通常仅需要禁食、胃肠外营养，待腹痛缓解后逐步过渡饮食即可。

14. 答案：AB。流腮合并睾丸炎为自限性过程，局部皮温高疼痛明显，应固定冷敷对症处理，故无需糖皮质激素及利巴韦林治疗。

15. 答案：ACD。患者是传染源，因此应隔离治疗。因传播方式为飞沫，故飞沫隔离。由于患者症状开始前数天即有传染性，故应该进行排查，应急补充接种。

（朱渝　高晓琳）

第六节　细菌性痢疾

1. 答案：ADE。患者腹泻，因此应尽快明确病原，故选 A、D。同时腹泻进食差伴有感染中毒性的花斑、毛细血管再充盈时间稍延长，因此选 E。而患儿没有休克而是感染中毒症状，因此并不需要紧急进行 DIC 筛查。患儿没有急腹症，故不需进行腹部 X 线摄影检查。只有在中毒性菌痢为了尽快明确诊断，而患儿又没有典型腹泻黏液脓血便的情况下才进行肛拭子检查。本例患儿腹泻明显，可直接进行大便检查。

2. 答案：ABC。合格大便标本 2 小时内直接取后送检。应选取黏液脓血部分送检，不可以取尿不湿上的大便作为检测标本。因尿不湿吸水后，导致细胞破坏，影响检查结果。

3. 答案：B。伤寒感染的典型儿童期并发症是肺部感染，伤寒病程前 2 周血培养阳性率高，2 周后大便培养阳性率升高。

4. 答案：A。患者不洁饮食后迅速出现发热、腹泻，解黏液脓血便，伴明显里急后重，便后腹痛缓解。大便常规检查为较典型痢疾样改变。伤寒以发热为主要表现，腹泻往往出现在病程 3~4 周，患儿大便带血，为感染所致局部渗出，不是单纯的消化道出血。

患儿没有瘀点、瘀斑，没有休克而是感染中毒症状，不考虑 DIC。患儿没有累及神经系统，不考虑中毒性菌痢。

5. 答案：A。细菌性痢疾的病原体是志贺菌属痢疾志贺菌（痢疾杆菌）或志贺菌属细菌。

6. 答案：B。细菌性痢疾的主要病理变化发生于乙状结肠与直肠。

7. 答案：CF。患者为细菌性痢疾，进食差，因此需进行补液治疗，注射抗生素。但不需要禁食、使用糖皮质激素，也不能使用消旋卡多曲。消旋卡多曲禁用于细菌性肠炎的患者，不利于毒素及坏死物排出。解痉药物在该患儿无使用的指征。

8. 答案：ABC。含糖及纤维丰富的食物都可造成腹泻加重，故不可食用。腹泻期间应当保证患儿营养，故不可禁止食用蛋白质、脂肪食物。但腹泻期间胃肠功能减弱，可适当调整，少吃多餐，保证经口摄入足够生理需要的水、能量及营养素。

9. 答案：ABCD。口服补液用于预防脱水和部分脱水治疗，只有经口不能纠正脱水或无法口服，严重脱水才首选静脉补液。

10. 答案：CE。患者诊断细菌性痢疾，病原为志贺菌，因此需复查大便常规、大便培养，以判断治疗效果及疗程。

11. 答案：C。细菌性痢疾抗生素首选第三代头孢菌素。因喹诺酮类药物在 18 岁以下儿童可能对骨、软骨有损害，故不作为首选，仅在无法获得第三代头孢菌素时选用。第一、二代头孢菌素体外药敏试验即使敏感，口服治疗效果不确定，也不作为治疗的选择。小檗碱（黄连素）中药抑菌剂不作为首选。该患儿因进食少，精神差，故需静脉用药，首选头孢曲松。该患儿抗感染治疗 2 天，体温正常，腹痛、腹泻减轻，食欲恢复。

12. 答案：ABC。细菌性痢疾的疗程一般为 5～7 天，需复查大便常规 2 次无异常，或大便培养阴性，方可停药。

13. 答案：B。中毒性菌痢以神经系统损害为突出表现，肠道症状很轻且发生较晚，腹痛、腹泻不明显，常需要肛拭子检查来明确。

14. 答案 B。病程反复发作或迁延不愈超过 2 个月者为慢性菌痢。

15. 答案：C。虽然水源污染也是细菌性痢疾的一个重要的带菌传播方式，但真正引起流行的原因还是食物污染后经消化道传播，因此 B、D、E 均不正确，而 A 项为引起暴发流行的原因。

16. 答案：ACE。细菌性痢疾无活菌疫苗，服用活菌可致病。无证据显示预防性使用抗生素是有效且符合成本效益的措施，即使是在流行季节和地区。并且乱用抗生素可导致抗生素相关性腹泻等不良反应，还可能诱导细菌耐药。

（朱渝　高晓琳）

第二十五章 消化系统疾病
思考题参考答案及解析

第一节 腹泻病

1. 答案：A。患儿腹泻病程只有一天，故为急性腹泻。患儿发病以来体重减轻 0.5 kg，体重减轻 6.7% 属于中度脱水（5%～10%）。血钠 143 mmol/L，为正常，故为等渗性脱水。

2. 答案：D。患儿为 8 月龄婴儿，秋季发病。以呕吐起病，后出现腹泻和脱水表现，大便成蛋花水样便，且大便常规为正常。

3. 答案：C。中度脱水第一天的静脉补液量为 90～120 ml/kg。

4. 答案：B。中度脱水可以采用口服补液的方式，补液量为 80～100 ml/kg。

5. 答案：B。对于重度脱水有明显的周围循环障碍的患儿应先用等渗含钠液快速扩容。

6. 答案：C。对于重度脱水有明显的周围循环障碍的患儿应先快速扩容，扩容所需的液量是 20 ml/kg

7. 答案：D。对于重度脱水有明显的周围循环障碍的患儿应先快速扩容，扩容完成时间是 30～60 分钟。

8. 答案：D。累计损失量，扣除扩容量，一般在 8～12 小时内补完，即每小时 8～10 ml/kg。

9. 答案：E。补钾的浓度不能超过 0.3%。

10. 答案：B。双糖酶包括乳糖酶、蔗糖酶、麦芽糖酶、海藻糖酶等，以乳糖酶缺乏症最常见。故选 B。

11. 答案：C。肠道内的细菌可以将消化不全的糖类分解成小分子的短链有机酸。

12. 答案：C。迁延性腹泻病程为 2 周～2 个月。

13. 答案：E。迁延性、慢性腹泻病因复杂，感染、营养物质过敏、酶缺陷、免疫缺陷、药物因素、先天畸形等均可以引起，但急性腹泻未彻底治疗或治疗不当最为常见。

14. 答案：E。避免使用止泻剂，因为它有抑制胃肠动力的作用，增加细菌和毒素的吸收，对于感染性腹泻是很危险的。

15. 答案：B。有严重呕吐的患儿可暂时给予禁食不禁水 4～6 小时，待好转后继续喂食，由少到多，由稀到稠。

（高珊　高晓琳）

第二节　消化性溃疡

1. 答案：D。感染性腹泻为血丝便，而非大量血便或黑便，故选 D。

2. 答案：C。3 岁幼儿无痛性大量血便要首先考虑梅克尔憩室的可能，故需首先完善锝−99（^{99}Tc）扫描。

3. 答案：E。胃酸的消化作用是消化性溃疡形成的基本因素。与酸性胃液接触的任何部位都可以发生溃疡，包括食管、胃、十二指肠球部、胃肠术后吻合口等。梅克尔憩室是在小肠出现的异位胃黏膜，故也可发生溃疡。

4. 答案：D。梅克尔憩室只有发生并发症的时候才会有症状，憩室约 50% 含异位组织，比如胃黏膜和胰腺组织，以胃黏膜最多。这些组织能分泌胃液和消化酶，可腐蚀憩室和周围组织，使其发生溃疡出血与穿孔。憩室本身扭转、蛔虫或异物进入而发生梗阻、急性炎症、坏死和穿孔。

5. 答案：D。消化性溃疡发病机制至今仍没有明确结论。胃酸和胃蛋白酶依然是主要原因。目前被多数学者所接受的理论是天平学说，即当黏膜保护因子和攻击因子处于平衡状态时，黏膜是正常的。当黏膜攻击因子作用大于保护因子作用，黏膜的正常防御功能被破坏，因而出现病理改变。

6. 答案：D。黏膜保护因子包括黏液−碳酸氢盐屏障、黏膜上皮细胞的整复、黏膜血流和酸碱平衡、前列腺素、胃黏膜含有的巯基和胃肠激素。攻击因子包括盐酸、胃蛋白酶、幽门螺杆菌、胃泌素、药物因素、精神因素等。

7. 答案：E。见第 6 题解析。

8. 答案：B。该患儿处于休克状态，在首选抗休克治疗过程中，联系输血事宜。

9. 答案：D。柏油样便的出血量一般在 50～60 ml。

10. 答案：D。HP 在胃肠黏膜表面黏附和定居，破坏黏膜的结构和防御机制。HP 产生大量尿素酶，分解尿素产生氨，影响上皮细胞周围环境，从而使氢离子发生逆扩散。HP 寄生或其产生的代谢产物使胃泌素、组胺释放增加而致胃酸增加。

11. 答案：A。HP 是微需氧菌，需要 5% 的微氧环境下生长。

12. 答案：B。憩室并发症不论哪一种均需手术治疗，首次发作，不能止血或出血量较大、较急或多次发作者，均宜进行腹腔镜探查或剖腹探查，寻找出血原因，止血。

13. 答案：A。儿童期消化性溃疡早期可出现呕吐、腹痛，腹痛以脐周为主。若溃疡伴出血，可出现柏油样便。新生儿的消化性溃疡多为缺氧、炎症等导致的应激性溃疡。

14. 答案：C。儿童期溃疡多为消化性溃疡，且以十二指肠溃疡多见。严重者可表现为呕吐、呕血、黑便、贫血，轻症者仅表现为贫血、大便隐血阳性。

15. 答案：D。消化性溃疡的并发症有出血、缺铁性贫血、穿孔、梗阻等。

（高珊　高晓琳）

第三节 急性胰腺炎

1. 答案：B。腹型过敏性紫癜约 50% 的患儿可以有消化道症状，但腹痛位置一般为脐周，淀粉酶的升高一般不会超过正常值 5 倍，且该患者未见典型皮疹，故选 B。胰腺炎可以合并消化性溃疡、中毒性肠麻痹和腹膜炎。

2. 答案：A。胃镜检查可以发现胃溃疡、十二指肠球部溃疡等消化性溃疡。肠镜检查范围是大肠，故不是发现消化性溃疡常用检查手段。锝-99（^{99}Tc）核素扫描可以发现回盲部的异位胃黏膜，但结合该患儿的诊断不作为首选。

3. 答案：D。胰腺炎诊断尚需明确有无影像学改变，首选无创检查 B 超。腹部 CT 可以更清楚地显示胰腺病变情况，但因有放射性，故未作为首选。磁共振胰胆管造影可以观察胰胆管有无梗阻或畸形，通常用于排查导致多次发作胰腺炎的病因。

4. 答案：D。诸福棠主编的《实用儿科学》第 8 版，急性胰腺炎的诊断标准：符合以下 3 项特征的 2 项即可诊断：①与急性胰腺炎符合的腹痛（急性、突发、持续、剧烈的上腹痛，常可向背部放射）；②血清淀粉酶和（或）脂肪酶活性至少 3 倍正常上值限值；③增强 CT/MRI 或腹部超声符合急性胰腺炎的改变。

5. 答案：B。见第 4 题解析。

6. 答案：E。患儿腹胀，全腹压痛，伴肌紧张及反跳痛，移动性浊音阳性，均提示为腹膜炎；血钠 123 mmol/L，符合低钠血症诊断；患儿，11 岁，出现心率快、血压轻度升高、肢端凉均提示存在休克早期表现，故选择 E。

7. 答案：E。儿童胰腺炎最常见的病因有：继发于身体其他部位的细菌或病毒感染，上消化道疾病或胆胰管交接部畸形，药物诱发，并发于全身系统性疾病等。

8. 答案：A。淀粉酶测定是急性胰腺炎的主要诊断依据，但不是决定因素，淀粉酶升高的程度与炎症的危险程度不成正比。

9. 答案：E。出血坏死性胰腺炎时，胰腺缺血、出血、坏死。Cullen 征为脐周围皮肤青紫及两侧肋腹皮肤灰蓝色，提示为腹腔内大出血的征象。大量渗出液包含胰液流入腹腔，作用于脂肪丰富的大网膜、肠系膜、肠壁上，造成广泛的脂肪坏死灶，将脂肪分解为甘油和脂肪酸。后者又吸收血钙形成钙化灶。血钙浓度显著降低而出现手足搐搦及休克现象，病死率极高。

10. 答案：B。急性胰腺炎需常规禁食。当腹痛减轻或消失、当肠道动力恢复或部分恢复可以考虑开放饮食，而不以血清淀粉酶活性的高低作为开放饮食的必要条件。

11. 答案：A。轻症患儿只需短期禁食，不需要肠内营养，肠内营养的最常用途径是通过鼻空肠管，进行肠内营养时应注意患儿的腹痛、肠麻痹、腹部压痛等胰腺炎症状和体征是否加重等情况。

12. 答案：E。可以诱发急性胰腺炎的药物有：大量肾上腺激素、免疫抑制剂、吗啡、左旋门冬酰胺酶等。

13. 答案：C。急性胰腺炎的局部并发症包括胰腺假性囊肿、包裹性坏死、胰腺脓肿。其他局部并发症还包括胸膜腔积液、胃流出道梗阻、消化道瘘、腹膜腔出血、假性囊肿出血、脾静脉或门静脉血栓形成、坏死性结肠炎。全身并发症主要包括器官衰竭、SIRS、全身炎症反应综合征、腹腔内高压或腹腔间隔室综合征、胰性脑病。

14. 答案：E。见 13 题解析。

15. 答案：B。发病初期 24～48 小时进行 B 超检查可以初步判断胰腺组织形态学改变，有助于判断有无胆道疾病。发病 1 周左右进行增强 CT 诊断价值更高，可以有效区分液体聚集和坏死区域。

（高珊　高晓琳）

第二十六章　呼吸系统疾病
思考题参考答案及解析

第一节　重症肺炎

1. 答案：C。气促可由呼吸系统本身疾病所致，也可以是中枢神经、循环、消化、内分泌和血液等系统疾病所致。患儿处于休克状态，可出现呼吸加快，但患儿经过扩容处理，休克纠正后呼吸仍快，提示有其他原因导致气促；颅内感染可能导致呼吸节律和频率改变，患儿没有呼吸节律的异常和神经系统异常症状和体征，故可排除；心力衰竭可导致呼吸增快，但患儿没有心脏病基础，没有肝脏进行性长大、心音低钝、奔马律等表现，可排除；患儿没有毒物接触史，故排除急性中毒。患儿虽然起病时没有明显的呼吸系统症状，但是气促不能用其他原因解释，呼吸系统感染的可能性最大，故选 C。

2. 答案：E。由于患儿感染可能性大、外院血常规提示细菌感染可能性大，因此需要在使用抗生素前尽快留取标本做培养以明确病原；患儿呼吸困难、病情危重，需要立即了解患儿是否存在呼吸衰竭、酸碱平衡及电解质紊乱，了解肝肾功能是否受损，因此需要进行相应检查。故选 E。

3. 答案：E。由于患儿病情危重，存在缺氧表现，因此需要监护及吸氧；虽经扩容循环得到改善，仍需要持续补液；考虑严重感染、脓毒症可能，故应尽早开始抗感染治疗。故选 E。

4. 答案：E。由于患儿考虑严重脓毒症，可能并发多器官功能损伤或衰竭、合并 DIC，故需要完善相应检查；需要尽快完成胸部影像学检查明确肺部情况，故选 E。

5. 答案：C。通气不足引起 PaO_2 降低（低氧血症）和 $PaCO_2$ 增高（高碳酸血症），换气功能障碍主要引起低氧血症，PaO_2 和 SaO_2 降低，严重时出现发绀。患儿 PaO_2 降低、$PaCO_2$ 未增高，提示存在换气不足。故选 C。

6. 答案：B。患儿血气分析 pH 值升高，$PaCO_2$ 降低，BE、SB、HCO_3^- 在正常范围内，提示存在呼吸性碱中毒，未合并代谢性酸中毒或代谢性碱中毒。故选 B。

7. 答案：D。患儿气促，未吸氧下发绀、血气分析提示存在低氧血症而未合并高碳酸血症，$PaO_2 < 6.67\ kPa$，故存在 I 型呼吸衰竭。患儿在肺炎的基础上合并了呼吸衰竭、休克等表现，故考虑为重症肺炎。故选 D。

8. 答案：A。呼吸道合胞病毒引起的呼吸道感染，如毛细支气管炎和肺炎，通常表现为咳嗽、喘息或喘憋，可有呼吸困难、发热、肺部湿啰音等表现，但外周血白细胞总数大多正常。腺病毒肺炎的症状重，可合并其他器官衰竭，且可出现白细胞总数升高，以中性粒细胞为主的情况，不能完全排除。肺炎链球菌、流感嗜血杆菌、金黄色葡萄球菌均可引起肺部化脓性炎症，可合并严重并发症，血常规白细胞总数多升高，以中性粒细胞为主，C-反应蛋白、降钙素原等显著增高，故不能排除。故选 A。

9. 答案：C。患儿以发热起病，伴关节疼痛及活动受限，有脓毒性休克表现，高度怀疑化脓性骨髓炎、败血症；随后出现呼吸道症状，考虑血源性感染可能性大。故选 C。

10. 答案：D。重症肺炎患儿由于缺氧和病原体毒素影响，胃肠功能易发生紊乱，出现腹胀、呕吐，甚至发生中毒性肠麻痹，与肠梗阻表现类似，可有腹胀、呕吐、肠鸣音消失。患儿重症肺炎，无腹痛、麦氏点压痛及反跳痛、上腹部疼痛等急腹症表现，腹部未扪及包块，外科急腹症的可能性不大。故选 D。

11. 答案：D。重症肺炎是指在肺炎基础上出现心脏、脑、消化系统等肺外器官功能障碍，临床常表现为心力衰竭、脑水肿、消化道出血、呼吸衰竭。出现上述情况称为重症肺炎。本题中只有 D 涉及上述重症肺炎特征，除了呼吸系统症状外，合并其他系统器官功能障碍。故选 D。

12. 答案：A。小儿肺炎时，由于支气管和肺泡炎症，肺组织充血、水肿和炎性细胞浸润，引起换气和通气功能障碍，发生缺氧和二氧化碳潴留，从而产生一系列病理生理变化。因此，缺氧是最重要的改变。

13. 答案：C。金黄色葡萄球菌肺炎的特点是起病急、病情重、进展快、全身中毒症状明显，易并发败血症及其他器官的迁徙性化脓灶。胸部影像学改变迅速，可在数小时内出现小脓肿、肺大疱或胸膜腔积液。该患儿病情重、进展快，胸部 CT 短期内出现大片实变及小空洞形成，且合并化脓性骨髓炎，应高度怀疑金黄色葡萄球菌感染导致的肺炎、败血症和化脓性骨髓炎。肺炎链球菌感染及肺炎支原体感染均可导致肺大片实变，但合并败血症、出现迁徙性化脓性病灶的可能性较小；结核分枝杆菌感染容易导致空洞形成，也可导致结核性关节炎，但患儿的血常规高度提示患儿细菌感染的可能性大；患儿胸部 CT 提示机会性感染待排，应考虑真菌感染可能，但是患儿无免疫缺陷病史，无短期内接触大量真菌或真菌孢子史，可能性不大。综合临床表现及辅助检查，以金黄色葡萄球菌感染可能性最大，故选 C。

14. 答案：E。由于肺炎支原体、真菌、结核分枝杆菌均可引起类似的改变，均需要排除；为了明确病原，应该在入院后尽早收集呼吸道分泌物标本及关节腔穿刺液进行培养等。故选 E。

15. 答案：D。患儿血培养及痰培养均为金黄色葡萄球菌感染，提示为金黄色葡萄球菌性肺炎及败血症，首先应考虑选苯唑西林抗菌治疗；但头孢西丁筛查均阳性，提示为耐甲氧西林金黄色葡萄球菌，对苯唑西林耐药，且患儿病情危重、进展快，需要用强有力的抗生素治疗，故应该选用万古霉素治疗。故选 D。

16. 答案：C。患儿肺部有空洞及空腔，剧烈咳嗽时出现胸痛、气促、呼吸困难，查体右侧呼吸音降低、叩诊呈过清音，应首先考虑合并气胸的可能。故选 C。

17. 答案：D。进行胸部 X 线摄影检查可确诊气胸。故选 D。

18. 答案：E。患儿右肺压缩体积大，达 60%，有行胸膜腔闭式引流的指征；有呼吸困难，可吸氧以缓解缺氧情况。故选 E。

19. 答案：E。普通肺炎多数在肺部体征转阴、体温正常 3～4 天后考虑停药，但是金黄色葡萄球菌可通过血行播散，容易并发严重并发症，抗生素应用的时间要长。故选 E。

20. 答案：B。重症肺炎合并喘息、脑水肿、休克及 ARDS 时，可用肾上腺皮质激素治疗以改善症状和病情。但在肺炎并发脓胸或胸膜腔积液引起肺压迫症状时，肾上腺皮质激素无助于缺氧症状的改善，应考虑外科治疗或胸膜腔闭式引流。故正确选择为 B。

（钟琳　高晓琳）

第二节　支气管哮喘

1. 答案：C。患儿有咳嗽、喘息，急性支气管炎、支气管哮喘、肺炎、心力衰竭均有可能。A 选项急性支气管炎，患儿有胸闷，夜间加重，查体闻及广泛哮鸣音，与支气管炎表现不符，可排除。B 选项支气管异物，多有异物吸入后剧烈呛咳史，伴随咳时面色青紫、发绀等表现，异物吸入后根据停留部位可表现出阻塞性肺气肿、肺不张、反复同一部位肺炎、局限性喘鸣等，胸片可有肺不张、肺气肿、气管支气管异物表现，透视下可能出现纵隔摆动，与患儿表现不同，故可排除。D 选项肺炎，可有咳嗽、喘息，查体可闻及固定细湿啰音，胸片有肺炎改变，故排除。E 选项心力衰竭，急性左心衰竭时可有喘息、夜间发作性呼吸困难、不能平卧，可能咯粉红色泡沫痰，但患儿既往无心脏病史、无急性左心衰竭的表现，故排除。

2. 答案：D。根据反复发作的咳嗽、喘息、胸闷及呼吸困难，临床基本可确定支气管哮喘诊断，查体时呼气相延长、双肺闻及广泛哮鸣音亦支持。支气管哮喘多由过敏因素引起，故为了明确是否存在变应原（过敏原）、进一步证实哮喘的诊断，需要进行过敏原检查。

3. 答案：E。肺通气功能检查常用 FEV_1、FEV_1/FVC、PEF 来判断是否存在呼出气流受限。当实测值/预测值降低，儿童低于 70%～75% 提示存在气流受限。支气管激发试验是应用药物（如组胺、乙酰甲胆碱）、高渗盐水或运动，刺激或诱发支气管平滑肌收缩，根据肺通气功能检查判断支气管狭窄程度，以此测定气道高反应性。支气管舒张试验是吸入速效 β_2 受体激动剂后测肺功能，根据 FEV_1 的改善程度判断呼出气流受限是否可逆。故选 E。

4. 答案：C。患儿 FEV_1、FEV_1/FVC 低于预测值的 70%，存在气流受限；支气管舒张试验阳性，提示存在可逆性气流受限。是否存在气道高反应性是由支气管激发试验来确定的。C 选项的描述最为准确，因此选 C。

5. 答案：E。哮喘的治疗以吸入糖皮质激素首选。除非哮喘处于重度发作，不推荐在初始治疗时即静脉或口服应用糖皮质激素。患儿目前为急性发作期，需要使用支气管扩张剂迅速缓解症状，因此需要同时应用 ICS 和 β_2 受体激动剂治疗。故选 E。

6. 答案：C。儿童危重哮喘可能会出现意识状态改变，如嗜睡、意识模糊等，出现呼吸减慢甚至暂停，胸腹矛盾运动，哮鸣音减弱甚至呼吸音消失，脉率减慢或不规则，出现呼吸衰竭；由于呼吸肌疲劳而奇脉不存在。故选 C。

7. 答案：C。正常 $5\sim8$ 岁儿童清醒时的呼吸频率应少于 30 次/分、心率少于 120 次/分，患儿哮喘急性发作时出现了气促、意识状态的改变、响亮弥漫的双相哮鸣音、心率明显增加，同时出现了低氧血症，故考虑为重度。故选 C。

8. 答案：B。患儿哮喘重度发作，存在低氧血症，故 $PaCO_2$ 降低；由于分泌物堵塞小气道，易导致通气功能障碍，出现高碳酸血症，故 $PaCO_2$ 增高，呼吸性酸中毒可能性大，故选 B。

9. 答案：C。患儿哮喘重度发作，应考虑尽早缓解症状、控制气道炎症，推荐尽快静脉应用糖皮质激素或在初始治疗时加大 ICS 剂量，而非常规剂量 ICS；吸氧和应用迅速起效的 β_2 受体激动剂及 M 受体阻滞剂均为正确治疗；若哮喘持续不缓解，可考虑静脉应用硫酸镁。故选 C。

10. 答案：B。哮喘重度发作时应考虑应用 β_2 受体激动剂、茶碱等，可使用异丙嗪抗过敏的同时适当镇静。但是，不能在没有呼吸机支持的条件下应用吗啡，否则将可能导致呼吸抑制，加重通气功能障碍而使病情恶化。故选 B。

11. 答案：C。哮喘治疗中，哮喘患者的管理非常重要，需要减少呼吸道感染，避免接触花粉、尘螨等可能触发哮喘的因素；患者应当规律使用 ICS，定期到医院复诊、复查肺功能以确定哮喘控制水平，并由医生根据哮喘控制水平决定下一步治疗方案。但是 β_2 受体激动剂在各级治疗中均是按需使用而不是同 ICS 一样规律、每日早晚使用。故选 C。

12. 答案：B。儿童哮喘的治疗目标如下：（1）达到并维持症状的控制；（2）维持正常生活水平，包括运动能力；（3）维持肺功能水平尽量接近正常；（4）预防哮喘急性发作；（5）避免因哮喘药物治疗导致的不良反应；（6）预防哮喘导致的死亡。对于肺功能的要求是尽量维持在正常或接近正常的水平，不是不恶化，故选 B。

13. 答案：E。哮喘患者复诊时，应根据症状控制的情况和肺功能的情况决定是否维持现有治疗，或者进行升级或降级治疗。对于哮喘未控制的患儿，应该对用药的技术是否正确、是否遵医嘱坚持用药、是否回避了变应原等进行评估，排除用药不当和变应原刺激导致哮喘未控制等情况后，再进行治疗方案的调整，勿轻易调整用药方案。故选 E。

14. 答案：D。患儿有日间及夜间症状，每周使用缓解药物大于 2 次，伴有活动受限，故考虑为哮喘未控制。故选 D。

15. 答案：E。未坚持规律用 ICS，吸药方法错误导致没有足量药物进入肺组织，经常接触变应原，经常发生病毒性呼吸道感染等，均可能导致哮喘控制不佳或反复发作。故选 E。

16. 答案：A。患儿哮喘未控制的原因可能是吸药方法不正确，因此应该维持现方案，观察疗效，如果仍未控制，则必须升级治疗。故选 A。

17. 答案：E。患儿哮喘控制欠佳，应考虑升级治疗，加用 ICS 剂量、白三烯受体拮抗剂或肥大细胞稳定剂；筛查发现过敏原为尘螨，可考虑加用脱敏治疗。故选 E。

18. 答案：E。吸入皮质激素是目前治疗和预防哮喘发作的最有效方法。目前常用的吸入激素为丙酸倍氯米松、丙酸氟替卡松和布地奈德，这些药物的治疗剂量很小，经气道吸收量可近似忽略。极少部分药物即使被吸收，亦会被机体很快代谢失活。因此，本题 E

为错误描述。故选 E。

19. 答案：B。异丙托溴铵含 β_2 受体激动剂及 M 受体阻滞剂，是哮喘的缓解药物，没有降低气道高反应性的作用。故选 B。

（钟琳　高晓琳）

第三节　毛细支气管炎

1. 答案：D。患儿易患呼吸道感染的主要原因是机体防御功能差，主要表现在非特异性和特异性免疫功能均较差，呼吸道黏膜缺少 SIgA；A、B、C 选项均为婴幼儿易发生呼吸衰竭的生理病理特点；E 选项为鼻腔的解剖特点，如出现呼吸道感染、易发生鼻塞、呼吸不畅。故选 D。

2. 答案：A。各年龄段儿童社区获得性肺炎的常见病原为病毒，肺炎支原体和结核分枝杆菌所占比例逐年增高，但 6 月以下婴儿下呼吸道感染最常见的病原仍是病毒。故选 A。

3. 答案：D。病毒性肺炎通常累及肺间质，症状以咳喘或喘憋最常见，最常见的体征是双肺的哮鸣音而不是细湿啰音为主；脓胸和脓气胸多半是细菌感染的并发症。故选 D。

4. 答案：B。毛细支气管炎的典型表现就是喘憋严重，是最容易引起通气功能障碍、发生低氧血症和高碳酸血症的。故选 B。

5. 答案：B。患儿为婴儿，以咳嗽、喘憋为主要表现，两肺闻及哮鸣音、呼气相延长，毛细支气管炎可能性最大；吸入性肺炎多有吃奶时呛咳或误吸史，伴呛咳时面色发绀，多可闻及细湿啰音；金黄色葡萄球菌肺炎起病急、病情重，多持续高热且病情进展快；患儿没有重症肺炎的表现，故不诊断；婴幼儿哮喘的诊断需谨慎，多有反复喘息发作史，有过敏史或湿疹史，有家族史，患儿为首次喘息，且不具备前述危险因素，尚不考虑哮喘的诊断。故选 B。

6. 答案：A。为明确诊断，应该完善病原学检查。可选择做痰培养、咽拭子培养、咽拭子查呼吸道病毒抗原等。血气分析对判断重症患儿的病情有帮助，但无助于明确诊断；肺功能、变应原（过敏原）检测无助于毛细支气管炎的诊断。胸片可以排除支气管炎和肺炎，但部分毛细支气管炎胸片也可能出现肺野小点片状影，与肺炎不易鉴别。故选 A。

7. 答案：D。呼吸道合胞病毒感染引起的毛细支气管炎通常无肺炎的表现，常出现过度通气的表现，如局部气肿或双肺气肿。其余各项为支气管肺炎、大叶性肺炎、肺脓肿等的表现。故选 D。

8. 答案：E。患儿考虑病毒感染，在没有找到支持合并细菌感染的证据的情况下，不建议加用抗生素治疗。其余治疗均是可选用的对症治疗。故选 E。

9. 答案：C。患儿存在呼吸性酸中毒，提示通气不足，应该加强气道管理、及时清理呼吸道、保持气道通畅、改善通气。在通气障碍纠正前尽量避免给予碳酸氢钠纠正酸中毒，否则会增加体内 CO_2 的形成，加重呼吸性酸中毒。故选 C。

10. 答案：A。患儿突发心动过速、气促、心音低钝及奔马律，是循环衰竭征象，故考虑心力衰竭。患儿没有意识障碍、昏迷等，也没有脑水肿表现，故不考虑中毒性脑病。患儿双肺呼吸音对称、无呼吸音减低及纵隔偏移等气胸表现。故选 A。

11. 答案：E。肌电图对于鉴别心力衰竭、气胸、重症肺炎等没有帮助。故选 E。

12. 答案：B。患儿突发心力衰竭，应给与毛花苷丙（西地兰）以快速洋地黄化、强心，纠正心力衰竭，且在缺氧状态下心肌细胞对洋地黄更敏感。口服地高辛起效慢，不能迅速达到治疗目的。酚妥拉明及卡托普利均为血管扩张剂，易致心率改变、出现低血压等不良反应。激素对纠正心力衰竭无帮助。故选 B。

13. 答案：E。毛细支气管炎发展为哮喘者多半有特异质，常合并过敏史及家族史，被动吸烟亦可能导致哮喘发生，但是病毒感染所致喘息多数在年龄增长后消失。故选 E。

14. 答案：E。喉软骨发育不良多表现为吸气性三凹征或吸气性呼吸困难，没有喘息。故选 E。

15. 答案：B。喘息反复发作需要排除气道及大血管发育畸形、先天性心脏病、支气管结核、耐药细菌感染等，心电图检查不能明确有无上述疾病。故选 B。

（钟琳 高晓琳）

第二十七章 心血管系统疾病
思考题参考答案及解析

第一节 心律失常：阵发性室上性心动过速

1. 答案：C。心房颤动是常见的一种心律失常，是需要和室上性心动过速进行鉴别的一种心律失常。心房颤动的心电图特征包括：（1）P 波消失，代之以小而不规则的基线波动，形态与振幅均变化不定，称为 f 波，其频率为 300～700 次/分。（2）心室率极不规则，心房颤动未接受药物治疗、房室传导正常者，心室率通常在 100～150 次/分，药物（儿茶酚胺类等）、运动、发热、甲状腺功能亢进等均可缩短房室结不应期，使心室率加速；相反，洋地黄延长房室结不应期，减慢心室率。（3）QRS 波群形态通常正常，当心室率过快，发生室内差异性传导，QRS 波群可增宽变形。故正确答案应选择 C。

2. 答案：E。在室性心动过速时，偶尔窦性 P 波下传夺获心室，形成一次提早出现的窄 QRS（心室夺获），其形态与窦性心律时 QRS 波相同或略有差别（合并频率依赖性室内差异传导）；有时窦性 P 波夺获部分心室，与室性异位搏动形成心室融合波，后者形态兼有窦性和室性 QRS 的特征。心室夺获和融合波是诊断室性心动过速的有力证据。

3. 答案：A。对于窦性心动过缓，但心率仍在 50 次/分以上，且没有任何症状者，无需治疗，一般也不会影响生活。如果患者心率下降至 40 次/分以下，并出现症状，就需要立即应用阿托品、麻黄碱、异丙肾上腺素等药物提高心率。病态窦房结综合征引起的心动过缓，且出现窦性停搏和晕厥者，需要考虑植入永久性心脏起搏器治疗。

4. 答案：E。绝大多数室上性心动过速的机制为折返。它可由解剖上的折返环、功能上的折返环或两者同时存在，造成折返激动。迷走神经刺激（如颈动脉窦按摩、冷水浸脸等）可终止心动过速或影响房室传导。

5. 答案：B。洋地黄治疗心房颤动的机制主要是：通过兴奋迷走神经，作用于房室结，延长房室结的不应期，增加其隐匿传导。因此，洋地黄可能满意控制睡眠与静息时心房颤动的心室率，而在活动时交感神经占优势或在危重急症，如肺心病、哮喘、心力衰竭、围手术期等情况下，交感神经高度兴奋时，洋地黄疗效有限。

6. 答案：C。大多数心房颤动患者的心室率在休息和活动时增快均十分显著。快而不规则的心室率是引起患者心悸、不适症状的主要原因。过快的心室率使心室充盈时间缩短、心排血量降低、血压下降、冠状动脉血流灌注量减少而诱发或加重心肌缺血。较长时间过快的心室率可导致心动过速性心肌病。因此，控制心室率是心房颤动治疗的基本目标之一。心室率控制的优点是安全、有效，患者易于接受。

7. 答案：A。在诊断心律失常时，心音检查亦有意义，尤其以第一心音及第二心音最有价值，因第一心音及第二心音是正常心律的标志。当发生房室传导阻滞或房室分离时，由于 PR 间期的变化可导致第一心音强度的改变；当存有完全左束支传导阻滞时可听到第二心音的反常分裂。

8. 答案：D。窦性停搏是指窦房结不能发出冲动，心电图为长间期内无 P 波出现，且长 PP 间期与基本的窦性 PP 间期无倍数关系，故 D 选项正确。窦性停搏时心室率可以小于 40 次/分，但不一定心率都慢，因此心率数不是诊断窦性停搏的必要条件。在窦性停搏的患者中，长 PP 间期的时间变异很大，1.5 秒不是诊断标准。E 选项所列的表现不符合窦性停搏的心电图特点。

9. 答案：C。心房颤动是十分常见的一种心律失常，心电图表现为窦性节律消失（无 P 波）而代之以形态、振幅、间期完全不一的心房颤动波（f 波），其频率为 300～700 次/分。临床上表现为心脏听诊第一心音强弱不一、心律极不规则和脉短绌。第四心音产生的机制是舒张晚期的心房肌在克服心室舒张末期压力时加强收缩产生振动的声音，当心房颤动时，心房肌失去正常的收缩功能，因而不可能产生第四心音。

10. 答案：D。洋地黄中毒最重要的表现是心律失常，其机制是由异位起搏点兴奋性增强与传导系统的传导阻滞构成。各种类型心律失常均可发生，若在一份心电图上既有异位心律又有传导阻滞，则这种心律失常是最具洋地黄中毒的特征性表现，如心房颤动伴Ⅲ度房室传导阻滞。洋地黄可引起心电图 ST－T 呈鱼钩形改变，但不代表洋地黄中毒，故本题的正确答案是 D。

11. 答案：B。阵发性室上性心动过速最常见的是房室结内折返性心动过速，一般患者无器质性心脏病表现，不同性别与年龄均可发生。

12. 答案：B。阵发性室上性心动过速的临床特点为：起病及终止均突然；发作时心室率可达 150～250 次/分；心室节律绝对规则；心电图表现为 QRS 波形态可完全正常，亦可因伴有室内传导阻滞而显示 QRS 波形态异常；P 波在部分病例中见到，但常为逆行P 波。本题 B 选项中提到的节律可不规则是不正确的。

13. 答案：E。室性心动过速常发生于各种器质性心脏病患者，尤其是冠心病与心肌病者。发作时常伴随明显血流动力学障碍与心肌缺血，它可诱发心力衰竭、休克、心绞痛发作，但更重要的是它可触发心室颤动，而心室颤动是致命性的严重心律失常。

14. 答案：D。正常人与各种心脏病患者均可发生室性期前收缩，正常人发生室性期前收缩的机会随年龄的增长而增加。心肌炎症、缺血、缺氧、药物作用（如洋地黄、奎尼丁等）、电解质紊乱（如低血钾）等均可发生室性期前收缩，除治疗病因外，是否抗心律失常药物治疗应根据情况权衡利弊决定之。但在急性心肌炎症、缺血、缺氧时出现的室性期前收缩应高度重视并积极治疗，因它往往是出现致命性室性心律失常如室性心动过速、心室颤动的先兆。

15. 答案：C。室性心动过速伴有明显血流动力学障碍如低血压、休克、心力衰竭或脑、心供血不足等症状时，应迅速终止室性心动过速。否则危及生命。只要无电复律的禁忌证如病态窦房结综合征、洋地黄中毒等，则应迅速进行体外直流电同步电复律，这是最简便、快速且有效的治疗措施。

16. 答案：C。二度Ⅰ型房室传导阻滞的心电图表现如下：（1）PR 间期进行性延长，直至一个 P 波受阻不能下传心室；（2）相邻 RR 间期进行性缩短，直至一个 P 波不能下传心室；（3）包含受阻 P 波在内的 RR 间期小于正常窦性 PP 间期的两倍；最常见的房室传导比例为 3∶2 或 5∶4。根据此标准，只有 C 选项所描述的符合二度Ⅰ型房室传导阻滞的心电图表现。

17. 答案：B。近年来心脏电复律技术有很大进展，对药物治疗无效的反复发作室性心动过速/心室颤动的心力衰竭患者，最适宜的治疗为植入心脏转复除颤器，具有高能电除颤、抗心动过速起搏、低能电转复和抗心动过缓起搏等功能。

18. 答案：E。青少年上呼吸道感染 2 周后，感心悸、气短、乏力，应考虑病毒性心肌炎。心电图示 PR 间期大于 0.20 秒，应诊断为一度房室传导阻滞。

19. 答案：B。美国纽约心脏病学会根据患者自觉的活动能力将心脏病患者心功能分为四级：Ⅰ级：患者患有心脏病，但活动量不受限制，平时一般活动不引起疲乏、心悸、呼吸困难或心绞痛；Ⅱ级：心脏病患者的体力活动受到轻度的限制，休息时无自觉症状，但平时一般活动下可出现疲乏、心悸、呼吸困难或心绞痛；Ⅲ级：心脏病患者体力活动明显受限，小于平时一般活动即引起上述的症状；Ⅳ级：心脏病患者不能从事任何体力活动。休息状态下也出现心力衰竭的症状，体力活动后加重。

20. 答案：B。心力衰竭通常是由于心肌收缩力下降，导致在临床上出现肺循环或体循环被动性瘀血，同时伴有组织血流灌注不足。心功能不全是指由血流动力学检查或其他器械检查发现已存在心脏收缩或舒张功能异常，但临床上未必一定出现症状。一旦临床出现心功能不全的相关症状或体征，则称为心力衰竭。在甲状腺功能亢进、贫血等患者出现的心力衰竭可呈现高心排血量，称高排血量心力衰竭，其心排血量可维持或超过正常。

（周开宇　王涛　高晓琳）

第二节　病毒性心肌炎

1. 答案：B。心肌炎主要病原是病毒，以肠道病毒柯萨奇病毒 B1～6 型最常见，（CVB1～6 型）（43.6%）、还有腺病毒（21.1%）、埃柯病毒（10.9%）、其他病毒（14.3%），另有其他病原如细菌、支原体、原虫、真菌、衣原体以及中毒或过敏等。

2. 答案：C。病毒性心肌炎的临床诊断依据包括：（1）心功能不全、心源性休克或心脑综合征；（2）心脏扩大（X 线检查、超声心动图检查具有表现之一）；（3）心电图改变：以 R 波为主的 2 个或 2 个以上主要导联（Ⅰ、Ⅱ、aVF、V5）的 ST－T 改变持续 4 天以上伴动态变化、窦房传导阻滞、房室传导阻滞、完全性右或左束支阻滞、成联律、多形、多源、成对或并行性期前收缩（早搏）、非房室结及房室折返引起的异位性心动过速、低电压（新生儿除外）及异常 Q 波；（4）CK－MB 升高或心肌肌钙蛋白（cTnI 或 cTnT）阳性。

3. 答案：D。病毒性心肌炎治疗以休息、营养心肌为主要原则，多数有自愈倾向。而重症心肌炎引起的多器官衰竭需要及时给予支持治疗，同时防治心律失常、电解质紊乱等并发症，预防心肌炎后遗症、扩张型心肌病的出现。其治疗目标：维持患者正常的心排血量，保证正常的组织灌注。对于有左心衰竭或症状性心力衰竭患者，应先遵循心力衰竭药物治疗原则，给予利尿剂、ACEI 或 ARB、β受体阻滞剂。这些药物已被证实可降低炎症反应，减少细胞坏死及纤维化，逆转心室重构。免疫抑制剂治疗包括：（1）丙种球蛋白，降低心肌炎症反应，抑制病毒感染后的免疫损伤。总剂量 2 g/kg，根据心功能情况分 2~5 天输入。（2）糖皮质激素，可抑制抗原抗体反应，减少毒素作用，增加心肌细胞溶酶体膜稳定性，减少心肌局灶渗出，改善传导，改善心室功能。

4. 答案：D。见第 2 题解析。

5. 答案：E。病毒性心肌炎病原学诊断依据：（1）确诊指标：心内膜、心肌、心包（活检，病理）或心包腔穿刺液检查分离到病毒，或用病毒核酸探针查到病毒核酸，或特异性病毒抗体阳性。（2）参考依据：粪便、咽拭子或血液中分离到病毒，且恢复期血清同型抗体滴度较第一份血清升高或降低 4 倍以上；病程早期患儿血液中特异性 IgM 抗体阳性；用病毒核酸探针自患儿血液中查到病毒核酸。具备临床诊断依据 2 项，可临床诊断为心肌炎，同时具备病原学确诊依据之一，可确诊为病毒性心肌炎，具备病原学参考依据之一，可临床诊断为病毒性心肌炎。

6. 答案：B。暴发型心肌炎起病急骤，病情发展迅速，短期内即出现急性心力衰竭或心源性休克或晕厥发作，可发生猝死。包括：①急性心力衰竭，表现为呼吸、心率增快、烦躁不安、少尿、水肿，肝迅速增大；②心源性休克，表现为面色苍白、皮肤发花、肢端凉、脉搏细弱、血压降低；③阿－斯综合征，表现为面色苍白、突然意识丧失、抽搐。另外，暴发型心肌炎首发症状常为心外症状，其中以腹痛、腹胀、呕吐为主；当以消化道、呼吸道或神经系统症状为主诉的患者同时伴有不能解释的精神极差、明显乏力、面色苍白、末梢循环不良时，要考虑到暴发型心肌炎的可能。

7. 答案：E。在心肌炎患者，急性期卧床休息 3~4 周，心脏扩大或心力衰竭者卧床休息 3~6 个月；对有心力衰竭者，洋地黄剂量宜偏小以免引起洋地黄中毒（损伤的心肌对洋地黄敏感性增加）；可加用肾上腺皮质激素抗炎治疗减轻损伤，尤其是出现完全性房室传导阻滞、严重室性心律失常、心源性休克、心脏扩大伴心力衰竭等严重并发症，此时存在免疫介导心肌损害，可以短期应用糖皮质激素治疗，在病程后期证实心肌病变是由免疫反应引起时可以试用糖皮质激素；大剂量维生素 C 及磷酸肌酸等能量赋活剂可进行心肌营养治疗。但抗病毒治疗目前尚有争议。

8. 答案：C。目前已发现 20 余种病毒可引起病毒性心肌炎，其中以柯萨奇病毒为主。近年来，腺病毒、甲流 H1N1、EV－71 病毒感染报道逐渐增加。病毒感染心肌后，对心肌细胞产生直接损伤、细胞凋亡、免疫失衡及遗传易感性引起心肌细胞坏死、变性。

9. 答案：D。病毒性心肌炎是指病毒侵犯心脏，以心肌炎性病变为主要表现的疾病，多累及心肌收缩功能，体征上可发现心脏扩大，心音低钝及奔马律，可伴心动过速，偶有心动过缓、心律不齐，有心包炎者可闻及心包摩擦音。重症病例反复心力衰竭者，心脏明显扩大，肺部出现湿啰音及肝、脾大，呼吸急促和发绀，重症患者可突然发生心源性休克，脉搏细弱，血压下降。

10. 答案：B。婴儿期引起心力衰竭的主要病因为先天性心血管畸形，常见有室间隔缺损、完全性大血管转位、主动脉缩窄、动脉导管未闭及房室间隔缺损（心内膜垫缺损）。出生后即发生心力衰竭者以左心室发育不良综合征、完全性大动脉转位最常见。心肌炎、重症肺炎、心内膜弹力纤维增生症及阵发性室上性心动过速也是婴儿期发生心力衰竭的重要病因。

11. 答案：E。儿童心力衰竭主要临床依据：安静时心率增快，婴儿大于 180 次/分，幼儿大于 160 次/分，不能用发热或缺氧解释；呼吸困难，青紫突然加重，安静时呼吸频率达 60 次/分以上；肝大达肋下 3 cm 以上，或在密切观察下短时间内较前增大，而不能以横膈下移等原因解释；心音明显低钝，或出现奔马律；突然烦躁不安，面色苍白或发灰，而不能用原有疾病解释；尿少、下肢水肿，不是营养不良、肾炎、维生素 B_1 缺乏等原因所造成。

12. 答案：B。利尿剂适用于急性心力衰竭伴肺循环和（或）体循环明显瘀血以及容量负荷过重的患者，可在短时间里迅速降低容量负荷，应首选、及早应用。相对于呋塞米（速尿），螺内酯（安体舒通）和氢氯噻嗪利尿作用较弱，不是首选药，仅作为利尿剂的辅助或替代药物，或在需要时作为联合用药。对于利尿剂效果不佳、加大剂量仍未见良好反应以及容量负荷过重的急性心力衰竭患者，应加用噻嗪类和（或）醛固酮受体拮抗剂。而甘露醇可致血容量突然增多，引起或加重充血性心力衰竭。

13. 答案：B。左心衰竭的临床表现以肺瘀血及心排血量降低表现为主。左心衰竭的临床症状：（1）呼吸困难，是左心衰竭时最早出现和最重要的症状，最初仅发生在重体力劳动时，以后在休息时亦可发生，有的则表现为端坐呼吸、阵发性呼吸困难，或出现心源性哮喘；（2）咳嗽、咳痰、咯血，痰常呈白色泡沫浆液性，咯血丝痰或粉红色泡沫痰，亦可大量咯血；（3）乏力、疲倦、头昏、心慌是心排血量减少，血流灌注不足的表现。

14. 答案：E。右心衰竭主要表现为体循环瘀血为主的综合征。可由于长期胃肠瘀血，可引起腹胀、上腹疼痛症状；肝瘀血肿大，肝包膜被扩张，肝区疼痛，长期肝瘀血的慢性心力衰竭，可发生心源性肝硬化；肝颈静脉反流征阳性；水肿发生于颈静脉充盈及肝大之后，是右心衰竭的典型体征。而单纯右心衰竭时通常不存在肺瘀血，故气促不明显。

15. 答案：B。肺动脉压是右心室的后负荷。对右心室来说，在无肺动脉瓣狭窄或肺动脉瓣缩窄时，其后负荷主要取决于：（1）肺动脉的顺应性：即肺动脉内容量随压力升高管壁扩张的能力，血管壁增厚则顺应性降低；（2）肺血管阻力：它取决于小动脉血管床的横断面积及血管紧张度，后者受血管和体液因素的影响；（3）肺循环血容量：右心室后负荷增加常见于肺动脉高压、肺动脉狭窄、肺阻塞性疾病及肺栓塞等。

（周开宇　王涛　高晓琳）

第三节　室间隔缺损

1. 答案：A。对于大多数室间隔缺损（VSD），由于分流血流增加，使左心房、左心室的血容量增加，导致心脏明显增大，左心室扩大；因为室间隔缺损分流位置较高，开口于流出道，右心室仍无明显扩大，压力仅有轻度的增加。对于较大的 VSD，整个心脏都较中等大小的 VSD 增大，因为分流量大，右心室增大和肥厚，ECG 上表现为双室肥厚和左心房增大。

2. 答案：C。对于小到中型的室间隔缺损，未出现明显影响正常生活的症状时，可先临床随访。临床上一部分此类室间隔缺损有自愈可能。在 2~3 岁后仍然有室间隔缺损，应及时考虑手术方法治疗。而对于 3 mm<直径<14 mm，且无主动脉右冠瓣脱垂及主动脉瓣反流的室间隔缺损，应优先考虑介入封堵术。

3. 答案：E。大型室间隔缺损，左向右分流不受限，肺循环充血，体循环流量减少，患儿多生长迟缓，体重不增，有消瘦、喂养困难、活动后乏力、气短、多汗、易患反复呼吸道感染，易导致充血性心力衰竭等。有时因扩张的肺动脉压迫喉返神经，引起声音嘶哑。体格检查心浊音界扩大，搏动活跃，胸骨左缘第 3、4 肋间可闻及 Ⅲ~Ⅳ 级粗糙的全收缩期杂音，向四周广泛传导，可扪及收缩期震颤。分流量大时在心尖区可闻及二尖瓣相对狭窄的较柔和舒张中期杂音。

4. 答案：E。房间隔缺损时，右心房接受上下腔静脉回流的血，又接受左心房分流的血，导致右心房、右心室舒张期负荷过重，因而使右心房及右心室增大，肺循环血量增多，而左心室、主动脉及体循环血量则减少。

5. 答案：B。房间隔缺损时，右心房接受上下腔静脉回流的血，又接受左心房分流的血，导致右心房、右心室舒张期负荷过重，因而使右心房及右心室增大，肺循环血量增多，而左心室、主动脉及体循环血量则减少，因此，左心室负荷不会增加。

6. 答案：D。对于大多数 VSD，由于分流血流增加，使左心房、左心室的血容量增加，导致心脏明显增大，左心室扩大。因为室间隔缺损分流位置较高，开口于流出道，右心室压力仅有轻度的增加。

7. 答案：A。VSD 手术治疗适应证是临床有症状、血流动力学改变明显的患儿，Qp/Qs>1.5∶1，或肺动脉压增高而分流仍以左向右为主的患儿。大型室间隔缺损合并心力衰竭或肺动脉压中度以上增高者，必须早期手术。

8. 答案：B。室间隔缺损患儿可因扩张的肺动脉压迫喉返神经而出现声音嘶哑。

9. 答案：C。室间隔缺损导致心室水平的左向右分流，其血流动力学效应为：①肺循环血量增多；②左心室容量负荷增大；③体循环血量下降。由于肺循环血量增加，肺动脉压力增高，早期肺血管阻力呈功能性增高。随着时间推移，肺小动脉发生组织学改变，形成肺血管梗阻性病变，可使右心压力逐步升高超过左心压力，而转变为右向左分流，形成 Eisenmenger 综合征。

10. 答案：C。VSD 分流量大时，肺循环血流量明显增多，左心回血量随之明显增加，在心尖区可闻及二尖瓣相对狭窄的较柔和舒张中期杂音。

11. 答案：C。VSD 自然闭合可发生在胎儿时期，出生前未闭合者，76% 在出生第 1 年内闭合；通常在 2~3 岁以内自然闭合发生较多，年长儿或成人闭合少。膜部自然闭合多，流出道部、靠近肺动脉瓣及对位不良的室间隔缺损很少自然闭合。通常大室间隔缺损（造成肺动脉压力超过体循环压力 50% 的缺损）其自发性闭合的概率很低。

12. 答案：C。单纯的继发孔缺损体格检查时无发绀，心前区触诊呈高动力型，第二心音分裂且不受呼吸影响，出现肺动脉高压时第二心音亢进。肺动脉听诊区可闻及收缩期柔和喷射性杂音，三尖瓣听诊区可闻及舒张期隆隆样杂音。心电图检查可见高大 P 波（提示右心房增大）、不完全性右束支传导阻滞和电轴右偏。在房间隔缺损时，肺动脉段突出，肺叶充血明显，主动脉影缩小，透视下可见肺动脉总干及分支随心脏冲动而一明一暗的"肺门舞蹈"征。

13. 答案：B。VSD 较大时左向右分流量大，体循环流量减少，患儿多生长迟缓，活动后乏力、气短、多汗、易患反复呼吸道感染。体格检查胸骨左缘第 3、4 肋间可闻及 Ⅲ～Ⅳ 级粗糙的全收缩期杂音，向四周广泛传导。在心尖区可闻及二尖瓣相对狭窄的较柔和舒张中期杂音。大型缺损伴有明显肺动脉高压时，右心室压力显著升高，此时心脏杂音较轻而肺动脉第二心音显著亢进。

14. 答案：A。见第 13 题解析。

15. 答案：D。左向右分流先天性心脏病大量动脉血流入静脉，心脏前负荷加重而导致心功能不全。心肌肥厚、心肌细胞排列不整齐、心肌收缩力减弱也是造成心能衰竭的原因。该病患儿由于肺血流量增多易患肺炎而诱发心力衰竭。

16. 答案：B。大型 VSD 左向右分流量大，体循环流量减少，患儿多生长迟缓，活动后乏力、气短、多汗，易患反复呼吸道感染。体格检查胸骨左缘第三、四肋间可闻及 Ⅲ～Ⅳ 粗糙的全收缩期杂音，向四周广泛传导。在心尖区可闻及二尖瓣相对狭窄的较柔和舒张中期杂音。大型缺损伴有明显肺动脉高压时，右心室压力显著升高，此时心脏杂音较轻而肺动脉第二心音显著亢进。

（周开宇　王涛　高晓琳）

第四节　动脉导管未闭

1. 答案：E。大多数动脉导管未闭（PDA）分流量小，常无症状。中度分流量以上，有劳累后心悸、气喘、乏力和咳嗽，少数有发育障碍，易并发呼吸道感染和感染性心内膜炎，晚期可发生心力衰竭、阻塞性肺动脉高压。

2. 答案：C。PDA 的心尖搏动增强并向左下移位，心浊音界向左下扩大。胸骨左缘第 2 肋间偏外侧有响亮的连续性杂音，向左上颈背部传导。伴有收缩期或连续性细震颤。出现肺动脉高压后，可能仅听到收缩期杂音。肺动脉第二心音亢进及分裂，肺动脉瓣可有相对性关闭不全的舒张期杂音。分流量较大时，由于通过二尖瓣口血流增多，心尖部有短促的舒张中期杂音。可有周围血管体征，包括颈动脉搏动增强、脉压加大、水冲脉、毛细血管搏动、枪击音和杜氏征等。

3. 答案：B。PDA 的 X 线在轻型可正常。分流量大者，肺血管影增多，肺动脉干凸起，搏动增强。左心房、左心室、右心室增大，主动脉扩张。

4. 答案：A。单纯室间隔缺损为常见的先天性心脏病之一，其发病率居先天性心脏病的首位，约为 20%。根据缺损部位，VSD 可分为三个类型，即膜周部、漏斗部和肌部 VSD。

5. 答案：A。正常胎儿血液循环特点如下：（1）营养和气体交换是通过脐血管和胎盘与母体之间以弥散方式进行的；（2）胎儿体内各部位大多为混合血，含氧程度不同；肝含氧最丰富，心、脑和上肢次之，而腹腔器官和下肢含氧量最低；（3）静脉导管、卵圆孔、动脉导管是胎儿血液循环的特殊通道；（4）胎儿时期左、右循环系统都向全身供血，肺无呼吸，故只有体循环而无有效的肺循环。

6. 答案：D。先天性心脏病根据血流动力学、解剖特点、分流方向分为三大类：①左向右分流型（潜在青紫型），见于室间隔缺损、房间隔缺损、动脉导管未闭；②右向左分流型（青紫型），因心脏结构异常右心室血不全氧合直接进入左心室出现发绀，见于法洛四联症、大动脉转位；③无分流型（无青紫型），心脏左右两侧或动静脉之间无异常通路，如肺动脉狭窄、主动脉缩窄。

7. 答案：D。Eisenmenger 综合征是指左向右分流的先天性心脏病，由于肺循环血量持续增加，肺动脉压力增高，导致肺小动脉发生结构改变，肺小动脉中层和内膜层增厚，使肺循环阻力增加，形成梗阻型肺动脉高压。当肺动脉压力显著增高至高于体循环时遂产生了持续性右向左分流，原来呈潜伏性青紫的血流动力状态转变为持续性青紫，此状态即称为 Eisenmenger 综合征。因此，属于左向右分流的先天性心脏病可出现 Eisenmenger 综合征。

8. 答案：B。室间隔缺损和动脉导管未闭患儿可因扩张的肺动脉压迫喉返神经而出现声音嘶哑。

9. 答案：E。动脉导管未闭时患儿 X 线表现：轻型，心脏大小可正常；分流量大者，肺血管影增多，肺动脉干凸出，左心房、左心室和右心室增大，主动脉扩张。

10. 答案：B。先天性心脏病的种类很多，如小型室间隔缺损、房间隔缺损、动脉导管未闭等。这些先天性心脏病早期都不至于出现心功能改变，因此预防接种不会对他们产生严重影响。相反，这些儿童因为心脏有缺陷，所以比健康儿童更易感染疾病，而且一旦感染疾病也较难治愈，因此更应该预防接种。

11. 答案：D。Eisenmenger 综合征是指左向右分流的先天性心脏病，由于肺循环血量持续增加，肺动脉压力增高，导致肺小动脉发生结构改变，肺小动脉中层和内膜层增厚，使肺循环阻力增加，形成梗阻型（器质性）肺动脉高压。当肺动脉压力显著增高至高于体循环时遂产生持续性右向左分流，原来呈潜伏性青紫的血流动力状态转变为持续性青紫，此状态即称为 Eisenmenger 综合征。

12. 答案：C。超声心动图作为医学影像学中的重要组成部分，具有非侵入性，实时快速成像和诊断准确率高等优点，是目前心血管疾病诊断的常规技术，更是临床诊断先天性心脏病的首选检查方法。超声心动图在帮助临床医生对先天性心脏病制定治疗方案，指导内科介入治疗和外科手术治疗，评价治疗效果并进行长期随访等方面，都具有极大的作用。

13. 答案：D。该患者同时具有 VSD 收缩期杂音和 PDA 的连续性杂音，并合并明显的血流动力学改变，结合严重肺充血、肺高压的特点，故选择 D。

14. 答案：A。室间隔缺损可出现体循环供血不足的表现，如生长发育落后、呼吸急促、多汗、乏力、易患呼吸道感染甚至心力衰竭。当剧烈哭吵、咳嗽或肺炎时，可出现暂时性青紫。体格检查可见心前区隆起，心浊音界增大，心尖搏动弥散，胸骨左缘第 3、4 肋间可闻及Ⅲ～Ⅳ级粗糙的全收缩期杂音，传导广泛，可触及震颤。肺血流量大于体循环 1 倍以上时，在心尖区听到舒张期杂音（系二尖瓣相对狭窄所致），肺动脉第二心音亢进。

15. 答案：B。PDA 临床症状与导管粗细、分流量大小及肺血管阻力相关。最突出的体征是在胸骨左缘第 2 肋间有响亮的连续性机器声样杂音，占据几乎整个收缩期与舒张期，在收缩期末最响并伴有震颤。肺动脉瓣区第二心音增强或分裂。导管较大者 X 线检查提示肺血多，心脏增大以左心室、左心房为主，肺动脉段膨隆，主动脉结增宽，可呈漏斗状。

（周开宇　王涛　高晓琳）

第五节　肺动脉瓣狭窄

1. 答案：A。主动脉瓣关闭不全有重度返流时，可导致二尖瓣处于半关闭状态，形成相对性二尖瓣狭窄，此时在心尖区听到舒张中晚期隆隆样杂音，称为 Austin-Flint 杂音。

2. 答案：A。先天性心脏病是在孕期形成的，一般胎儿心血管的发育是在胚胎期的第 3 周开始的，心脏发育前只是一根纵直的管道，随着胚胎的发育逐渐形成心房、心室和大血管三个主要部分。心脏结构逐步定型完成是在胚胎期第 8 周，房室间隔都已经完全形成，把心脏分为四个腔：左、右心房和左、右心室。因此，妊娠的前 3 个月是心脏发育的最关键阶段，也是防范先天性心脏病的重要时期，此时若受到外在因素感染发生先天性心脏病的可能性非常大。

3. 答案：D。在胎儿期，脐静脉从胎盘经脐带至胎儿肝。脐静脉血富含氧和营养成分，大部分血液经静脉导管直接注入下腔静脉，小部分经肝血窦入下腔静脉。下腔静脉还收集由下肢和盆、腹腔器官来的静脉血，下腔静脉将混合血（主要是含氧高和丰富的血）送入右心房。因此，血氧含量最高的器官应是肝脏。

4. 答案：B。在胎儿期，脐静脉从胎盘经脐带至胎儿肝。脐静脉血富含氧和营养成分，大部分血液经静脉导管直接注入下腔静脉，小部分经肝血窦入下腔静脉。下腔静脉还收集由下肢和盆、腹腔器官来的静脉血，下腔静脉将混合血（主要是含氧高和丰富的血）送入右心房。而降主动脉血液除经分支分布到盆、腹腔器官和下肢外，还经脐动脉将血液运送到胎盘，在胎盘与母体血液进行气体和物质交换后，再由脐静脉送往胎儿体内。因此，胎儿的脐静脉血氧含量最高。

5. 答案：A。儿童在生后第 1 年心房增长速度比心室快，第 2 年两者增长速度相接近，10 岁后心室生长超过心房。左、右心室增长也不平衡，胎儿期右心室负荷大，左心室负荷小而右心占优势。新生儿期左、右心室壁厚度为 1∶1，约为 5 mm。随着年龄的增长，体循环量日趋扩大，左心室负荷明显增加，左心室壁厚度较右侧增长为快。6 岁时，左心室壁厚达 10 mm，右心室则为 6 mm，即 1.6∶1（成人为 2.6∶1）。15 岁时左心室壁厚度增长到初生时的 2.5 倍，但右心室仅增长原来厚度的 1/3。

6. 答案：B。在胎儿时期动脉导管正常开放，是胎儿时期血液循环的必经之路。出生后随着呼吸的建立，血氧分压提高，促使动脉导管于生后 10～15 小时内完成功能上关闭，约 80％婴儿在生后 6 个月内发生解剖上关闭，少数可延迟到 1 岁。

7. 答案：B。卵圆孔生后 5～7 个月解剖上关闭，若大于 3 岁的儿童卵圆孔仍不闭合，称为卵圆孔未闭。成年人中有 20%～25% 的卵圆孔不完全闭合。

8. 答案：C。一般情况下，新生儿 120～140 次/分，1 岁以内 110～130 次/分，2～3 岁100～120 次/分，4～7 岁 80～100 次/分，8～14 岁 70～90 次/分。

9. 答案：E。新生儿 120～140 次/分，1 岁以内 110～130 次/分，2～3 岁 100～120 次/分，4～7 岁 80～100 次/分，8～14 岁 70～90 次/分。

10. 答案：D。心室间隔的形成有 3 个来源：①肌隔，由原始心室底壁向上生长，部分将左右二室分开；②心内膜垫向下生长与肌隔相合，形成室间隔；③小部分为动脉总干及心球分化成主动脉与肺动脉时的中隔向下延伸的部分。后两部分形成室间隔的膜部。室间隔发育过程中任何部分出现异常即可出现室间隔缺损，其中以室间隔膜周部缺损最常见。

11. 答案：E。心血管畸形的发生主要由遗传和环境因素及其相互作用所致。与心血管畸形相关性较强的因素主要为：①早期宫内感染：如风疹、流行性感冒、腮腺炎、柯萨奇病毒感染等；②孕期有与大剂量的放射线接触和服用药物史（抗癌药、抗癫痫药物等）；③孕妇患代谢紊乱性疾病（糖尿病、高钙血症等）；④引起子宫内缺氧的慢性疾病；⑤妊娠早期酗酒、吸食毒品等。

12. 答案：E。在房间隔缺损时，右心房接受上、下腔静脉回流的血，又接受左心房分流的血，导致右心房、右心室舒张期负荷过重，因而使右心房及右心室增大，肺循环血量增多，而左心室、主动脉及体循环血量则减少。

13. 答案：E。根据患者自幼发绀，听诊胸骨左缘可闻及喷射样收缩期杂音，肺动脉瓣区第二心音减弱；辅以血氧饱和度、心电图、右心导管造影、超声心动图等检查，可以明确诊断。

14. 答案：A。大型室间隔缺损体循环灌注不足，如生长发育落后、多汗，反复肺炎甚至心力衰竭。体格检查可发现胸骨左缘第 3、4 肋间可闻及Ⅲ～Ⅴ级粗糙的全收缩期杂音，传导广泛，肺动脉第二心音亢进。

15. 答案：B。患者为学龄期，胸骨左缘第 2 肋间有收缩期杂音，系右心室排血量增多，引起右心室流出道（肺动脉瓣）相对狭窄所致。肺动脉瓣区第二心音亢进并固定分裂。X 线检查右心房、右心室大。心电图典型表现为电轴右偏和不完全右束支传导阻滞。上述临床特征均支持房间隔缺损诊断。

（周开宇　王涛　高晓琳）

第六节　法洛四联症

1. 答案：B。法洛四联症在胸骨左缘第 2～4 肋间可闻及Ⅱ～Ⅲ级喷射性收缩期杂音，一般以第 3 肋间最响，其响度取决于肺动脉狭窄程度。漏斗部痉挛时，杂音可暂时消失。

2. 答案：B。法洛四联症是存活婴儿中最常见的青紫型先天性心脏病。青紫的轻重和出现早晚与肺动脉狭窄程度有关，哭闹与活动后加重。

3. 答案：B。法洛四联症的临床表现：（1）青紫，其轻重和出现早晚与肺动脉狭窄程度有关，哭闹与活动后加重；（2）蹲踞，下蹲时下肢屈曲，使静脉回心血量减少，下肢动脉受压，体循环阻力增加，使右向左分流减少，使缺氧症状暂时性缓解；（3）阵发性的呼吸困难或晕厥，婴幼儿期常在吃奶或剧哭时出现阵发性的呼吸困难，严重者出现晕厥或抽搐（系在肺动脉漏斗部狭窄的基础上，突然发生该处肌部痉挛，引起一时性肺动脉梗阻，使缺氧加重所致）；（4）杵状指（趾），活动耐力下降。肺循环血流量减少和右至左血液分流引致体循环血氧含量降低，组织氧供不足，出现发绀和慢性血缺氧，血红蛋白和红细胞显著增多，因此，B 项错误。

4. 答案：C。缺氧发作时，轻者取胸膝位即可缓解，重者可予普萘洛尔（心得安）静脉注射，每次 0.1 mg/kg；必要时皮下注射吗啡，每次 0.1~0.2 mg/kg；吸氧；用 5% 碳酸氢钠 1.5~5.0 ml/kg 纠正酸中毒。如经常发生阵发性呼吸困难，则用心得安口服预防，1~3 mg/(kg·d)。去除诱发因素（酸中毒、感染及贫血等）。

5. 答案：C。患儿在肺动脉漏斗部狭窄的基础上，突然发生该处肌痉挛，引起一时性肺动脉梗阻，使缺氧加重，婴幼儿期常在吃奶或剧哭时出现阵发性的呼吸困难，严重者出现晕厥或抽搐。

6. 答案：A。在法洛四联症 4 种畸形中以肺动脉狭窄最重要，是决定患儿病理生理改变及临床严重程度的主要因素。由于肺动脉狭窄，血液进入肺受阻，引起右心室代偿性肥厚。肺动脉狭窄轻者，右心室压力仍低于左心室，故左向右分流；肺动脉狭窄严重者右心室压力与左心室相似，此时右心室血液大部分进入骑跨的主动脉（右向左分流），因而出现青紫。

7. 答案：D。活动时喜欢蹲踞也是本病的特征之一，蹲踞可增加体循环阻力，减少右心血向主动脉分流，从而增加肺循环血量，改善缺氧；蹲踞又可减少下半身的回心血量，减少心室水平右向左分流，提高体循环血氧含量，改善脑缺氧。

8. 答案：B。法洛四联症心脏杂音为肺动脉口狭窄所致，杂音最响部位高低与肺动脉口狭窄类型有关，杂音的响度和狭窄程度呈反比，狭窄愈重则右心室血流分流至骑跨的主动脉增多，进入肺动脉血流越少之故。

9. 答案：C。法洛四联症常见并发症为脑血栓、脑脓肿及亚急性细菌性心内膜炎。根据该患儿临床表现有头痛，病理征阳性，白细胞和中性粒细胞增多，考虑可能并发脑脓肿，故选 C。

10. 答案：D。右心导管造影检查造影剂注入右心室，若主动脉和肺动脉几乎同时显影，提示主动脉骑跨，是法洛四联症诊断的主要依据，故选 D。

11. 答案：D。因法洛四联症长期低氧，出现继发性红细胞增多症，血流瘀滞，常发生脑血栓、脑脓肿等。该患儿突然发生昏厥、抽搐，考虑可能出现并发症脑血栓、脑脓肿可能，故选 D。

12. 答案：C。根据该患儿临床表现有青紫、乏力、活动后气促、体格发育落后，结合心脏杂音特点考虑为法洛四联症。此种先天性心脏病由以下四种畸形组成：①肺动脉狭窄；②室间隔缺损；③主动脉骑跨；④右心室肥厚。故选 C。

13. 答案：B。根据该患儿体征胸骨左缘第 3、4 肋间Ⅳ级收缩期杂音并触及震颤及 X 线检查显示，初步诊断为室间隔缺损先天性心脏病。此种心脏病为左向右分流型，当缺损很大伴有明显肺动脉高压出现右向左分流时，即形成艾森曼格综合征，此时患儿出现永久性青紫，故选 B。

14. 答案：E。超声心动图可显示心房和心室的内径，室间隔活动，多普勒彩色血流显像可直接见到分流的位置、方向和区别分流的大小，还能确诊多个缺损的存在。故决定手术前，需进行超声心动图检测，选 E。

15. 答案：B。根据该患儿心脏杂音特点胸骨左缘第 3、4 肋间可闻及Ⅳ级收缩期杂音，可触及震颤，此为室间隔缺损的体征，再结合 X 线检查结果综合考虑可能为室间隔缺损的先天性心脏病，故选 B。

（周开宇　王涛　高晓琳）

第二十八章　泌尿系统疾病
思考题参考答案及解析

第一节　肾病综合征

1. 答案：A。肾病综合征主要临床表现是水肿、低白蛋白血症、大量蛋白尿和高脂血症，该患儿表现为水肿，实验室检查白蛋白低于 25 g/L，小便常规尿蛋白"＋＋＋"，红细胞小于 10/HP，排除过敏性紫癜、乙型肝炎等因素所致的继发性肾病综合征，因此初步诊断为肾病综合征（单纯性）。B 选项该患儿虽然表现为肾病综合征，但无血尿、高血压、补体 3（C3）降低，肾功能不全中的任何一项表现，不符合诊断肾炎型肾病综合征诊断标准，故不选。C 选项患儿既往史中无过敏性紫癜病史，不能诊断紫癜性肾炎，故不选。D 选项急性肾小球肾炎主要表现为血尿、高血压、水肿等，但水肿常表现为非凹陷性，该患儿临床表现及实验室检查不符合，故不选。E 选项右心功能不全时发生水肿首先出现于身体低垂部位，常有心脏病史和颈静脉怒张、肝大、心悸等充血性心力衰竭的症状和体征，该患儿水肿首先出现在颜面部且无充血性心力衰竭的症状和体征，故不选。

2. 答案：E。诊断肾病综合征实验室检查包括：血脂检查以判断有无高脂血症，24 小时尿蛋白定量以明确是否符合大量蛋白尿标准，同时也需要自身免疫检查以判断有无系统性红斑狼疮所致的继发性肾病综合征，检查 C3 等体液免疫以便于区别肾炎型和单纯型肾病。故选 E。

3. 答案：A。初诊肾病综合征治疗时首先足量、足疗程泼尼松口服治疗。B 选项甲泼尼龙冲击治疗可用于肾病综合征治疗，但需要慎用，常用于口服足量泼尼松尿蛋白 4 周内未转阴的患儿或严重的肾炎型肾病患儿治疗，不是首选药物，故不选。C 选项环磷酰胺冲击治疗主要用于肾病综合征频繁复发，糖皮质激素依赖、耐药或出现严重不良反应如高血压等患儿，不是首选药物，故不选。D 选项环孢素是主要抑制细胞免疫的免疫抑制剂，主要用于肾病综合征频复发，糖皮质激素依赖、耐药或出现严重不良反应如高血压等患儿，不是首选药物，故不选。E 选项吗替麦考酚酯（霉酚酸酯）是主要抑制体液免疫的免疫抑制剂，主要用于肾病综合征频复发，糖皮质激素依赖、耐药或出现严重不良反应如高血压等患儿，不是首选药物，故不选。

4. 答案：A。肾病综合征的糖皮质激素治疗原则是足量、足疗程。足量是指泼尼松

2 mg/(kg·d)，每天最大量不超过 60 mg，10 岁女孩一般体重应是 28 kg 左右，足量泼尼松应该是 56 mg/d 左右，该患儿现在水肿严重，体重是 32 kg，计算足量泼尼松应该是 64 mg，但根据每天泼尼松的最大量是 60 mg，故该患儿泼尼松服用最适当剂量为 60 mg/d。B 选项泼尼松 65 mg/d 虽然最接近 64 mg，但超过了泼尼松每天最大量60 mg的限制，故不选。C 选项泼尼松 50 mg/d，剂量小于足量泼尼松剂量要求，故不选。D 选项甲泼尼龙片虽是糖皮质激素，但不是初治肾病综合征的首选药物，故不选。E 选项环磷酰胺主要用于肾病综合征频复发、糖皮质激素依赖、耐药或出现严重不良反应如高血压等患儿，故不选。

5. 答案：B。儿童激素敏感型肾病综合征的肾脏病理改变以微小病变型最常见，约占 76%。A 选项局灶节段性肾小球硬化病理改变主要见于激素耐药的肾病综合征患儿，故不选。C 选项原发性肾病综合征患儿也可见单纯性系膜增生，比例约 2.3%，故不选。D 选项膜性肾病在原发性肾病综合征患儿中也可见到，比例约 1.5%，故不选。E 选项膜增生性肾小球肾炎主要见于激素耐药的肾病综合征患儿，在原发性肾病综合征患儿约占 7.5%，故不选。

6. 答案：B。肾病综合征病理生理基本病变是肾小球基膜通透性增加导致大量蛋白尿，而低蛋白血症、高胆固醇血症、水肿是继发病理生理改变。A 选项低蛋白血症可引起血浆胶体渗透压降低，液体留滞在组织间隙，引起水肿，但低蛋白血症和水肿均是继发病理生理改变，故不选。C 选项高脂血症主要由于低蛋白血症引起肝脏合成脂蛋白增加，不易从肾脏排出，蓄积在体内导致高脂血症，高脂血症可促进系膜细胞和系膜基质增生，但不是基本病变，故不选。D 选项肾病综合征的高脂血症主要继发于低蛋白血症引起的肝脏合成脂蛋白增加，而与脂代谢途径本身异常无关，故不选。E 选项低蛋白血症引起血浆胶体渗透压降低，血容量减少，刺激抗利尿激素和肾素－血管紧张素－醛固酮分泌增加，引起水钠滞留，导致水肿，但不是肾病综合征的基本病变，故不选。

7. 答案：A。激素敏感型肾病综合征是指泼尼松足量治疗 8 周内尿蛋白转阴，但最新肾病综合征指南指出尿蛋白激素敏感型是以泼尼松足量治疗 4 周内尿蛋白转阴为标准，该患儿给予足量泼尼松治疗 2 周尿蛋白转阴，糖皮质激素治疗反应为激素敏感型。B 选项激素依赖型肾病是指对激素治疗敏感，连续 2 次激素减量或停药后 2 周内复发，病史信息仅提供治疗后 2 周的反应，没有减量或停药后反应的描述，故不选。C 选项激素耐药是指泼尼松足量治疗 8 周尿蛋白仍呈阳性，故不选。D 复发型肾病是指连续 3 天尿蛋白由阴性转为大量蛋白尿（"+++"或"++++"），或 24 小时尿蛋白定量≥50 mg/kg，或尿蛋白/肌酐（mg/mg）≥2，该患儿尿蛋白没有发生由阴性转为大量蛋白尿的情况，故不选。E 选项频繁复发型肾病是指肾病治疗过程中半年内复发≥2 次，或 1 年内复发≥3 次，该患儿不是复发型肾病，故不选。

8. 答案：B。患儿再次入院是由于感染引起肾病综合征复发，根据肾病综合征治疗指南应给予抗感染治疗，同时将泼尼松服用的隔日一次服用改为每日服用治疗，因此最佳治疗方案是抗感染治疗同时泼尼松改为 50 mg/d，每日一次。A 选项给予了抗感染治疗，但泼尼松服用方法没有从隔日一次改为每天一次，故不选。C 选项给予抗感染治疗，泼尼松服用方法没改变，但剂量增加为 60 mg，不符合感染引起肾病综合征复发治疗原则，故不选。D 选项给予了抗感染治疗，但泼尼松服用方法从隔日一次改为每天一次，同时增加每天泼尼松治疗剂量，故不选。E 选项只给予了抗感染治疗，没有改变泼尼松治疗方案，故不选。

9. 答案：B。患儿治疗过程中尿蛋白没有转阴，机体内呈高凝状态，又表现为四肢水肿和腹膜腔积液（腹水）程度不一致，顽固性腹腔积液，临床首先考虑深静脉血栓形成。A 选项肾病综合征是发生急性肾衰竭，常表现为小便量减少甚至无尿，血尿素、肌酐升高，而非顽固性腹腔积液，故不选。C 选项电解质紊乱是肾病综合征常见并发症，患儿主要表现为厌食、乏力、嗜睡、血压下降等表现，故不选。D 选项肾小管功能障碍也是肾病综合征并发症之一，主要表现为肾性糖尿或氨基酸尿，故不选。E 选项低血容量，主要表现为血压下降、乏力、嗜睡等，故不选。

10. 答案：B。患儿表现为顽固性腹膜腔积液（腹水），为明确诊断首选腹部 CT。A 选项胸部 CT 主要观察胸部病变，故不选。C 选项腹部 B 超可以看腹部病变，但在大量腹膜腔积液情况下发现深静脉血栓形成可能性小，故不选。D 选项双下肢血管彩超主要用于明确有无下肢血栓形成，该患儿主要考虑腹部深静脉血栓形成，故不选。E 选项心脏彩超主要检查心脏形态及心脏功能，故不选。

11. 答案：B。肾病综合征高凝状态可引起各种动、静脉血栓形成，肾静脉血栓形成主要表现为突发腰痛，出现血尿或血尿加重、少尿等。A 选项血小板减少时可能发生血尿，但主要表现为皮肤和内脏出血，且外周血血小板减少，而非腰痛和突然出现血尿，故不选。C 选项急性肾小球肾炎可以出现血尿、腰痛，但该患儿是在肾病综合征复发治疗过程中突然出现血尿和腰痛表现，应考虑肾静脉血栓形成，故不选。D 选项泌尿系统结石可能出现血尿、腰痛，但该患儿有肾病综合征基础疾病和高凝状态，因此不考虑泌尿系统结石可能性，故不选。

12. 答案：B。双下肢不对称性水肿，且不随体位改变而改变，多见于下肢深静脉血栓。A 选项蜂窝组织炎常表现为发热、局部皮肤温度增高、红肿等，该患儿仅有双下肢不对称性水肿，故不选。C 选项左肾静脉血栓形成常表现为突发血尿或原有血尿加重、腰痛等，该患儿以双下肢不对称水肿为主要表现，故不选。D 选项下肢动脉血栓形成常出现下肢疼痛伴足背动脉搏动消失等症状，该患儿足背动脉搏动正常，故不选。E 选项急性肾衰竭并发症常表现为小便量减少甚至无尿，血尿素、肌酐升高，而非不对称性双下肢水肿，故不选。

13. 答案：C。该患儿为单纯性肾病综合征，激素治疗后尿蛋白在 8 周内转阴，在后续治疗中感冒后尿蛋白由阴性转为大量蛋白尿，诊断为复发，半年内复发 3 次，为频复发。A 选项患儿半年内复发超过 2 次，应为频复发，故不选。B 选项患儿临床表现和实验室检查均不支持肾炎性肾病综合征，且复发半年内超过 2 次，故不选。D 选项患儿初治过程中激素治疗 2 周尿蛋白转阴，是激素敏感型肾病综合征，半年复发 3 次是频复发，故不选。E 选项患儿初治过程中激素治疗 2 周尿蛋白转阴，是激素敏感型肾病综合征，故不选。

14. 答案：D。患儿是频繁复发肾病综合征，但诱因是感染诱发肾病综合征复发，激素治疗有效，以泼尼松加免疫调节剂减少感染次数为最佳治疗方案。A 选项免疫抑制剂主要用于激素耐药或频复发肾病综合征患儿中，不应由泼尼松治疗突然调为单用免疫抑制剂治疗，故不选。B 选项白蛋白治疗主要用于严重低蛋白血症时，且患儿既往治疗中未使用免疫抑制剂，故不选。C 选项在泼尼松治疗基础上加用白蛋白，主要用于严重低蛋白血症的患儿，不能改善机体免疫状态，故不选。E 选项当选用泼尼松加免疫调节剂治疗无效时，可以选择免疫抑制剂加免疫调节剂治疗，但不是最佳方案，故不选。

15. 答案：B。患儿治疗中出现高血压，需警惕使用糖皮质激素引起的高血压，需要减少泼尼松剂量，但患儿尿蛋白仍未转阴，因此需要在加用免疫抑制剂基础上逐渐减少泼尼松用量。A 选项患儿高血压可能是糖皮质激素不良反应导致，此时为改善尿蛋白而加大泼尼松剂量不可取，故不选。C 选项低分子量肝素主要用于肾病综合征大量蛋白尿，有高凝状态时，对于改善高血压无效，故不选。D 选项尿激酶主要用于怀疑有血栓形成的患儿，该患儿高血压是因糖皮质激素不良反应所致，故不选。E 选项抗感染治疗主要用于肾病综合征合并感染时使用，该患儿现无感染症状，故不选。

（翟松会　高晓琳）

第二节　急性肾小球肾炎

1. 答案：C。患儿为 9 岁学龄期儿童，有前驱感染史，表现有血尿、高血压、尿少、头痛、呼吸困难，诊断考虑急性肾小球肾炎并发高血压脑病。A 选项只有急性肾小球肾炎诊断，没有包括高血压脑病诊断，故不选。B 选项急进性肾小球肾炎表现为起病急，进行性肾衰竭，该患儿主要是急性肾炎综合征表现，伴肺水肿，故不选。D 选项该患儿有血尿，但无大量蛋白尿，不是肾病综合征，故不选。E 选项慢性肾炎急性发作时可出现急性肾炎综合征表现，但有慢性肾炎疾病史，该患儿既往史无慢性肾炎病史，故不选。

2. 答案：C。患儿出现高血压脑病和急性肺水肿表现，在治疗中应首先降血压治疗高血压脑病。同时，由于患儿急性肺水肿和高血压主要由于严重循环充血引起，因此还需要利尿等降低循环容量负荷治疗。A 选项控制感染在治疗急性肾小球肾炎中当有感染灶时使用，但该患儿扁桃体炎已治愈，现主要是高血压脑病和急性肺水肿为主，抗感染治疗需要但不是最重要的治疗措施。B 选项控制感染和利尿是治疗急性肾小球肾炎的治疗措施，但依据临床表现不是最重要的治疗方法，故不选。D 选项强心和扩血管治疗是治疗高血压的措施，对缓解因严重循环充血所致的急性肺水肿和高血压，不是最佳和最重要措施，故不选。E 选项控制感染和强心治疗不能有效改善循环充血，缓解高血压脑病和急性肺水肿状态，故不选。

3. 答案：B。患儿水肿主要由于肾小球病变，肾小球滤过率降低，水钠滞留，循环充血所致，右旋糖酐 40（低分子右旋糖酐）可以提高胶体渗透压，单独使用易增加循环容量负荷，故不应选择该利尿措施。A 选项呋塞米（速尿）是袢利尿剂，利尿效果强，适合选用，故不选。C 选项氢氯噻嗪（双氢克尿噻）是利尿剂，不会增加机体容量负荷，可以选用，故不选。D 选项氨苯蝶啶主要抑制钠离子的重吸收，同时对钾离子有滞留作用，起到利尿效果，可以选用，故不选。E 选项利尿合剂主要由低分子右旋糖酐、速尿和酚妥拉明一起配置使用，利尿效果好，三个同时使用不会加重机体容量负荷，可以选用，故不选。

4. 答案：B。患儿由于高血压脑病发生抽搐，应立即给予镇静剂治疗抽搐，同时由于出现高血压危象，应立即给予硝普钠迅速降低血压治疗。A 选项镇静剂应该给予治疗，20％甘露醇用来降低颅内压治疗也需要，但不是治疗的首要组合，故不选。C 选项呋塞米是强效利尿剂，可用于降血压，但患儿发生高血压脑病，抽搐，血压 160/110 mmHg 时不应作为首选治疗方案，故不选。D 选项血液净化治疗可有效降低循环容量负荷，但在患儿发生抽搐时不适合使用，故不选。E 选项硫酸镁在儿科主要用于调节电解质平衡使用，故不选。

5. 答案：A。急性肾小球肾炎患儿在严重高血压、水肿、肉眼血尿时应绝对卧床休息，不可如厕。B 选项患儿血压高，不应如厕，故不选。C 选项当血压正常、肉眼血尿消失，水肿消退可正常活动，但应避免体力活动，故不选。D 选项急性肾小球肾炎患儿应采用低盐饮食，严重水肿和高血压时需无盐饮食，故不选。E 选项患儿发生抽搐使用镇静剂后应禁食，待患儿清醒后可给予流质饮食，故不选。

6. 答案：D。急性肾小球肾炎主要由于毛细血管腔闭塞、肾小球滤过率降低，导致水钠滞留血容量增加，引起水肿，且是非凹陷性水肿。A 选项醛固酮增高引起水钠滞留导致水肿主要发生在肾病综合征水肿的病理生理表现，故不选。B 选项毛细血管通透性增加常引起渗漏，急性肾小球肾炎时肾小球毛细血管腔闭塞而不是毛细血管通透性增加，故不选。C 选项大量蛋白尿时引起低蛋白血症，胶体渗透压降低，水分留滞在组织间隙，这一机制主要发生在肾病综合征时，故不选。E 选项高血压导致心力衰竭发生水肿是心源性水肿时的发病机制，故不选。

7. 答案：A。急性肾小球肾炎与 A 组 β 溶血性链球菌中的肾炎菌株感染有关。B 选项结核分枝杆菌主要是肾结核的病原菌，故不选。C 选项克雷伯杆菌主要是肺炎、败血症等感染性疾病的病原体，故不选。D 选项在大肠埃希菌（大肠杆菌）主要是泌尿道感染时上行性途径感染的最常见病原体，故不选。E 选项金黄色葡萄球菌主要是泌尿道感染时血源性途径的最常见病原体，故不选。

8. 答案：B。急性链链球菌感染后肾小球肾炎实验室检查主要表现为 ASO 升高和 C3 降低。A 选项抗核抗体和红细胞沉降率（血沉）主要用于自身免疫性疾病如系统性红斑狼疮等疾病的诊断中，此外血沉检查还可用于急性肾小球肾炎患儿恢复期是否能上学的一个判断指标，但不是诊断指标，故不选。C 选项 24 小时尿蛋白定量主要用于诊断肾病综合征，故不选。D 选项白蛋白和肌酐主要用于肾病综合征诊断，故不选。E 选项尿蛋白电泳在临床应用中主要用于区别蛋白尿是选择性蛋白尿还是非选择性蛋白尿，故不选。

9. 答案：A。肾脏病理类型为毛细血管内增生性肾小球肾炎，常见于急性肾小球肾炎。B 选项主要是肾病综合征的常见病理类型，故不选。C 选项新月体性肾小球肾炎主要是急进性肾小球肾炎的常见病理类型，故不选。D 选项膜增生性肾小球肾炎主要是乙肝相关性肾炎的常见病理类型，故不选。E 选项系膜增生性肾小球肾炎主要是紫癜性肾炎的常见病理改变，故不选。

10. 答案：B。急性肾小球肾炎早期典型的病理改变是急性毛细血管内增生性肾小球肾炎，电镜下肾小球基膜上皮侧可见驼峰样电子致密物沉积。A 选项足细胞足突广泛融合主要见于微小病变型肾病的病理改变，故不选。C 选项系膜区电子致密物沉积不是毛细血管内增生性肾小球肾炎的表现，故不选。D 选项肾小球基膜内皮下大量电子致密物沉积不是毛细血管内增生性肾小球肾炎的表现，故不选。E 选项肾小球基膜呈双轨样电子致密物沉积主要见于膜增生性肾小球肾炎病理改变，故不选。

11. 答案：E。急性肾小球肾炎临床表现中镜下血尿和微量蛋白尿最长达 3 个月，若超过 3 个月常转为慢性肾脏疾病。A 选项 C3 一般在 6～8 周恢复正常，故不选。B 选项管型尿多为红细胞管型尿，常在肉眼血尿消失后管型尿恢复正常，故不选。C 选项水肿常在 1 周内恢复正常，故不选。D 选项急性肾衰竭一般持续 3～5 天，不超过 10 天，故不选。

12. 答案：D。急性感染后肾小球肾炎的补体多在 6～8 周恢复正常，若超过 3 个月仍未恢复或仍是低补体水平，应考虑慢性肾小球肾炎急性发作，同时慢性肾小球肾炎急性发作的病史较急性肾小球肾炎长。A 选项血尿素水平在两种疾病中均可以出现升高，也可呈正常水平，故不选。B 选项血尿在两种疾病中均可出现，故不选。C 选项高血压在两种疾病中无差异，故不选。E 选项在两种疾病均可呈现不同程度蛋白尿，故不选。

13. 答案：D。患儿经过降压利尿等治疗后血压下降，但仍有肺水肿、肝大等心力衰竭表现，此时选择血液净化治疗效果最佳。A 选项加强抗感染在感染未有效控制时使用较好，该患儿现在肺部湿啰音主要考虑因急性肺水肿所致，所以不是最佳治疗措施，故不选。B 选项联合使用降压药主要目的是降血压，现患儿血压已明显下降，接近正常，故不选。C 选项患儿在使用利尿剂后仍无显著改善循环容量负荷过重表现，因此联合使用利尿剂不是最佳措施，故不选。E 选项胸部 CT 主要用于判断肺部病变情况及有无并发症，依据目前患儿病情不适合，故不选。

14. 答案：E。患儿经治疗后严重循环充血改善，但患儿出现肾功能进行性恶化，此时进一步治疗是采用透析治疗。A 选项使用甲泼尼龙主要抑制机体免疫反应，但易再次诱发高血压，加重感染风险，故不选。B 选项一般急性肾小球肾炎不使用免疫抑制剂治疗，且免疫抑制剂在尿少、肾功能持续恶化的患儿中不能改善肾功能和少尿状态，故不选。C 选项患儿此时处于急性期，不属于慢性肾衰竭，进行肾移植治疗不合适，故不选。D 选项强效利尿剂在前期治疗中已经使用，且患儿现在尿少、肾功能进行性恶化不是循环充血所致，故不选。

15. 答案：A。患儿随访过程中镜下血尿未恢复正常，有进行肾活检指征。B 选项肾脏疾病遗传学基因检查主要在有阳性家族史进行，或血补体水平始终未恢复正常的患儿，也建议进行遗传学相关基因检查。该患儿无阳性家族史，主要表现为持续存在的镜下血尿，故不选。C 选项静脉肾盂造影主要用于进一步确诊有无肾脏瘢痕形成，该患儿目前不需要，故不选。D 肾图核素扫描主要用于评价肾脏排泄功能，现阶段该患儿肾功能正常，仅表现为镜下血尿，故不选。E 选项双肾 MRI 检查主要用于肾脏形态学观察，对判断肾脏超微病理结构改变效果不显著，故不选。

（翟松会　高晓琳）

第三节　急性泌尿道感染（尿路感染）

1. 答案：A。解析：患儿以发热为主要表现，血常规提示细菌感染，小便常规查见白细胞和脓细胞，结合患儿 11 月龄，泌尿道感染（尿路感染）以发热为常见表现，也会有精神差、呕吐、腹泻等其他全身性症状，故诊断考虑泌尿道感染。B 选项该患儿年龄小，起病急，病程短，且小便常规尿相对密度（比重）正常，肾功能正常，故不选。C 选项肾结核多见于成人，幼儿也有可能发生，是全身性结核的一部分，常伴有食欲减退、盗汗、低热等结核中毒症状，临床以膀胱刺激症状如尿频、血尿等为主，小便常规常呈酸性反应，含少量蛋白质，有少量或中量白细胞和红细胞，尿培养或病原学检查可查见结核分枝杆菌，故不选。D 选项急性肾小球肾炎多发生于学龄期儿童，常发生在感染后，临床以血尿、高血压、水肿为主要表现，小便常规以红细胞为主，无脓细胞，血常规多正常，而伴补体 3（C3）降低，ASO 升高等实验室检查异常，故不选。E 选项患儿有发热，偶有咳嗽，需警惕肺炎，但肺炎多有呼吸困难，胸片常呈斑片影，小便常规多正常。该患儿临床表现、胸片和小便常规均不支持，故不选。

2. 答案：B。该患儿诊断考虑泌尿道感染，病原体为细菌，需使用抗生素治疗。因此，为提高病原体检出率和尿培养的阳性率，应该在开始使用抗生素治疗前完成尿培养检查。A 选项主要是关于肾脏的形态学检查，可进一步确诊有无肾萎缩及肾瘢痕形成，抗生素使用对该检查无影响，故不选。C 选项可以观察有无输尿管扩张及膀胱基底部的连续性，还可观察肾盂、肾脏形态及肾实质改变情况，抗生素使用对该检查无影响，故不选。D 选项检查红细胞沉降率（血沉），可协助诊断疾病及观察疾病严重程度和病情变化，是否使用抗生素，对血沉检测影响不大，故不选。

3. 答案：C。上行性感染是泌尿道感染最主要的途径，引起上行性感染的致病菌主要是大肠埃希菌。A 选项中变形杆菌或其他肠道杆菌在上行性感染致病菌中仅次于大肠埃希菌，故不选。B 选项中金黄色葡萄球菌是血源性途径引起泌尿道感染的主要致病菌，故不选。D 选项中的链球菌是急性肾小球肾炎的常见病原体，故不选。E 选项中粪肠球菌也可引起上行性泌尿道感染，但不是最常见的病原体，故不选。

4. 答案：C。尿细菌培养和菌落计数是泌尿道感染的主要诊断依据，L 型细菌是一类细胞壁受损的细菌，一般在普通环境中不能耐受菌体内的高渗透压而胀裂死亡，故普通培养常呈阴性，当高度怀疑泌尿道感染而尿普通细菌培养阴性时，应进行尿液 L 型细菌培养。A 选项中普通尿培养在未使用抗生素治疗前采样，阳性率最高；使用抗生素后再重复进行普通尿培养，阳性率常降低，故不选。B 选项血培养对诊断泌尿道感染意义较小，不是最佳答案，故不选。D 选项是血 L 型细菌培养，在高度怀疑泌尿道感染时应选择尿液标本进行培养，故不选。E 选项中结核分枝杆菌需在特殊条件下进行培养，且泌尿道感染中若怀疑病原菌是结核分枝杆菌，患儿除泌尿道症状外，常伴随结核中毒症状及其他部位的结核感染，该患儿病史特点和实验室检查均不支持，故不选。

5. 答案：D。泌尿道感染主要是致病菌从尿道口上行进入泌尿道引起感染，儿童尿布、尿道口常受细菌污染，且局部抗感染能力差，易致上行感染。A 选项中血行感染也是儿童泌尿道感染的常见途径，但不是最常见的，故不选。B 选项中肾脏周围邻近器官和组织感染可以通过直接蔓延引起泌尿道感染，但不是最常见途径，故不选。C 选项因为人体淋巴管是相互连接的，因此结肠内和盆腔内细菌可以经淋巴管感染肾脏，引起泌尿道感染，但不是最常见的，故不选。E 选项中外伤引起的感染主要是发生在受伤部位多见，当发生泌尿道外伤时也可能导致泌尿道感染，但不是最常见的，故不选。

6. 答案：E。泌尿道感染主要诊断依据是尿细菌培养和菌落计数，一般当采用清洁尿培养，菌落计数大于 $10^5/ml$，可确诊，因此尿培养在泌尿道感染诊断中最有意义。A 选项中尿白细胞≥5/HP 时，应怀疑泌尿道感染，但在其他疾病状态如血尿时也常见，故不选。B 选项亚硝酸盐实验在大肠埃希菌、克雷伯杆菌感染时呈阳性，而在铜绿假单胞菌和葡萄球菌感染时呈弱阳性，结核分枝杆菌和粪肠球菌感染时呈阴性，因此可用于泌尿道感染，但不是最有意义的检测指标，故不选。C 选项中发热和白细胞总数增高在感染性疾病中都常见，在泌尿道感染中无特异性，故不选。D 选项中的表现是典型的尿路刺激症状，但在婴幼儿泌尿道感染时临床症状不典型，多以全身性症状较为突出，故不选。

7. 答案：B。细菌毒力强是无泌尿道结构异常患儿发生上行性感染的主要因素，但该因素是细菌自身原因，而非宿主因素。A 选项患儿年龄小，抵抗力差，尿布、尿道口常受细菌污染，易发生泌尿道感染，是宿主因素，故不选。C 选项中泌尿道畸形，如膀胱输尿管反流、神经源性膀胱等，常增加儿童发生泌尿道感染的风险，是宿主因素，故不选。D 选项长期服用糖皮质激素或免疫抑制剂的患者常伴随机体抵抗力差，可增加泌尿道感染的发病率，是宿主因素，故不选。E 选项糖尿病患儿代谢紊乱，影响机体免疫状态，机体抵抗力差，易发生泌尿道感染，是宿主因素，故不选。

8. 答案：B。婴幼儿尿路刺激症状不明显，临床症状不典型，常以发热为最突出表现。A 选项呕吐、腹泻、拒奶等全身性症状在婴幼儿泌尿道感染中也较明显，但不是最突出的，故不选。C 选项尿频、尿急等尿路刺激症状在泌尿道感染中常见，但常见于在年长儿中，故不选。D 选项血尿在泌尿道感染中可见，但在泌尿道感染中不是最突出表现，故不选。E 选项泡沫尿常提示尿液中含有较多蛋白质，常见于肾病综合征，在泌尿道感染中不常见，故不选。

9. 答案：B。多喝水使尿液形成增多，及时排除机体代谢产物，自动冲刷泌尿道，减少细菌在局部停留时间，同时勤排尿可以冲洗下尿道，减少尿液反流概率和尿液在体内存留时间，能有效预防泌尿道感染。A 选项间断服用抗生素不能预防泌尿道感染，同时还易引起耐药菌株的产生，故不选。C 选项预防泌尿道感染的措施中注意个人卫生很重要，常需要勤洗外阴防止细菌侵入，但在日常生活中每天都清洁外阴较难实现，故不选。D 选项上行感染途径引起泌尿道感染时，虽然细菌是从尿道口上行并进入膀胱，但在正常生理状态下人体尿道口也存在常驻菌群，每天消毒尿道口易破坏局部的"生态平衡"，且不能起到预防泌尿道感染的作用，故不选。E 选项导尿是有创性操作，易发生黏膜损伤，增加泌尿道感染的风险，不是预防泌尿道感染的措施，故不选。

10. 答案：A。诊断考虑泌尿道感染完成尿培养后应及早使用抗生素治疗，根据患儿情况以发热全身性症状为突出表现，多选用青霉素类或头孢菌素类抗感染治疗。B 选项中置尿管导尿在存在膀胱输尿管反流时，治疗效果不佳的患儿中可以使用，但不是首选治疗，故不选。C 选项对症止咳治疗主要在肺炎时使用，该患儿偶有咳嗽暂不需要进行止咳治疗，故不选。D 选项诺氟沙星（氟哌酸）属于喹诺酮类抗生素，在婴幼儿期不能使用，故不选。E 选项磺胺类抗生素在尿液中浓度高，在上行途径感染且有尿路刺激症状为突出表现的患儿首选，故不选。

11. 答案：B。晨尿尿相对密度是 1.005，提示肾脏浓缩功能异常，结合患儿发热、小便常规提示细菌感染，诊断需要考虑肾盂肾炎。A 选项急性尿路感染小便常规检查尿相对密度正常，故不选。C 选项肾结核时以尿道刺激症状为突出表现，晚期发生肾衰竭时会出现尿相对密度降低，除外泌尿系统症状、体征外，常伴随肾外结核感染症状，故不选。D 选项急性肾小球肾炎主要以血尿、高血压为主要表现，多无发热，小便常规无脓细胞，故不选。E 选项慢性肾小球肾炎病程长，主要以肾小球损伤为主，病情常反复发作，故不选。

12. 答案：B。再发尿路感染中的再感染类型主要指上次感染已治愈，多在停药后 6 个月内发生，女孩多见，此次感染是不同细菌或菌株再次感染所致，该患儿再次出现发热症状发生在上次感染治愈后 1 个月内，故再感染说法不正确。A 选项复发类型是指原来感染的细菌未完全消灭，细菌在适度的环境中再度滋生繁殖，多发生在上次治愈后 1 个月内，结合该患儿再次发热距离上次治愈间隔半个月，复发说法是正确的，故不选。C 选项患儿再次发生发热，未明确病原菌或药敏试验指导临床选择抗生素，仍需要进行尿液培养，故不选。D 选项患儿反复发生泌尿道感染，且患儿处于婴儿期，应该完善影像学检查排除泌尿道畸形的存在，故不选。E 选项膀胱输尿管反流在经正规抗感染治疗仍反复发作的泌尿道感染患儿中常见，因此可做逆行尿路造影等影像学检查以排除膀胱输尿管反流畸形的存在，故不选。

13. 答案：C。再发尿路感染后完成尿培养检查应选择两种抗菌药物进行治疗，疗程为 10~14 天，为预防再发应该继续服用小剂量抗菌药物维持治疗。A 选项选择一种抗菌药物不符合再发泌尿道感染的治疗原则，故不选。B 选项选择两种抗菌药物治疗，但治疗结束后没有继续服用小剂量药物维持以预防再发，故不选。D 选项虽有小剂量药物维持治疗预防再发，但在急性期治疗时选择一种抗菌药物，故不选。E 选项选择两种抗菌药物治疗，并进行膀胱内局部用药，不符合治疗原则，且没有后续的服用小剂量药物维持以预防再发，故不选。

14. 答案：B。排泄性膀胱尿路造影是常用的确诊膀胱输尿管反流的基本方法，也是反流程度分级的"金标准"。A 选项泌尿系统彩超可以观察肾脏形态、肾实质改变，还可以观察输尿管有无扩张，但无法判断有无膀胱输尿管反流，故不选。C 选项静脉肾盂造影主要用于进一步确诊有无肾萎缩及肾瘢痕形成，故不选。D 选项尿流动力学检查主要用于评估尿道神经肌肉功能，以识别、量化及确定膀胱功能异常。常用于尿失禁、神经源性膀胱等疾病诊断，故不选。E 选项膀胱容量检测主要用于寻找遗尿病因，诊断小容量性膀胱时使用，故不选。

15. 答案：E。急性肾小球肾炎主要发病机制是抗原抗体免疫复合物引起的肾小球毛细血管炎症疾病，与膀胱输尿管反流无关，因此膀胱输尿管反流可能发生急性肾小球肾炎说法不正确。A 选项膀胱输尿管反流有一定的自愈率，部分需要手术治疗，膀胱输尿管反流可能需要手术治疗说法是正确的，故不选。B 选项膀胱输尿管反流严重患儿可引起反流性肾病，可致肾功能严重受损，是儿童终末期肾衰竭的原因之一，故不选。C 选项肾瘢痕形成与膀胱输尿管反流关系密切，也是影响儿童尿路感染预后的重要因素，因此膀胱输尿管反流可能发生肾瘢痕形成说法正确，故不选。D 选项肾积水主要是由于尿液排出障碍，长期在泌尿道蓄积所致，膀胱输尿管反流有尿液排泄异常存在，易发生肾积水，故不选。

（翟松会　高晓琳）

第二十九章 造血系统疾病思考题参考答案及解析

第一节 营养性贫血

1. 答案：B。新生儿及儿童贫血程度分度有所不同，儿童根据世界卫生组织资料，新生儿则根据我国小儿血液会议（1989）建议，见表29-1。该患儿为8月龄，故判定为中度贫血。

表29-1 新生儿及儿童贫血程度分度 （单位：g/L）

	正常下限	轻度	中度	重度	极重度
新生儿	145	144～120	～90	～60	＜60
1～4个月	110	正常下限～90	～60	～30	＜30
4～6个月	100				
6～59个月	110				
6～11岁	115				
12～14岁	120				

2. 答案：B。由于胎儿期处于相对缺氧状态，故红细胞数和血红蛋白量较高。生后随着自主呼吸的建立，血氧含量增加，红细胞生成素减少。致骨髓暂时性造血功能降低，网织红细胞减少，胎儿红细胞寿命较短，因而，红细胞破坏较多（生理性溶血）。加之婴儿生长发育迅速，血液循环量迅速增加等因素，红细胞数和血红蛋白浓度逐渐减低。至生后2～3个月时红细胞数降至$3.0×10^{12}$/L，血红蛋白量降至110 g/L左右，出现轻度贫血，称为"生理性贫血"。"生理性贫血"呈自限性经过，3个月以后，红细胞生成素的生成增加，红细胞数和血红蛋白量又缓慢增加。

3. 答案：E。贫血患儿除影响造血系统肝、脾、淋巴结肿大外，还会对全身代谢产生影响，如导致酶的异常，影响T淋巴细胞功能，使之减弱而反复发生感染。

4. 答案：D。贫血形态分类主要根据红细胞数、血红蛋白量、血细胞比容计算平均红细胞容积（MCV）、平均红细胞血红蛋白量（MCH）、平均红细胞血红蛋白浓度

（MCHC）。分类见表 29-2。故该患儿为小细胞低色素性贫血。A 选项大细胞性贫血多见于巨幼细胞贫血。B 选项正细胞正色素性贫血多见于再生障碍性贫血。C 选项低色素性贫血多见于缺铁性贫血、铁粒幼细胞贫血、珠蛋白生成障碍性贫血。D 选项小细胞低色素性贫血多见于缺铁性贫血。

表 29-2　MCV、MCH、MCHC 分类表

	NCV（fl）	MCH（pg）	MCHC（%）
正常值	80~94	28~32	32~38
大细胞性	>94	>32	32~38
正细胞性	80~94	28~32	32~38
单纯小细胞性	<80	<28	32~38
小细胞低色素性	<80	<28	<32

5. 答案：B。根据患儿血常规特点，提示小细胞低色素性贫血，结合喂养史，考虑营养性缺铁性贫血，下一步最需要做的检查就是缺铁全套检查。其他检查现在暂无必要。

6. 答案：C。依据患儿红细胞形态及喂养史可诊断。A 选项患儿无失血的临床表现，网织红细胞不高，故不考虑。B 选项溶血性贫血需要有红细胞破坏的证据（贫血、黄疸、茶色尿、脾大等）和红细胞生成的证据（网织红细胞增高、骨髓增生活跃等），该患儿疾病特点不符合。D 选项营养性巨幼细胞贫血特点是大细胞、高色素性，是由于患儿缺乏叶酸和维生素 B_{12} 导致四氢叶酸减少，从而导致 DNA 合成减少，细胞核发育落后于血红蛋白发育，导致巨幼红细胞，从而在骨髓内易被破坏导致贫血。E 选项纯红细胞再生障碍性贫血为正细胞、正色素性贫血，系骨髓造血功能障碍引起，故不符合。

7. 答案：A。患儿喂养主要是糌粑，这是藏区婴儿的主要食物，过早停喂母乳及未进食含铁丰富的食物易造成体内铁的缺乏。B 选项无相关临床表现。C 选项体内铁储存不足多发生在早产儿，足月儿从母体获得的铁一般可以满足生后 4 个月的需要。D 选项患儿 6 个月前无明显贫血表现，如有肠道对铁的吸收障碍，发病应该更早。

8. 答案：C。患儿有关铁代谢的几个指标分别反映缺铁的几个时期，见表 29-3。

表 29-3　铁代谢指标

	血清铁蛋白（SF）	红细胞游离原卟啉（FEP）	血清铁（SI）	总铁结合力（TIBC）	转铁蛋白饱和度（TS）
缺铁铁减少期	<12 μg/L				
红细胞生成缺铁期	<12 μg/L	>0.9 μmol/L			
缺铁性贫血期	<12 μg/L	>0.9 μmol/L	<9.0~10.7 μmol/L	>62.7 μmol/L	<15%

9. 答案：D。患儿由于是营养性缺铁性贫血，故应予补充铁。配方奶、母乳及辅食中铁剂都达不到现在需要补充的铁的剂量——4~6 mg/kg，故予口服补充铁剂。不选 C 是因为患儿系慢性贫血，现在没有输血指征。

10. 答案：D。慢性贫血应缓慢输，患儿适应了低血红蛋白的状态，不宜快，可分次慢速补充。一般来讲慢性贫血，血红蛋白低于 60 g/L 就可以输血，而不是等到有心力衰

竭表现才输血。急性失血有循环容量不足表现时不论失血量多少，均应立即输血。急需外科手术治疗的也应该把血输到安全范围再手术。

11. 答案：D。口服铁剂时同服维生素 C 有利于铁的吸收，而牛奶、咖啡、茶及抗酸药等则可影响铁的吸收。

12. 答案：E。口服铁剂时应监测网织红细胞及血红蛋白，ABCD 均对，口服补铁 3 周后若血红蛋白上升小于 20 g/L，应停止口服铁剂，寻找原因，不能一直口服补铁治疗。

13. 答案：B。对于静脉补铁，需要有适应证：口服吸收不良，不能经胃肠给药，口服不良反应大无法纠正，口服治疗效果不佳。

14. 答案：E。该患儿为缺铁性贫血，补充铁剂后 3 周血红蛋白上升小于 20 g/L，A、B、C、D 均有可能，维生素 B_{12} 及叶酸主要是纠正巨幼细胞性贫血。

15. 答案：E。再生障碍性贫血为正细胞、正色素性贫血。其余均可呈小细胞低色素贫血。

（林超　高晓琳）

第二节　免疫性血小板减少症

1. 答案：B。患儿有明确的解血便史，且红细胞减少，血红蛋白降低，有失血性贫血至循环容量不足的表现，应先稳定生命体征，首先采取的措施就是扩容。维持血压，待生命体征稳定后再采取其他措施。患儿目前有血便，生命体征不稳，应禁食。

2. 答案：B。参照表 29-1，患儿 7 月龄，Hb 70 g/L，故答案选择 B。

3. 答案：C。A 选项急性白血病：除有血小板减少、贫血外，常有白细胞减少，外周血有幼稚细胞，有肝、脾、淋巴结长大，骨髓可鉴别。B 选项再生障碍性贫血，除有贫血和血小板减少外，还有白细胞减少，网织红细胞不高，该患儿不符合，骨髓可鉴别。C 选项免疫性血小板减少症（ITP），是儿童时期最常见的骨髓相对正常的、皮肤黏膜出血为主要表现的血小板减少性出血性疾病，可分为原发性和继发性。诊断标准（目前无"金标准"）：①至少 2 次化验血小板数量减少，血小板形态无异常；②脾脏一般不大；③骨髓示巨核细胞数增多或正常，有成熟障碍；④排除其他继发性血小板减少症。结合患儿血小板减少，脾脏不大，继发于感染后，目前没有发现其他继发因素，故考虑 ITP。D 选项过敏性紫癜，该病可有皮下出血，但皮疹典型特点是双下肢对称分布，高于皮面，压之不褪色，无血小板减少。E 选项继发性血小板减少症，常继发于严重细菌感染、病毒血症，还有化学药物、脾功能亢进、部分自身免疫性疾病及恶性肿瘤，该患儿临床特点不符合。

4. 答案：D。ITP 的诊断属于排除性诊断，A、B、C、E 均符合，ITP 骨髓表现为巨核细胞增多或正常，伴成熟障碍，典型 ITP 不需做骨髓穿刺。骨髓穿刺是为了排除其他造血系统疾病，如白血病、再生障碍性贫血、骨髓异常增生综合征等。

5. 答案：A。ITP 多发生于病毒感染或接种疫苗后 1～3 周，故病毒感染破坏血小板不是导致 ITP 的直接原因。

6. 答案：E。因患儿经扩容后生命体征平稳，故下一步应该针对原发病 ITP 的治疗。可给予糖皮质激素、丙种球蛋白等治疗。故 A、B 均可以。因患儿血小板太少，且有失血性休克表现，故应及早合红细胞悬液和血小板输注。故 C 对。患儿血小板太低，剧烈哭闹有导致颅内出血的风险，故应保持安静，D 也正确。

7. 答案：B。根据 ITP 发生的机制，丙种球蛋白的作用就是封闭巨噬细胞受体、在血小板上形成保护膜抑制血浆中的 IgG 或免疫复合物与血小板结合，抑制自身免疫反应，从而使血小板抗体减少。故选择 A、C、D、E。病毒感染不是导致血小板减少的直接原因，故 B 错误。

8. 答案：E。糖皮质激素的作用主要是具有调节糖、脂肪和蛋白质的生物合成和代谢作用，还具有抑制免疫应答、抗炎、抗毒、抗休克作用。而对病毒没有直接杀灭作用。

9. 答案：E。儿童 ITP 多为自限性，故是否治疗应该取决于出血与否及程度，故 B、C 正确。因血小板少，故应休息，避免使用对凝血功能有影响的药物。故 A、D 正确。ITP 本身是一种免疫性疾病，考虑与病毒感染或接种疫苗有关，故患病期间应慎重接种疫苗。

10. 答案：D。疗效判定应至少检测 2 次 PLT，且 2 次检测应间隔 7 天以上。详见表 29－4。

表 29－4　ITP 治疗疗效判定

疗　效	检测指标
完全反应	治疗后 PLT≥$100×10^9$/L，且没有出血表现
有效	治疗后 PLT≥$30×10^9$/L，并且至少比基础血小板增加 2 倍，且没有出血表现
激素依赖	需要持续使用糖皮质激素，且使 PLT≥$30×10^9$/L，或避免出血
无效	治疗后 PLT<$30×10^9$/L，或者血小板增加不到基础 2 倍，或者有出血表现

11. 答案：A。关于 ITP 分型，根据诊断病程时间来分 3 型，见表 29－5。

表 29－5　ITP 分型

ITP 分型	病　程
新诊断 ITP	<3 个月
持续性 ITP	3~12 个月
慢性 ITP	>12 个月

12. 答案：E。该患儿经泼尼松治疗 4 周，血小板 $15×10^9$/L，疗效判定应属于无效，故减停泼尼松，重新评估，改用二线药物治疗，如地塞米松、抗 CD20 单克隆抗体、促血小板生成剂、免疫抑制剂、脾切除等。

13. 答案：D。因患儿血小板低，长期服用激素，应注意激素的不良反应——可出现电解质紊乱、血糖升高、高血压。同时，血小板低可突然出现颅内出血。患儿虽然有抽搐，但无发热、呕吐，故颅内感染可能性小，不考虑。

14. 答案：C。鉴于儿童的特殊性，脾切除应谨慎，严格掌握适应证，尽量推迟脾切除时间。脾切除前应重新评估，骨髓巨核细胞增多者方考虑脾切除。脾切除年龄应在 5 岁以上，故 C 错误。

15. 答案 E。需要了解生理性止血过程分为 3 个阶段：血管收缩、血小板血栓形成、血液凝固。3 个过程相继发生并相互重叠，彼此密切相关。止血过程分为一期止血和二期止血。一期止血主要是依赖于血管收缩和血小板血栓形成。通过出血时间（BT）和血小板计数（PLT）作为筛查。大致分为以下 4 种情况，见表 29-6。

表 29-6　BT、PLT 疾病筛查

BT	PLT	主要疾病
正常	正常	正常人、血管性紫癜
延长	减少	血小板数量减少（原发性和继发性血小板性紫癜）
延长	增多	血小板数量增多（原发性和继发性血小板增多症）
延长	正常	血小板功能异常或某些凝血因子缺乏所致出血病（血小板无力症、贮藏池病、低纤维蛋白原血症、血管性血友病等）

二期止血主要是由血浆中的可溶性纤维蛋白原转变成不溶性纤维蛋白，并交织成网，以加固止血栓。常选用 PT、APTT 筛查凝血因子缺陷或病理性抗凝物质存在所致的出血病。大致分为以下 4 种情况，见表 29-7。

表 29-7　PT、APTT 疾病筛查

PT	APTT	主要疾病
正常	正常	正常人，遗传性或者获得性因子 XIII 缺陷症
正常	延长	内源性凝血途径缺陷所致出血病，如遗传性或获得性因子 VIII、IX、XI、XII 缺陷症，应用肝素
延长	正常	外源性凝血途径缺陷所致，如遗传性和获得性因子 VII 缺陷症；口服抗凝剂
延长	延长	共同凝血途径缺陷所致出血病。如遗传性或获得性因子 X、V、II、I，同时应用华法林、肝素，纤溶综合征，抗磷脂抗体综合征

（林超　高晓琳）

第三节　血友病

1. 答案：C。血友病分为 A 和 B 两型，均为内源性凝血因子缺乏，故 APTT 延长符合血友病特点。A 选项为 DIC，除了 APTT 延长外，还有 PT、INR、DDI、Fg、TT、PLT 异常。患儿血小板数量正常，故 B 选项排除。鼠药中毒是由于鼠药进入体内后竞争性抑制，使维生素 K 活性降低，干扰了肝脏对维生素 K 的利用，从而阻碍肝脏对凝血酶原复合物、凝血因子 VII、IX、X 的合成，使 PT、APTT 均延长。患儿 PT 正常，故排除。D 选项维生素 K 缺乏影响凝血因子的合成，使 PT、APTT 均延长。故同样可排除。

2. 答案：C。患儿仅 APTT 延长，考虑内源性凝血途径相关因子缺乏，故应查 VIII、IX、XI 因子。DIC 有 PT、APTT、INR、DDI、Fg、TT、PLT 异常，目前凝血功能不符合，故排除。患儿血小板数量正常，但临床表现及凝血功能不符合，故 B 选项排除。D

选项为外源性凝血途径所需查的相关凝血因子，患儿 PT 正常，故不需做。vWF 因子为血管性血友病的凝血因子，此病常有出血时间延长，凝血功能不符合。故排除 E 选项。

3. 答案：A。血友病 A 是由于 FⅧ 缺乏，血友病 B 是 FⅨ 缺乏。该患儿 FⅧ：C 0.8%，正常值为大于 70%，故 A 选项正确。DIC 和维生素 K 缺乏往往是多种凝血因子减少，故不考虑。

4. 答案：D。血友病 A 和 B 均为 X 染色体隐性遗传病，由女性传递，男性发病。

5. 答案：D。血友病临床根据凝血因子数量分为 3 型，详见表 29－8，故答案 D 正确。

表 29－8　血友病临床分型

因子活性水平	临床分型	出血症状
>5%~40%	轻型	大的手术或外伤可致严重出血，罕见自发性出血
1%~5%	中间型	小手术/外伤后可有严重出血，偶有自发性出血
<1%	重型	肌肉或关节自发性出血

6. 答案：E。患儿考虑血友病 A，现有深部肌肉出血，应输注Ⅷ因子，故 A、B 均不符合，新鲜冰冻血浆和冷沉淀除含有Ⅷ因子外，还有其他凝血因子，故优先选择的应该是单纯的Ⅷ因子制品，故选择 E。

7. 答案：E。患儿系血友病，现处于深部肌肉急性出血，不能进行手术，即使手术也应在补充足量凝血因子使凝血因子达到较高水平后手术。该患儿无需手术，故选择答案 E。其余选项均正确。

8. 答案：A。血友病 A 每输注Ⅷ因子 1 U/kg 可提高体内Ⅷ因子 2%，血友病 B 每输注凝血酶原复合物 1 U/kg 可提高体内Ⅸ因子 1%，故 A 选项正确。

9. 答案：B。患儿诊断血友病 A，需补充Ⅷ因子，应根据患儿出血部位选择凝血因子的使用剂量及时间（详见表 29－9）。患儿系深部肌肉出血，且每输注Ⅷ因子 1 U/kg 可提高体内Ⅷ因子 2%，故答案 B 正确。

表 29－9　血友病凝血因子使用表

出血类型	血友病 A		血友病 B	
	预期水平（U/dl）	疗程（天）	预期水平（U/dl）	疗程（天）
关节	40~60	1~2，若反应不充分可以延长	40~60	1~2，若反应不充分可以延长
表层肌/无神经血管损害（除髂腰肌）	40~60	2~3，若反应不充分可以延长	40~60	2~3，若反应不充分可以延长
髂腰肌和深层肌，有神经血管损伤或大量失血	80~100	1~2	60~80	1~2
起始　维持	30~60	3~5，作为物理治疗期间的预防，可以延长	30~60	3~5，作为物理治疗期间的预防，可以延长
中枢神经系统/头部				

出血类型	血友病 A		血友病 B	
	预期水平（U/dl）	疗程（天）	预期水平（U/dl）	疗程（天）
起始	80～100	1～7	60～80	1～7
维持	50	8～21	30	8～21
咽喉和颈部				
起始	80～100	1～7	60～80	1～7
维持	50	8～14	30	8～14
胃肠				
起始	80～100	7～14	60～80	7～14
维持	50		30	
肾脏	50	3～5	40	3～5
深部裂伤	50	5～7	40	5～7
大手术				
术前	80～100		60～80	
术后	60～80	1～3	40～60	1～3
	40～60	4～6	30～50	4～6
	30～50	7～14	20～40	7～14
小手术				
术前	50～80		50～80	
术后	30～80	1～5，取决于手术类型	30～80	1～5，取决于手术类型

10. 答案：E。患儿诊断血友病 A，需补充Ⅷ因子，A、B、C、D 均含有Ⅷ因子，而凝血酶原复合物含有Ⅱ、Ⅶ、Ⅸ、Ⅹ因子，无Ⅷ因子，可用于血友病 B 及维生素 K 缺乏、抗凝剂过量、肝病患者出血等。

11. 答案：A。凝血因子输注频率取决于该凝血因子的半衰期。Ⅷ因子在体内的半衰期为 8～12 小时，Ⅸ因子在体内的半衰期约为 24 小时，该患儿为Ⅷ因子缺乏，故 A 选项正确。输冷沉淀和新鲜冰冻血浆也该间隔 12 小时输注。

12. 答案：E。有一部分血友病 A 患者在反复因子Ⅷ替代治疗后，血浆中会出现Ⅷ因子抗体。如输注常规剂量Ⅷ因子无效，常提示有Ⅷ因子抗体存在。故增加 1 倍Ⅷ因子剂量可以中和部分抗体，剩余部分可止血。因子Ⅶa 可直接与组织因子共同作用活化因子Ⅹ，从而促使凝血活酶的形成。丙种球蛋白可以封闭凝血因子抗体。免疫抑制剂可以抑制产生凝血因子抗体。

13. 答案：A。免疫耐受治疗是指反复给予刺激抑制物出现的 FⅧ或 FⅨ，诱导免疫记忆反应对该抗原刺激耐受，直至抑制物逐步消失，治疗恢复效果的一种治疗方式。针对血友病 A 的免疫耐受治疗方法最短需要 9 个月，最长达到 33 个月，达到完全缓解后可停止。故选择 A 选项。B、C、D、E 选项均可作为有抑制物阳性时的治疗方法。

14. 答案：C。关节出血控制（一般治疗 2 天）后，应立即联系血友病专业物理康复治疗，确保关节功能完全恢复到出血前状态。其余选项处理均正确。

15. 答案：D。目前国际上预防性治疗主要有标准、中剂量和小剂量 3 个方案，应根据年龄、静脉通路、出血表现及凝血因子供应情况、经济条件等尽可能制订个体方案，不能一概而论。故选 D 选项。

（林超　高晓琳）

第四节　地中海贫血

1. 答案：D。生理性贫血是由于生后随着自主呼吸的建立，血氧含量增加，红细胞生成素减少，骨髓造血功能暂时性降低，网织红细胞减少，且胎儿红细胞寿命较短，破坏较多（生理性溶血），加之婴儿生长迅速，循环血量迅速增加等因素，红细胞数和血红蛋白量逐渐降低。至 2～3 个月时（早产儿较早），红细胞数降至 $3.0\times10^{12}/L$、血红蛋白浓度降至 100 g/L 左右，出现轻度贫血。故 A、C、E 错误，D 正确。另外，生理性贫血为正细胞正色素性贫血，所以 B 错误。

2. 答案：E。新生儿血红蛋白正常值为 145～160 g/L。贫血分度：144～120 g/L 为轻度，90～120 g/L 为中度，60～90 g/L 为重度，<60g/L 为极重度。故 E 选项正确。

3. 答案：E。除外新生儿期的贫血分度为 90 g/L<Hb<120 g/L 为轻度，60 g/L<Hb<90 g/L 为中度，30 g/L<Hb<60 g/L 为重度，Hb<30 g/L 为极重度，所以 E 选项错误，A、B、C、D 选项均正确。

4. 答案：C。网织红细胞（Reticulocyte，Rtc）是红细胞的未成熟阶段，是反映骨髓红系造血功能以及判断贫血和相关疾病疗效的重要指标。故 C 选项正确，D 选项错误。网织红细胞绝对值的参考范围为 $(24～84)\times10^{9}/L$，故 A 选项错误。在多数贫血性疾病中网织红细胞计数增加，这表示红细胞系统造血旺盛，但再生障碍性贫血因其造血功能低下，故网织红细胞下降，故 B 选项错误。营养性缺铁性贫血补铁治疗有效的早期表现为网织红细胞上升，故 E 选项错误。

5. 答案：E。儿童贫血的临床表现缺乏特异性，起病隐匿，常常被忽略。主要表现为皮肤、黏膜苍白或苍黄，以口唇、口腔黏膜及甲床最为明显。易感疲乏无力，易烦躁哭闹或精神不振，不爱活动，食欲减退，生长发育落后。年长儿可诉头晕、眼前发黑、耳鸣等。故应选 E 选项。

6. 答案：A。正常红细胞的红细胞平均容积（MCV）为 80～94 fl，红细胞平均血红蛋白量（MCH）为 28～32 pg，红细胞平均血红蛋白浓度（MCHC）为 0.32～0.38，结合患儿检查结果判断为 MCV 68 fl，MCH 25 pg，MCHC 0.26，均较正常值降低，故 A 选项正确。

7. 答案：B。患儿于门诊不考虑缺铁性贫血，故铁代谢指标应正常，故 B 选择正确。而 A 选项中血清铁降低，总铁结合力升高，转铁蛋白饱和度降低，则是缺铁性贫血的典型表现。其余 C、D、E 选项均为干扰项。

8. 答案：E。地中海贫血系遗传性珠蛋白生成障碍性贫血，是珠蛋白基因缺陷所致。α 地中海贫血基因定位于 16 号染色体，β 地中海贫血基因定位于 11 号染色体。故 A、B、C、D 选项正确。需要长期依靠输血、去铁治疗，干细胞移植是目前唯一可以治愈该病的方法。故 E 选项错误。

9. 答案：C。珠蛋白肽链有 α、β、γ、δ 四种，正常人体内存在的 HbA 是由 α2β2 组成，余 HbA2 系 α2δ2，HbH 为 β4，Hb Barts 为 γ4。β 地中海贫血系 β 珠蛋白合成部分或完全受抑所致，而使多余的 α 链则与 γ 链相结合形成 HbF（α2γ2），使这部分患儿的 HbF 明显增多，故 C 选项正确，而 A、B、D、E 均为错误选项。

10. 答案：D。β 地中海贫血基因簇位于 11p15.5，有 2 个内含子和 3 个外显子，基因类型主要是点突变。故确诊需依靠 D 选项。胆红素测定在贫血诊断中对于明确是否存在溶血有一定的意义，故 A 选项错误。G-6-PD 检测则应用于明确是否存在 G-6-PD 缺陷，故 B 选项错误。骨髓穿刺涂片是用于诊断白血病等疾病的重要手段，故 C 选项错误。红细胞脆性试验多用于球形红细胞增多症患儿，故 E 选项排除。

11. 答案：D。患儿诊断地中海贫血，在规律输血的过程中会出现铁过载，需要去铁治疗，而非补铁治疗，故 D 选项是不能采用的处理。而 A、B 选项是地中海贫血患儿需要的日常护理，C、E 选项则是地中海贫血患儿的规范治疗的一部分。故应选择 D 选项。

12. 答案：C。地中海贫血患儿由于骨髓代偿性增生导致骨骼变大、髓腔增宽，先发生于掌骨；以后为长骨和肋骨；1 岁以后颅骨改变明显，表现为头颅变大、额部隆起、颧高、鼻梁塌陷、两眼距离增宽，形成地中海贫血特殊面容。故 C 选项错误。

13. 答案：A。地中海贫血是遗传性疾病，造血干细胞移植是目前唯一可以治愈该疾病的方法，故 A 选项正确。除此之外，规范输血的目的在于维持患儿正常生长发育，故需高量输血，维持血红蛋白在 90 g/L。故 B 选项错误。反复多次输血后患儿出现铁过载，方才开始进行去铁治疗，并非与规范输血同时开始，故 D 选项错误。G-6-PD 缺乏的患儿不能食用蚕豆，而非地中海贫血，故 C 选项错误。综上，E 选项也是不正确的。

14. 答案：B。地中海贫血致病基因为常染色体隐性基因，故遵从孟德尔定律，可知父母双方为携带者，小孩不患病和患重型地中海贫血的概率均为 25%，故选择 B 选项。

15. 答案：B。见第 14 题解析。

（杨雪　高晓琳）

第五节　急性白血病

1. 答案：A。小儿白细胞分类中，粒细胞与淋巴细胞的交叉发生于 4～6 天和 4～6 岁，故 A 选项正确，其他选项错误。

2. 答案：A。正常 1 天大新生儿外周血白细胞可达（10～30）×10⁹/L，而白细胞分类也是以中性粒细胞为主；4～6 天发生比例交叉，以淋巴细胞为主。故该新生儿外周血象正常，A 选项正确。在新生儿期体内有感染灶或类白血病反应等严重感染征象均不能单单依靠外周血白细胞及分类判断，需结合临床表现，同时常常会出现黄疸、血小板降低等，故 B、D 选项不正确。而白血病在新生儿期极为罕见，外周血常规主要表现为贫血、血小板降低、查见幼稚细胞等，故 C 选项不正确。骨髓外造血乃是婴幼儿应对机体贫血等病理情况的特殊反应。表现为肝、脾、淋巴结长大，同时外周血中可出现有核红细胞或/和幼稚中性粒细胞。故该患儿各项指标并不能提示骨髓外造血，所以 E 选项也不正确。

3. 答案：C。急性白血病的主要临床表现为发热、贫血、出血、肝脾长大、浅表淋巴结长大，外周血常规查见幼稚细胞，白细胞计数可升高也可降低，血红蛋白、血小板可降低。故 A、B、D 选项都是急性白血病的拟诊依据。结合该患儿年龄，外周血常规白细胞分类应以中性粒细胞为主，而该患儿淋巴细胞达 80% 以上，不符合正常同龄儿童外周血表现，故需要考虑白血病可能。肠鸣音稍活跃并非急性白血病的拟诊依据，故应该选择 C 选项。

4. 答案：D。白血病是造血组织中某一造血细胞恶性克隆性增生所导致的恶性肿瘤性疾病。骨髓涂片检查是确立诊断和评定疗效的重要依据。故 D 选项正确。血常规、肝肾功能、凝血功能、血培养都不能反映造血细胞增生情况，故 A、B、C、E 选项错误。

5. 答案：E。骨髓穿刺需穿刺取材于有造血能力的红髓，而在儿童期所有的骨髓均为红骨髓，随着年龄增加，黄骨髓逐渐增多，红骨髓仅分布于脊柱、胸骨、肋骨、颅骨、锁骨、骨盆、肩胛骨等扁骨及长骨骨骺端。故儿童骨穿可选取体表定位明确、暴露方便的胸骨、脊柱、髂骨、胫骨，所以应选择 E 选项。

6. 答案：B。骨髓穿刺的临床适应证包括各种血液疾病的诊断、鉴别诊断、判断预后、观察疗效；不明原因的红细胞、白细胞、血小板数量增多或减少及形态学异常；不明原因发热的诊断与鉴别诊断，可做骨髓培养，骨髓涂片找寄生虫等。故 A、C、D、E 选项均符合。而遗传代谢性疾病是因维持机体正常代谢所必需的某些由多肽和（或）蛋白质组成的酶、受体、载体及膜泵生物合成发生遗传缺陷，即编码这类多肽（蛋白质）的基因发生突变而导致的遗传性疾病，诊断主要依靠家族史、临床表现、代谢产物的检测、基因筛查等。故 B 选项错误。

7. 答案：A。急性淋巴细胞白血病占儿童白血病 70~85%，为最常见类型，故 A 选项正确。

8. 答案：D。急性白血病和慢性白血病的区别并非起病快慢、病程长短、受累器官及预后，而是在于发生癌变的造血细胞的阶段，即骨髓突变中恶性克隆细胞的成熟程度。急性白血病多以早期的原始细胞或早幼细胞为主，而慢性白血病则发生在晚幼细胞或较成熟细胞。故 A、B、C、E 不正确，D 选项正确。

9. 答案：A。MICM 分型分别是指形态学（Morphology，M）、免疫学（Immunology，I）、细胞遗传学（Cytogenetics，C）和分子生物学（Molecular biology，M），故 A 选项正确，而 B、C、D、E 选项错误。

10. 答案：E。急性淋巴细胞白血病临床表现为：发热、贫血、出血以及白血病细胞浸润表现，包括肝、脾、淋巴结长大，骨关节疼痛，中枢神经系统浸润，睾丸浸润，绿色瘤等。故 A、B、C、D 选项均符合。而肛周脱屑乃是川崎病的典型临床表现，故 E 选项错误，应选 E 选项。

11. 答案：B。t（9；22）形成的费城染色体 PH1，常见于慢性粒细胞白血病，也可见于急性淋巴细胞白血病。因为此基因产生一种新的 mRNA，编码的蛋白质可增强酪氨酸激酶的活性，改变了细胞多种蛋白质酪氨酸磷酸化水平和细胞微丝机动蛋白的功能，从而扰乱了细胞内正常的信号传导途径，使细胞失去了对周围环境的反应性，并抑制了凋亡的发生。故络氨酸激酶抑制剂的应用可直接抑制其活性，达到靶向治疗。故 A、C、D、E 选项正确。而其乃 9 号染色体长臂上 $C-ABL$ 原癌基因易位至 22 号染色体长臂的断裂点集中区（BCR），形成 BCR/ABL 融合基因，而非 C-BCR 易位，故 B 选项错误。

12. 答案：B。t（15；17）（q24；q21）：见于 AML-M3 形成 $PML/RAR\alpha$ 融合基因，非 M5，故 B 选项错误。而 A、C、D、E 选项均正确。

13. 答案：A。儿童淋巴细胞白血病的治疗目的在于尽可能杀灭白血病细胞，而非完全杀灭，故 A 选项错误。而 B、C、D、E 选项均是治疗目的，故不选。

14. 答案：A。Hb<90 g/L 输注红细胞悬液是特别针对重型地中海贫血的贫血的高量输血疗法，旨在维持患儿的正常生长发育，并不针对所有输血患儿，故 A 选项不正确。输注红细胞悬液前需要交叉合血、输血前需完善输血免疫检查，包括乙型肝炎标志物、HIV、丙型肝炎标志物，PLT<20×10^9/L 输注血小板以及输注过程中需监测输血不良反应均正确，故不选 B、C、D、E。

15. 答案：D。1986 年我国知名血液专家王振义教授在国际上首先创导应用全反式维 A 酸（维甲酸）诱导分化治疗急性早幼粒细胞白血病，获得很高的缓解率，为恶性肿瘤在不损伤正常细胞的情况下，可以通过诱导分化疗法取得效果这一新的理论，提供了成功的范例。因而获得国际肿瘤研究奖五项，国内国家级奖七项，并获得了 2010 年度国家最高科技奖。故 D 选项正确，其他选项错误。

16. 答案：D。目前大宗文献报道，儿童急性淋巴细胞白血病 5 年无病生存率均已达到 70%～90%，故 D 选项正确，其余选项错误。

（杨雪　高晓琳）

第六节　颈部包块待诊

1. 答案：C。传染性单核细胞增多症最常见的病因为 EB 病毒。巨细胞病毒、疱疹病毒 6 型也可以引起该病，但相对少见。故应选 C 选项，A、E 选项错误。而风疹病毒导致风疹，金黄色葡萄球菌感染在临床上可表现为肺炎、脓肿形成、脑膜炎等，故 B、D 选项错误。

2. 答案：A。传染性单核细胞增多症临床表现包括发热、淋巴结长大、肝脾长大、咽峡炎、皮疹。故 A 选项正确。而结膜充血、口唇皲裂、肢端硬性水肿脱皮、肛周脱屑均为川崎病的典型临床表现，故 B、E 选项错误。C 选项的热退疹出则是幼儿急疹的特征性表现，D 选项杨梅舌、口周苍白圈为猩红热的表现，故 C、D 选项错误。

3. 答案：B。传染性单核细胞增多症的临床表现包括发热、淋巴结长大、咽峡炎、肝脾长大及皮疹。故 A、C、D、E 选项均支持该病诊断。而传染性单核细胞增多症中受累淋巴结多为广泛性，且为数个淋巴结长大、可融合，并非单个淋巴结无痛性长大，故应选择 B 选项。

4. 答案：C。大量文献报道，EB 病毒感染可引起传染性单核细胞增多症、噬血细胞综合征、鼻咽癌、淋巴瘤等疾病，故 A、B、D、E 选项符合，不能选。而手足口病的病原主要为肠道病毒、柯萨奇病毒等，故应选 C 选项。

5. 答案：B。分析：EB 病毒感染后机体出现应激反应，淋巴细胞比例升高，且在显微镜下可以看到淋巴细胞体积变大，细胞核体积也增大，细胞浆颜色加深，出现空泡等。这与正常淋巴细胞形态有明显不同，称之为异常淋巴细胞。故 B 选项正确。而白细胞明显升高、贫血、血小板降低均不是传染性单核细胞增多症的特征性改变，可以发生在白血病、恶性肿瘤骨髓转移等情况，故 A、D、E 选项错误。而 C 选项中查见幼稚细胞则是提示白血病或类白血病反应可能，故 C 选项错误。

6. 答案：E。川崎病的诊断标准包括：发热 5 天，抗感染治疗效果不佳，结膜充血不伴分泌物，口唇皲裂，肢端硬性水肿、脱皮等，而该患儿均无上述表现，故 A、B、C、D 选项均正确，应选择 E 选项。

7. 答案：A。B 选项血常规提示轻度贫血，白细胞分类以淋巴细胞为主，查见异常淋巴细胞，血小板正常，符合传染性单核细胞增多症的血常规表现，但该患儿单个颈淋巴结无痛性长大，不伴肝、脾长大，且抗感染治疗后体温正常，排除传染性单核细胞增多症，故 B 选项错误。C、D、E 选项分别白细胞、血红蛋白、血小板下降，白细胞分类以淋巴细胞为主，临床表现上可出现面色苍白、皮肤瘀斑瘀点等，但该患儿口唇红润、全身未见出血点，故 C、D、E 选项错误。该患儿以发热起病，发现颈淋巴结长大，周围稍红肿，通过抗感染治疗后体温正常，故不能排除细菌感染可能。A 选项提示中性粒细胞比例升高，符合上述分析，则应选 A 选项。

8. 答案：C。患儿抗感染治疗后仍出现低热，颈淋巴结无痛性长大，进行性加重，需要高度警惕肿瘤可能，故需要完成颈淋巴结活检，C 选项正确。

9. 答案：B。霍奇金淋巴瘤最具诊断意义的是查见 R－S 细胞，这是一种独特的瘤巨细胞。故 B 选项正确。而满天星现象则是伯基特淋巴瘤的镜下特点，假小叶形成往往提示肝硬化，驼峰样致密物多见于肾脏疾病，淡红色均染物质通常在电镜下提示无结构坏死组织，故 A、C、D、E 选项错误。

10. 答案：E。霍奇金淋巴瘤的临床表现除了无痛性淋巴结长大外，还可以出现局部压迫所致的表现，如肢体水肿、胸腹水、呼吸困难等，同时也可以出现全身性症状，如低热、盗汗、体重减轻等。应选 E 选项。

11. 答案：D。霍奇金淋巴瘤的转移是由近及远向附近扩散，故 D 选项正确，很少出现其他转移形式。

12. 答案：A。TNM 分期分别是指原发灶情况、区域淋巴结受累情况、有无远处转移，故 A 选项正确。其余选项错误。

13. 答案：B。肿瘤的分期和疗效评定主要需要通过评估器官受累情况而定，故 A、C、D、E 选项均可以做到，B 选项则不能满足要求，故应选 B 选项。

14. 答案：E。目前基因治疗尚未应用于霍奇金淋巴瘤，故应选择 E 选项。而目前该病采用的综合治疗则包括手术切除、放疗、化疗和自体造血干细胞移植。故 A、B、C、D 选项不符合。

15. 答案：E。淋巴瘤、川崎病均出现颈淋巴结长大，故 A、B 选项不符合。甲状腺舌管囊肿系甲状腺从舌底部移行至颈部正常生理部位这一过程中出现的先天发育异常。它会出现在从舌底部开始经过舌骨位于甲状软骨之上的任何一个位置。尽管在静止期无明显症状，但伴发感染时则会表现出相应的症状。故该病也可以表现为颈部包块。淋巴结感染结核分枝杆菌时也会出现颈部包块，故不能选择 C、D 选项。而手足口病基本不会累及淋巴结，更不会出现颈部包块，故应选 E 选项。

（杨雪　高晓琳）

第三十章　神经肌肉系统疾病
思考题参考答案及解析

第一节　化脓性脑膜炎

1. 答案：B。患儿高热、呕吐、昏迷，体格检查见双瞳孔等圆、等大，对光反射迟钝，颈阻"+"，克氏征"+"，布氏征"+"，巴氏征"−"。通过脑膜刺激征阳性我们可以得出，该患儿的病变区域主要累及脑膜，同时患儿血常规 WBC $22 \times 10^9/L$，N 0.88，L 0.12，CRP>160 mg/L，考虑细菌感染的可能性大，故排除 A、C、D、E，选择 B。流行性乙型脑炎（简称乙脑），又名日本乙型脑炎，经蚊传播，多见于夏秋季，临床上急性发病，有高热、意识障碍、惊厥、强直性痉挛和脑膜刺激征等，重型患者病后往往留有后遗症，属于血液传染病。病毒性脑炎是指病毒直接侵犯脑实质而引起的原发性脑炎（由节肢动物传播的流行性脑炎以及变应性脑炎，接种后脑炎不在本文范围内）。本病一年四季均有发生，故又称散发性脑炎。引起脑炎常见的病毒有肠道病毒、单纯疱疹病毒、黏液病毒和其他一些病毒。临床上主要表现为脑实质损害的症状和颅内高压征，如发热、头痛、呕吐、抽搐，严重者出现昏迷，较少累及脑膜，故脑膜刺激征多为阴性。但由于病毒侵犯的部位和范围不同，病情可轻重不一，形式亦多样。结核性脑膜炎（简称结脑）是由结核分枝杆菌引起的脑膜和脊膜的非化脓性炎症性疾病。结脑可分为 3 期。1 期：无特异性症状和体征、无意识模糊、无神经系统功能受损；2 期：脑膜刺激征、轻度神经系统功能受损（如脑神经麻痹）、运动功能异常；3 期：惊厥或抽搐、昏睡或昏迷、严重神经系统功能受损（如瘫痪或全身麻痹）。但结核性脑膜炎的外周血白细胞分类以淋巴细胞增高为主。新型隐球菌脑膜炎是中枢神经系统最常见的真菌感染，由新型隐球菌感染引起，临床主要表现为发热、头痛、呕吐等亚急性或慢性脑膜炎、脑膜脑炎的症状，少数患者可表现为颅内占位性病变的临床表现。其病情重，疗程长，预后差，病死率高。

2. 答案：D。患儿的体温高、心率快、呼吸快、白细胞明显升高，CRP>160 mg/L，符合脓毒症诊断。同时，患儿合并出现心、肝、肾等多器官功能障碍，故考虑诊断严重脓毒症。A、B、C 选项表述不全面，且都属于严重脓毒症的表现之一，故不选。脓毒血症是指由感染引起的全身炎症反应综合征（SIRS），临床上证实有细菌感染存在。因暂时未获得阳性血培养结果，暂不能诊断"脓毒血症"，故不选择 E。脓毒症发生率高，全球每年有超过 1800 万严重脓毒症病例，美国每年有 75 万例脓毒症患者，并且这一数字还以每年 1.5％～8.0％ 的速度上升。脓毒症的病情凶险，病死率高，全球每天约 14000 人死于其并发症，美国每年约 21.5 万人死亡。国外流行病学调查结果显示，脓毒症的病死率已经超过心肌梗死，成为重症监护病房内非心脏病死亡的主要原因。近年来，尽管抗感染治疗和器官功能支持技术取得了长足的进步，脓毒症的病死率仍高达 30％～70％。脓毒症治疗花费高，医疗资源消耗大，严重影响人类的生活质量，已经对人类健康造成巨大威胁。因此，2001 年欧洲重症学会、美国重症学会和国际脓毒症论坛发起"拯救脓毒症战役"（SSC），2002 年欧美国家多个组织共同发起并签署"巴塞罗那宣言"，并且进一步制定基于对脓毒症研究的循证医学证据并不断更新脓毒症治疗指南即 SSC 指南，以改进脓毒症的治疗措施，降低脓毒症的病死率。SSC 指南于 2003 年第一次制定，后于 2008 年再次修订。按脓毒症严重程度可分脓毒症、严重脓毒症（severe sepsis）和脓毒性休克（septic shock）。严重脓毒症，是指脓毒症伴有器官功能障碍、组织灌注不良或低血压。脓毒性休克，是指严重脓毒症给予足量的液体复苏后仍然伴有无法纠正的持续性低血压，也被认为是严重脓毒症的一种特殊类型。全身炎症反应综合征（SIRS）的表现，指具有 2 项或 2 项以上的下述临床表现：①体温高于 38 ℃ 或低于 36 ℃；②心率大于 90 次/分；③呼吸频率大于 20 次/分或 $PaCO_2$ 小于 32 mmHg；④外周血白细胞大于 $12×10^9/L$ 或小于 $4×10^9/L$ 或未成熟细胞大于 10％。脓毒症患者一般都会有 SIRS 的一种或多种表现。最常见的有发热、心动过速、呼吸急促和外周血白细胞增加。但 2001 年"国际脓毒症专题讨论会"认为 SIRS 诊断标准过于敏感，特异性不高，将脓毒症的表现总结为 3 类：①原发感染灶的症状和体征；②SIRS 的表现；③脓毒症进展后出现的休克及进行性多器官功能不全表现。

　　3. 答案：B。脑脊液检查是确诊和鉴别诊断颅内感染的唯一"金标准"。A、C、D、E 的检查项目也需积极完善，但对于明确诊断有决定性意义的检查只有脑脊液检查。不论是 IDSA 2004 年化脓性脑膜炎指南、Lancet 2012 年化脓性脑膜炎指南、Paediatr Child Health 2014 年刊登的加拿大化脓性脑膜炎指南都指出，应尽快完善脑脊液检查，最好是在抗生素使用之前。但同时又指出应尽快使用口服或静脉抗生素治疗，在两者出现矛盾时，即在不能立即行脑脊液检查时，应尽快进行抗生素治疗。但这样带来的后果就是干扰入院后脑脊液检查的结果，使其脑脊液检查的结果变得更倾向于病毒性脑炎或结核性脑膜炎的脑脊液改变。因此，详细病史的询问对于脑脊液结果的判读显得十分重要。如果患儿在院前已经使用过抗生素，那么患儿脑脊液的结果即使类似于病毒性脑炎的改变，但其临床的症状、体征更倾向于是化脓性脑膜炎（简称化脑），则我们应该按化脓性脑膜炎的治疗方案进行处理，此知识点十分重要！这教会我们临床医生不能完全依赖于辅助检查结果，而更应该从实际临床表现出发，结合辅助检查结果，制定更适合患儿的治疗方案。对于常见的中枢神经系统疾病的脑脊液检查特点，我们在这里也为大家作详细的介绍，见图 30-1。

表 30-1　常见中枢神经系统疾病的脑脊液检查特点

	压力 mmH_2O	外观	蛋白质定性	蛋白质定量(g/L)	葡萄糖(mmol/L)	氯化物(mmol/L)	细胞计数和分类（$×10^6/L$）	细菌
正常成人	90～180	透明	（－）	0.2～0.45	2.5～4.5	120～130	0～8，多为淋巴细胞	无

	压力 mmH_2O	外观	蛋白质定性	蛋白质定量(g/L)	葡萄糖(mmol/L)	氯化物(mmol/L)	细胞计数和分类(×10^6/L)	细菌
化脑	显著增高	混浊，脓性	++ 以上	显著增加	明显减少或消失	稍低	显著增加，数千，以中性粒细胞为主	可发现病原菌
结脑	增高	微混，呈毛玻璃状	+~+++	增加	减少	明显减少	数十或数百，早~中性粒细胞为主，后~淋巴细胞为主	可找到抗酸杆菌
病脑	稍增高	清晰或微混	+~++	轻度增加	正常	正常	数十或数百，以淋巴细胞为主	无
颅内出血	稍增高	血性	+~++	轻度增加	多增高	正常	增加，以红细胞为主	无

4. 答案：D。化脓性脑膜炎最可靠的诊断依据，即"金标准"是脑脊液检查涂片查到或培养出病原菌，则可做出明确诊断，故选 D。A、B、C、E 选项仅能作为辅助诊断化脓性脑膜炎的指标，故不选择。

5. 答案：C。婴儿罹患化脓性脑膜炎时，其化脓性脑膜炎的临床表现均不典型，颅内压增高症状不明显是由于患儿骨缝或囟门未闭，头围的顺应性强。随着颅内压增高，其头围可增大，以缓解压力带来呕吐等颅内压增高综合征的临床表现，故选择 C。颈部肌肉不发达，肌力弱和反应低下会使其脑膜刺激征不明显，故不选择 D。婴儿的化脓性脑膜炎预后较年长儿差，病情重，炎症反应重，与神经系统发育不够完善或免疫系统发育不完善无关，故不选择 B 或 E。

6. 答案：E。我国儿童化脓性脑膜炎最常见的致病菌为肺炎链球菌、脑膜炎奈瑟菌及流感嗜血杆菌 B 型，其次为金黄色葡萄球菌、链球菌、大肠埃希菌、变形杆菌、厌氧杆菌、沙门菌及铜绿假单胞菌等，故选择 E。

7. 答案：A。我国儿童化脓性脑膜炎最常见的致病菌为肺炎链球菌、脑膜炎奈瑟菌及流感嗜血杆菌 B 型。但对于 2 个月以下幼婴和新生儿以及原发或继发性免疫缺陷者，易发生肠道革兰阴性杆菌和金黄色葡萄球菌脑膜炎，故选择 A。

8. 答案：C。对于儿童化脓性脑膜炎来说，最常见的途径是通过菌血症或脓毒血症抵达脑膜微血管。当小儿免疫防御功能降低时，细菌穿过血－脑脊液屏障到达脑膜。致病菌大多由上呼吸道入侵血流，新生儿的皮肤、胃肠黏膜或脐部也常是感染的侵入门户，故选 C。其次是通过邻近组织器官感染，如中耳炎、乳突炎等，扩散波及脑膜；以及与颅腔存在直接通道，如颅骨骨折、皮肤窦道或脑脊膜膨出，细菌可以由此直接进入蛛网膜下腔。

9. 答案：C。90% 的化脓性脑膜炎为 5 岁以下小儿，1 岁以下是患病高峰，流感嗜血杆菌化脓性脑膜炎比较集中在 3 个月~3 岁婴幼儿。一年四季均有化脓性脑膜炎发生，但流感嗜血杆菌感染以春、秋季发病多见，故选择 C。肺炎链球菌冬春季多见，故不选 A。脑膜炎奈瑟菌以春、秋季发病多见，故不选 B。而金黄色葡萄球菌感染和肠道革兰阴性杆菌感染无明显的发病时间规律，主要发生于 2 个月以下幼婴和新生儿以及原发或继发性免疫缺陷者，故不选 D 或 E。

10. 答案：E。化脓性脑膜炎典型临床表现如下：①感染症状，表现为发热、寒战或上呼吸道感染表现等。②脑膜刺激征，表现为颈强直，Kernig 征和 Brudzinski 征阳性。但新生儿、老年人或昏迷患者脑膜刺激征常常不明显。③颅内压增高，表现为剧烈头痛、呕吐、意识障碍等。腰椎穿刺时检测颅内压明显升高，有的在临床上甚至形成脑疝。④局灶症状，部分患者可出现局灶性神经功能损害的症状，如偏瘫、失语等。⑤其他症状，部分患者有比较特殊的临床特征，如脑膜炎奈瑟菌脑膜炎（又称流行性脑脊髓膜炎）菌血症时出现的皮疹，开始为弥散性红色斑丘疹，迅速转变成皮肤瘀点，主要见于躯干、下肢、黏膜以及结膜，偶见于手掌及足底。故选择 E。

11. 答案：E。年龄小于 3 个月的幼婴和新生儿化脑表现多不典型，主要差异在：①体温可高可低，或不发热，甚至体温不升；②颅内压增高表现可不明显，幼婴不会诉头痛，可能仅有吐奶、尖叫或颅缝开裂；③惊厥可不典型，如仅见面部、肢体局灶或多灶性抽动、局部或全身肌阵挛或各种不显性发作；④脑膜刺激征不明显，与婴幼儿肌肉不发达、肌力弱和反应低有关。

12. 答案：C。白细胞总数显著升高，分类以中性粒细胞为主，葡萄糖明显降低，蛋白质显著升高。

13. 答案：B。增强头颅 MRI 显示脑膜明显强化提示支持化脓性脑膜炎诊断，硬脑膜下有长 T1、长 T2 信号影，提示发生了婴幼儿化脓性脑膜炎常见的并发症——硬脑膜下积液，故选择 B。儿童化脓性脑膜炎的常见并发症和后遗症如下：（1）硬脑膜下积液。30%～60%的化脓并发硬脑膜下积液，若加上无症状者，其发生率可高达 80%。本症主要发生在 1 岁以下婴儿。凡经化脓有效治疗 48～72 小时后脑脊液有好转，但体温不退或体温下降后再升高；或一般症状好转后又出现意识障碍、惊厥、前囟隆起或颅内压增高等症状，甚至进行性加重者，首先应怀疑本症可能性。头颅透光检查和 CT 检查可协助诊断，但最后确诊仍有赖硬脑膜下穿刺放出积液，同时也达到治疗目的。积液应送常规和细菌学检查。正常婴儿硬脑膜下积液量不超过 2 ml，蛋白质定量小于 0.4 g/L。（2）脑室管膜炎。主要发生在治疗被延误的婴儿。患儿在有效抗生素治疗下发热不退、惊厥、意识障碍不改善、进行性加重的颈强直甚至角弓反张，脑脊液始终无法正常，以及 CT 检查见脑室扩大时，需考虑本症，确诊依赖侧脑室穿刺，取脑室内脑脊液检查显示异常。治疗大多困难，病死率和致残率高。（3）抗利尿激素异常分泌综合征。炎症刺激垂体后叶致抗利尿激素过量分泌，引起低钠血症和血浆低渗透压，可能加剧脑水肿，致惊厥和意识障碍加重，或直接因低钠血症引起惊厥发作。（4）脑积水。炎症渗出物粘连堵塞脑室内脑脊液流出通道，如导水管、第四脑室侧孔或正中孔等狭窄处，引起非交通性脑积水；也可因炎症破坏蛛网膜颗粒，或颅内静脉窦栓塞致脑脊液重吸收障碍，造成交通性脑积水。发生脑积水后，患儿出现烦躁不安、嗜睡、呕吐、惊厥发作，头颅进行性增大，骨缝分离，前囟扩大饱满、头颅破壶音和头皮静脉扩张。至疾病晚期，持续的颅内高压使大脑皮质退行性萎缩，患儿出现进行性智力减退和其他神经功能倒退。（5）各种神经功能障碍。由于炎症波及耳蜗迷路，10%～30%的患儿并发神经性耳聋。其他如智力低下、脑性瘫痪、癫痫、视力障碍和行为异常等。

14. 答案：E。在病原菌明确前，应选用对肺炎链球菌、脑膜炎奈瑟球菌和流感嗜血杆菌三种常见致病菌皆有效的抗生素。目前主要选择能快速在患者脑脊液中达到有效灭菌浓度的第三代头孢菌素，包括头孢噻肟或头孢曲松（头孢三嗪），疗效不理想时可联合使用万古霉素。对 β 内酰胺类药物过敏的患儿，可改用氯霉素。IDSA 2004 年化脓性脑膜炎指南、Lancet 2012 年化脓性脑膜炎指南、Paediatr Child Health 2014 年刊登的加拿大化脓性脑膜炎指南都指出应按患儿年龄经验性地选择不同抗生素进行抗感染治疗。由此可见，正确选项为 E。

15. 答案：D。病原菌明确后的抗生素选择：（1）肺炎链球菌，由于当前半数以上的肺炎链球菌对青霉素耐药，故应继续按上述病原菌未明确方案选药。仅当药敏试验提示致病菌对青霉素敏感，可改用青霉素。（2）脑膜炎奈瑟菌，与肺炎链球菌不同，目前该菌大多数对青霉素依然敏感，故首先选用，剂量同前。少数耐青霉素者需选用上述第三代头孢菌素。（3）流感嗜血杆菌，对敏感菌株可换用氨苄西林。耐药者使用上述第三代头孢菌素联合美罗培南，或选用氯霉素。（4）其他致病菌，金黄色葡萄球菌应参照药敏试验选用萘夫西林、万古霉素或利福平等。革兰阴性杆菌除考虑上述第三代头孢菌素外，可加用氨苄西林或美罗培南。同样，抗生素的选择参考 IDSA 2004 年化脓性脑膜炎指南、Lancet 2012 年化脓性脑膜炎指南、Paediatr Child Health 2014 年刊登的加拿大化脓性脑膜炎指南。由此可见，正确选项为 D。

16. 答案：C。抗生素疗程对肺炎链球菌和流感嗜血杆菌脑膜炎，其抗生素疗程应是静脉滴注有效抗生素 10～14 天，脑膜炎奈瑟菌脑膜炎 7 天，金黄色葡萄球菌和革兰阴性杆菌脑膜炎应 21 天以上。若有并发症，还应适当延长。参考 IDSA 2004 年化脓性脑膜炎指南、Lancet 2012 年化脓性脑膜炎指南、Paediatr Child Health 2014 年刊登的加拿大化脓性脑膜炎指南。由此可见，正确选项为 C。

17. 答案：E。细菌释放大量内毒素，可能促进细胞因子介导的炎症反应，加重脑水肿和中性粒细胞浸润，使病情加重。抗生素迅速杀死致病菌后，内毒素释放尤为严重，此时使用肾上腺皮质激素不仅可抑制多种炎性因子的产生，还可降低血管通透性，减轻脑水肿和颅内高压。常用地塞米松，一般连续用 2～3 天，过长使用并无益处。必须在首剂抗生素应用的同时使用地塞米松。对新生儿非常规应用糖皮质激素。故选择 E。

18. 答案：B。该患儿治疗 2 天仍高热，又出现频繁惊厥、呼吸节律不齐、前囟隆起，高度怀疑患儿发生了脑室管膜炎。脑室管膜炎又称脑室炎或脑室室管膜炎，是指发生在脑室系统及其周围的炎症，以化脓性脑室液为特征，其中脑室外引流是导致脑室感染的主要原因，较一般颅内感染病情凶险，病死率高。轻度脑室炎临床无特殊表现，其症状与脑膜炎相似，早期常被忽视。严重脑室炎起病急促，常有高热、谵妄、意识障碍及生命体征不稳定等，甚至引发脑疝；因脑脓肿突然溃破，大量脓液进入脑室系统，引起强烈的自主神经（植物神经）反应，高热昏迷，双瞳散大，血压下降，迅即出现呼吸、循环衰竭，救治希望甚微。尽早查清致病菌，选用强效抗生素及药物，同时应立即将先前置入脑室的引流管或分流管拔除。若脑室系统有阻塞或药敏试验有效的药物透过血－脑脊液屏障较差时，应在全身用药的基础上，反复行脑室穿刺引流，并经脑室内给药。由此可见，在急性期并不应急于立即腰椎穿刺查脑脊液，因为颅内高压完全可能导致腰椎穿刺后发生脑疝，而且此时查脑脊液对于诊断无太大帮助，故选 B。

（甘靖　高晓琳）

第二节　急性感染性多发性神经根炎

1. 答案：A。急性感染性多发性神经根炎（AIDP）。格林－巴利综合征（Guillian－Barre综合征，GBS）是常见的脊神经和周围神经的脱髓鞘疾病，又称急性特发性多神经炎或对称性多神经根炎。临床上表现为进行性上升性对称性麻痹、四肢软瘫，以及不同程度的感觉障碍。患者成急性或亚急性临床经过，多数可完全恢复，少数严重者可引起致死性呼吸麻痹和双侧面瘫。脑脊液检查出现典型的蛋白质增加而细胞数正常，又称蛋白－细胞分离现象。该患儿四肢进行性上升性对称性麻痹，且双下肢疼痛，四肢肢端多汗，查体提示下运动神经元损伤病变，考虑诊断AIDP可能性最大，故选择A。类脊髓灰质炎综合征，该病瘫痪呈不对称性，常累及一侧下肢，无感觉障碍，故不选B。急性横贯性脊髓炎（ATM），儿童较少见。临床特征为脊髓的炎症、脱髓鞘及坏死、肢体瘫痪，传导束性感觉丧失和持续性膀胱直肠功能障碍，故不选C。周期性瘫痪，呈发作性、起病急、恢复快，无感觉障碍，脑脊液正常，故不选D。全身型重症肌无力（MG），显著特点是肌无力于下午或傍晚劳累后加重，晨起或休息后减轻，此种现象称之为"晨轻暮重"。急性突发型重症肌无力，急性起病，进展迅速，常在起病数周至数月内达高峰，患儿无晨轻暮重的变化，故不选E。

2. 答案：C。起病后1周~1个月，脑脊液（CSF）出现蛋白－细胞分离现象是GBS的特征之一，即蛋白质水平升高而细胞数正常；病初CSF蛋白质正常，通常在第一周末蛋白质水平升高，临床症状稳定后蛋白质仍可继续升高，发病后3~6周达高峰，迁延不愈患者CSF蛋白质可高达20 g/L，是神经根病变导致根袖吸收蛋白质障碍。白细胞计数一般小于$10×10^6/L$。CSF及外周血可检出寡克隆带，但不完全相同，提示部分免疫球蛋白（Ig）为鞘内合成，说明此病与免疫相关。由此可见，选择C。

3. 答案：E。肌电图与神经传导速度，GBS最主要的检查是神经传导速度检查和脑脊液检查，可出现复合肌肉动作电位（CMAP）和神经传导速度（NCV）减慢，该检查有助于GBS诊断及确定原发性髓鞘损伤。发病早期可仅有F波或H反射延迟或消失，F波改变常代表神经近端或神经根损害，对GBS诊断有重要意义。电生理检查NCV减慢，近端潜伏期延长，波幅正常或轻度异常，提示脱髓鞘改变，NCV减慢出现于疾病早期。肌电图最初改变时运动单位动作电位（MUAP）降低，发病2~5周可见纤颤电位或正相波，6~10周近端纤颤电位明显，远端纤颤电位可持续数月。起病后1周~1个月脑脊液出现蛋白－细胞分离现象，于发病后3~6周达高峰。该病起病才1周，故该患儿目前应进行神经传导速度检测，因此选择E。

4. 答案：C。集中于16~25岁和45~60岁两个高峰，以儿童和青壮年多见。GBS的年发病率为0.6~1.9/10万人，男性略高于女性，各年龄组均可发病。发病年龄有双峰现象，即16~25岁和45~60岁出现两个高峰，以儿童和青壮年多见。我国GBS的发病似有地区和季节流行趋势，在我国河北与河南交界带的农村，多在夏、秋季节有数年一次的流行趋势。故选择C。

5. 答案：E。根据临床表现、病理及电生理表现，将 GBS 分为以下类型：（1）急性炎性脱髓鞘性多发神经病（AIDP），是 GBS 中最常见的类型，也称经典型 GBS，主要病变为多发神经病和周围神经节段性脱髓鞘。（2）急性运动轴索性神经病（acute motor axonal neuropathy，AMAN），以广泛的运动脑神经纤维和脊神经前根及运动纤维轴索病变为主。（3）急性运动感觉轴索性神经病（acute motor sensory axonal neuropathy，AMSAN）：AMSAN 以广泛神经根和周围神经的运动与感觉纤维的轴索变性为主。（4）Miller Fisher 综合征（Miller-Fisher syndrome，MFS），与经典 GBS 不同，以眼肌麻痹、共济失调和腱反射消失为主要临床特点。（5）急性泛自主神经病（acute panautonomic neuropathy），较少见，以自主神经受累为主。（6）急性感觉神经病（acute sensory neuropathy，ASN），少见，以感觉神经受累为主。AIDP 诊断标准：（1）常有前驱感染史，呈急性起病，进行性加重，多在 2 周左右达高峰。（2）对称性肢体和延髓支配肌肉、面部肌肉无力，重症者可有呼吸肌无力，四肢腱反射减低或消失。（3）可伴轻度感觉异常和自主神经功能障碍。（4）脑脊液出现蛋白－细胞分离现象。（5）电生理检查提示远端运动神经传导潜伏期延长、传导速度减慢、F 波异常、传导阻滞、异常波形离散等。（6）病程有自限性。AMAN 诊断标准参考 AIDP 诊断标准，突出特点是神经电生理检查提示近乎纯运动神经受累，并以运动神经轴索损害明显。AMSAN 诊断标准：参照 AIDP 诊断标准，突出特点是神经电生理检查提示感觉和运动神经轴索损害明显。MFS 诊断标准：（1）急性起病，病情在数天内或数周内达到高峰。（2）临床上以眼外肌瘫痪、共济失调和腱反射减低为主要症状，肢体肌力正常或轻度减退。（3）脑脊液出现蛋白－细胞分离现象。（4）病程呈自限性。急性泛自主神经病诊断标准：（1）急性发病，快速进展，多在 2 周左右达高峰。（2）广泛的交感神经和副交感神经功能障碍，不伴或伴有轻微肢体无力和感觉异常。（3）可出现脑脊液蛋白－细胞分离现象。（4）病程呈自限性。（5）排除其他病因。ASN 诊断标准：（1）急性起病，快速进展，多在 2 周左右达高峰。（2）对称性肢体感觉异常。（3）可有脑脊液蛋白－细胞分离现象。（4）神经电生理检查提示感觉神经损害。（5）病程有自限性。（6）排除其他病因。

6. 答案：A。多数患者发病前有巨细胞病毒、EB 病毒或支原体等感染，但少数病例的病因不明。本病性质尚不清楚，可能与免疫损伤有关。以患者血清注射于动物神经可产生静脉周围脱髓鞘病变。此外，患者神经组织中有 C3b 及免疫球蛋白（主要是 IgG 或 IgM）存在。以上事实提示，本病可能是与体液免疫有关。但至今尚未能从患者血液中提出髓鞘蛋白的抗体。注射甲流疫苗的不良反应之一则有可能患格林－巴利综合征。空肠弯曲菌是 BGS 最主要的致病因子，在我国和日本，$42\% \sim 76\%$ 的 GBS 患者血清中有该菌特异性滴度增高，或有病前该菌腹泻史。感染后，血清中同时被激发抗 GM_1 和 GD1a 等抗神经节苷脂自身抗体，导致周围神经免疫性损伤。故选择 A。但本例患儿患病前曾接种狂犬病疫苗，则考虑与接种该疫苗高度相关。

7. 答案：E。类脊髓灰质炎综合征，我国已基本消灭野生型病毒脊髓灰质炎的发生，但仍有埃可病毒、柯萨奇病毒等其他肠道病毒或脊髓灰质炎疫苗突变株引起的急性弛缓性瘫痪。病前多有发热或脊髓灰质炎疫苗接种史，脑脊液可见蛋白－细胞分离现象。肌电图除迟反应电位外，周围神经传导功能正常，以及急性期粪便可分离到致病病毒。急性横贯性脊髓炎（ATM），是指各种原因所致、以累及数个节段的脊髓横贯性损害为主的急性脊髓病，又称急性脊髓炎。各年龄均可发病，多见青年人，儿童较少见。临床特征为脊髓的炎症、脱髓鞘及坏死，肢体瘫痪，传导束性感觉丧失和持续性膀胱直肠功能障碍。周期性瘫痪，是指反复发作性的骨骼肌弛缓性瘫痪为主要表现的一组肌病。发作时大多伴有血清钾的异常改变，根据血清钾含量的变化分为低钾型、正钾型和高钾型三种。临床上以低钾型周期性瘫痪占绝大多数，正钾型和高钾型周期性瘫痪少见。呈发作性、起病急、恢复快，无感觉障碍，脑脊液正常。全身型重症肌无力（MG），是一种由神经－肌肉接头处传递功能障碍所引起的自身免疫性疾病，临床主要表现为部分或全身骨骼肌无力和易疲劳，活动后症状加重，经休息后症状减轻。患病率为（77～150）/100 万，年发病率为（4～11）/100 万。女性患病率大于男性，约 3：2。各年龄段均有发病，儿童 1～5 岁居多。重症肌无力发病初期患者往往感到眼或肢体酸胀不适，或视物模糊，容易疲劳，天气炎热或月经来潮时疲乏加重。随着病情发展，骨骼肌明显疲乏无力，显著特点是肌无力于下午或傍晚劳累后加重，晨起或休息后减轻，此种现象称之为"晨轻暮重"。急性突发型重症肌无力急性起病，进展迅速，常在起病数周至数月内达高峰。由此可见，上述四种疾病均与 GBS 有相似之处，确诊前均需一一排除。故选择 E。

8．答案：B。本病除综合治疗与护理、保持呼吸道通畅、防止继发感染、应用神经营养药物等基本对症治疗外，主要是选用大剂量丙种球蛋白静脉冲击治疗，而且应尽早用。方法：人血免疫球蛋白，400 mg/(kg·d)，1 次/天，静脉滴注，连续 3～5 天。故选择 B。

9．答案：B。血浆置换（PE）可去除血浆中致病因子如抗体成分，主要禁忌证是严重感染、心律失常、心功能不全及凝血系统疾病。方法：每次血浆交换量为 30～50 ml/kg，在 1～2 周内进行 3～5 次。PE 的禁忌证主要是严重感染、心律失常、心功能不全、凝血系统疾病等；其不良反应为血流动力学改变，可能造成血压变化、心律失常、使用中心导管引发气胸和出血以及可能合并败血症。一般不推荐 PE 和丙种球蛋白联合应用。少数患者在 1 个疗程的 PE 或丙种球蛋白治疗后，病情仍然无好转或仍在进展，或恢复过程中再次加重者，可以延长治疗时间或增加 1 个疗程。各种类型的 GBS 均可以用 PE 或丙种球蛋白治疗，并且有临床有效的报道，但因发病率低，且疾病本身有自愈性倾向。MFS、泛自主神经功能不全和急性感觉型 GBS 的疗效尚缺少足够的双盲对照的循证医学证据。

10．答案：C。由于本病患者常会出现长时间卧床，故容易并发坠积性肺炎、脓毒血症、压疮（褥疮）、深静脉血栓形成、肺栓塞、尿潴留、焦虑、抑郁等症，且若病变累及呼吸肌可致死，故选择 C。

11．答案：E。患儿出现吞咽困难、声音嘶哑、饮水呛咳说明患儿第Ⅸ、Ⅹ脑神经受累；呼吸浅快，有"矛盾呼吸"现象，说明患儿呼吸肌受累，合并呼吸肌麻痹，故选 E。AIDP 常见的临床表现如下：（1）运动障碍。四肢迟缓性瘫痪是本病的最主要症状，一般从下肢开始逐渐波及躯干、双上肢和脑神经，肌张力低下，近端常较远端重。通常在数日至 2 周内病情发展至高峰，病情危重者在 1～2 日内迅速加重，出现四肢完全性瘫痪，呼吸肌和吞咽肌麻痹，呼吸困难，吞咽障碍危及生命。（2）感觉障碍。一般较运动障碍轻，但常见肢体感觉异常，如麻木刺痛感、烧灼感等可先于瘫痪或同时出现，约 30% 的患者有肌肉痛，感觉异常，可呈手套袜子型分布，振动觉和关节运动觉通常保存。（3）反射障碍。四肢腱反射多呈对称性减弱或消失，腹壁提睾反射多正常，少数患者可因锥体束受累而出现病理反射征。（4）自主神经（植物神经）功能障碍。初期或恢复期常有多汗，汗臭味较浓，可能是交感神经受刺激的结果。少数患者初期可有短期尿潴留，可由支配膀胱的自主神经功能暂时失调或支配外括约肌的脊神经受损所致；大便常秘结；部分患者可出现血压不稳、心动过速等。（5）脑神经症状。半数患者有脑神经损害，以舌咽迷走神经和一侧或两侧面神经的外周瘫痪多见，其次为动眼、滑车、展神经，偶见视神经乳头水肿，可能为视神经炎症改变或脑水肿所致，也可能与脑脊液蛋白质的显著增高阻塞了蛛网膜绒毛影响脑脊液吸收有关。

12. 答案：A。GBS 起病迅速，病情呈进行性加重，常在数天至一二周达高峰，到第 4 周停止发展和稳定，进入恢复期。但严重者病情进展迅速，出现肢体瘫痪、呼吸肌麻痹，可在起病数小时或 1~2 天内死亡。

13. 答案：D。下运动神经元神经病变肌电图神经传导速度减低，有失神经电位。表 30-2 详细列举了上、下运动神经元神经病变的鉴别要点，不难看出应选择 D。

表 30-2　上运动神经元瘫痪（中枢性瘫痪/痉挛性瘫痪）与下运动神经元瘫痪
（周围性瘫痪/弛缓性瘫痪）的鉴别要点

临床特点	上运动神经元瘫痪/中枢性瘫痪	下运动神经元瘫痪/周围性瘫痪
病损部位	脑、脊髓	前角、前根、神经丛、神经干
瘫痪分布范围	较广，偏瘫、单瘫、截瘫和四肢瘫	多局限，个别几个肌群受累
肌张力	增高，呈痉挛性瘫痪	减低，呈弛缓性瘫痪
肌萎缩	无，可见轻度失用性萎缩	显著，早期出现
肌束震颤	无	可有
反射	腱反射亢进，浅反射消失	腱反射减弱或消失，浅反射消失
病理反射	阳性	阴性
肌电图	神经传导速度正常，无失神经电位	神经传导速度减低，有失神经电位
肌肉活检	正常，后期呈失用性肌萎缩	失神经性改变
皮肤营养障碍	多无	常有

14. 答案：C。参考 Barohn 提出的诊断 CIDP 标准：（1）进行性肌无力伴感觉障碍达 2 个月以上，下肢或（及）上肢对称性近、远端无力，腱反射减弱或消失。（2）神经传导速度弥漫性减慢。（3）脑脊液蛋白质>0.45 g/L。故选择 C。

15. 答案：D。GBS 患儿多数神经功能在数周至数月内基本恢复，少数遗留持久的神经功能障碍，其病死率约 5%，主要死于呼吸衰竭、感染、低血压、严重心律失常等并发症，故选择 D。

16. 答案：A。AIDP 神经电生理：主要根据运动神经传导测定，提示周围神经存在脱髓鞘性病变，在非嵌压部位出现传导阻滞或异常波形离散对诊断脱髓鞘病变更有价值。通常选择一侧正中神经、尺神经、胫神经和腓总神经进行测定。神经电生理检测结果必须与临床相结合进行解释。电生理改变的程度与疾病严重程度相关，在病程的不同阶段电生理改变特点也会有所不同。神经电生理诊断标准：（1）运动神经传导，至少有 2 根运动神经存在下述参数中的至少 1 项异常：①远端潜伏期较正常值延长 25％以上。②运动神经传导速度较正常值减慢 20％以上。③F 波潜伏期较正常值延长 20％以上和（或）出现率下降等。④运动神经部分传导阻滞，周围神经近端与远端比较，复合肌肉动作电位（compound muscle action potential，CMAP）负相波波幅下降 20％以上，时限增宽小于 15％。⑤异常波形离散，周围神经近端与远端比较，CMAP 负相波时限增宽 15％以上。当 CAMP 负相波波幅不足正常值下限的 20％时，检测传导阻滞的可靠性下降。（2）感觉神经传导，一般正常，但异常时不能排除诊断。（3）针电极肌电图，单纯脱髓鞘病变肌电图通常正常，如果继发轴索损害，在发病 10 天至 2 周后肌电图可出现异常自发电位。随着神经再生则出现运动单位电位时限增宽、高波幅、多相波增多及运动单位丢失，故选择 A。AMAN 电生理检查突出特点是神经电生理检查提示近乎纯运动神经受累，并以运动神经轴索损害明显，故不选择 B。AMSAN 电生理检查突出特点是神经电生理检查提示感觉和运动神经轴索损害明显，故不选择 C。MFS 电生理检查提示运动神经传导和肌电图一般无异常。电生理检查非诊断 MFS 的必需条件，故不选择 D。ASN 电生理检查突出特点：感觉神经传导可见传导速度轻度减慢，感觉神经动作电位波幅明显下降或消失，故不选择 E。

（甘靖　高晓琳）

第三节　癫痫

1. 答案：E。根据患儿年龄、发作时间特点、发作表现类型特点、脑电图特点等可以判断出该患儿的诊断应该是伴中央颞区棘波的小儿良性癫痫（Benign epilepsy with centro-temporal spikes，BECT）。失神发作，主要表现为短暂的意识丧失，突然开始，突然结束，发作时正在进行的活动中断，双目凝视，眼球短暂上翻，如患者在行走时突然呆立不动，如在说话时突然停止或减慢速度，如正在进食时食物就停放在嘴边，整个过程持续几秒钟之后突然消失。患儿无上述发作表现，故不选。强直-阵挛发作：全面性强直-阵挛发作（GTCS）也称大发作，是最常见的发作类型之一，以发作性意识丧失和全身对称性抽搐为特征，始发于任何年龄，但发病高峰在 1 岁和 14～17 岁，发作频度 1 日数次至数年 1 次，一般发作 1～3 分钟自行停止。发作可分 3 期：（1）强直期；（2）阵挛期；（3）惊厥后期。该患儿有类似的发作表现，但同时还有口咽部的发作特点及部分性发作特点，因此不能用单一的某种发作类型将其定义诊断，故不选。复杂部分性发作，也称颞叶发作、精神运动性发作，表现部分性发作伴不同程度意识障碍。痫性放电起源于颞叶或额叶内侧，起源、扩散途径及速度不同，临床表现可差异较大，可先出现单纯部分性发作（时间可长可短），再出现意识障碍。特殊感觉或单纯自主神经性症状常为先兆，深部结构（颞叶内侧、边缘系统等）起源的发作如精神性发作（先兆）可能很短，很快出现意识障碍；也可开始即有意识障碍，甚至单纯表现意识障碍。该患儿有类似的发作表现，但同时还有全面性发作及口咽部的发作特点，因此不能用单一的某种发作类型将其定义诊断，故不选。青少年肌阵挛性癫痫：是一种特发性全身性癫痫综合征。发病主要在儿童和青春期，以肌阵挛发作为突出表现，一般无意识障碍。该患儿发作类型不符合其发作类型特点，故不选。

2. 答案：A。1981 年国际抗癫痫联盟（ILAE）分类和术语委员会将 SE 定义为：一次抽搐发作持续足够长时间（30 分钟），或反复抽搐发作而发作间期意识未恢复。2001 年 ILAE 分类和术语委员会修改 SE 定义为：发作时间超过该类型大多数患者的发作持续时间，或反复发作，在发作间期中枢神经系统功能未恢复到正常基线。随着临床试验和基础研究的不断深入，SE 发作持续时间的限定从最早的 30 分钟，逐渐缩短至 Lowenstein 等提出的适合临床应用的操作定义，即每次惊厥发作持续 5 分钟以上，或 2 次以上发作，发作间期意识未能完全恢复。故选择 A 选项。

3. 答案：C。15％~20％，该病是小儿癫痫中一种较为常见的类型，占小儿癫痫的 15％~20％，发病率高，故选择 C。

4. 答案：A。多数学者认为该病属常染色体显性遗传，往往有癫痫家族史。但外显率低且有年龄依赖性，故选择 A。国内有学者正进行与伴中央颞区棘波的小儿良性癫痫相关的人类基因多态性研究，希望找到亚洲人种的基因多态性相关的致病位点。

5. 答案：C。大多在 2~14 岁发病，其中以 9~10 岁为高峰，男多于女。该病有很典型的流行病学特征，大多数患者在 2~14 岁发病，以 9~10 岁发病多见，男性患者比例稍高于女性，故选择 C。

6. 答案：E。BECT 典型发作表现为口咽部感觉异常及运动性发作。患者清醒时可有口干的感觉或舌、颊内侧面、咽部刺痛感或窒息感，也可表现为唾液增多，喉头咕咕作响。运动性发作表现为口唇及舌的运动，下颌关节不能张开，舌强制性收缩，这时患者表现为不能说话，但意识清楚，能听到周围人说话，但不能答话，此时常被家人误认为意识丧失。有时可用手势表达。随后出现面部肌肉抽搐，往往是半侧面部、眼及口角抽动，逐渐扩展到同侧上下肢阵挛性抽动，此时意识尚未完全丧失。阵挛可发展为全身抽动，同时意识丧失。由于发作多在睡眠时，且有时很快泛化为全身性发作，开始时的部分性发作表现往往被家人忽略，而描述为全身发作。夜间发作多在入睡后 0.5~1 小时之内发生，有时在清晨刚醒时发作，部分病例在白天午睡时也会发作。惊厥次数差异很大，10％~20％ 的患儿仅有一次发作。部分小儿开始时发作频繁，以后每年发生 1 或 2 次，6~20％ 病例发作频繁。大多数患儿每次发作持续时间很短，极少数患儿呈部分性发作持续状态，故选择 E。

7. 答案：C。发作间期脑电图背景正常，在中央区或中央颞区出现慢的、阴性、双向或多向棘、尖、棘慢或尖慢复合波，波幅 100~300 μV，随后有一个低波幅的慢波，整个时间大约 300 ms，可单独出现，有时在一次记录中尖波的形态和部位可有变化，从一侧转变为另一侧。异常放电在入睡后明显增加，大约 30％ 患儿仅在入睡后出现，所以当患儿疑为本症，如清醒期脑电图正常，应做睡眠脑电图以明确诊断。本病有时还可出现双侧同步棘慢波暴发，持续数秒钟，可由过度换气或闪光刺激所诱发。7％~20％ 患儿可见到此现象。如脑电图监测时间延长，70％ 患儿可出现此情况。故选择 C。

8. 答案：E。BECT 发作期脑电图可见起源于额区或中央区或中颞区并扩散至全导的尖波或棘波节律，该患儿起源于额区，故选择 E。

9. 答案：C。英国 2012 年 NICE 指南及中国 2015 年 CAAE 指南均推荐卡马西平（CBZ）、拉莫三嗪（LTG）、左乙拉西坦（LEV）、奥卡西平（OXC）、丙戊酸（VPA）作为 BECT 的一线首选药；卡马西平（CBZ）、加巴喷丁（GBP）、拉莫三嗪（LTG）、左乙拉西坦（LEV）、奥卡西平（OXC）、丙戊酸（VPA）、妥泰（TPM）可作为 BECT 的添加治疗药物；二线药物则为苯巴比妥（PB）、苯妥英钠（PHT）、普瑞巴林（PGB）、替加宾（TGB）、氨己烯酸（VGB）、唑尼沙胺（ZNS）。故选择 C。

10. 答案：D。癫痫的常规治疗原则是治疗连续无发作达 2 年以上，可考虑缓慢减停药物。单药减停时间不短于 6 个月，联合药物治疗时每次只减停 1 种药，每种药不短于 3 个月。减药中或停药后复发概率为 12%～66%，多数研究结果为 25%～30%。第 1 年最易复发，之后复发的可能性逐渐减小。故选择 D。

11. 答案：D。尽管进行了科学合理的药物治疗，仍有 25% 的癫痫患者不能完全控制癫痫发作。在这些难治性癫痫患者中，许多成人和儿童都受益于神经外科手术。大多数人具有与部位有关的综合征，其原因反映了癫痫已知的危险因素。最常提到的癫痫综合征是难治性颞叶癫痫，是颞叶内侧硬化的结果。一些可能是全部或部分遗传的局灶性综合征适合外科治疗，如大脑皮质局部发育不良或结核。但 BECT 的预后好，一般单药治疗可控制癫痫发作。本病预后良好，多种抗癫痫药物有效。第一次发作后可暂不用药，再次复发时再开始治疗。神经系统影像学检查正常，大部分患儿智力正常，少数患儿可有轻度智力低下。惊厥仅在小儿时期出现，50% 患儿在发作 3 年后停止，12 岁时 92% 患儿停止发作，17 岁时 99% 停止发作。临床发作先停止，脑电图异常恢复较晚。清醒时的棘波灶先消失，睡眠中的棘波灶后消失。故选择 D。

12. 答案：A。癫痫是以反复发作的神经元异常放电所致的暂时性脑功能失调为特征的一组临床综合征，是很多疾病的症状之一，表现复杂。诊断依靠脑电图检查等。ILAE 的癫痫发作类型的分类既没有强调原因也没强调癫痫的解剖学起源，1985 年和 1989 年 ILAE 试图克服这些缺点，产生了癫痫和癫痫综合征的分类。新的方案既保持了基本的局灶性和全身性癫痫的二分法，又进一步将其分为症状性的、隐发性的、特发性的。癫痫和癫痫综合征的分类进一步精练可能有待于对癫痫神经生物学的进一步理解。癫痫综合征是指患者在无发热或其他诱因情况下，长期反复地出现至少两次或两次以上痫性发作。某些癫痫患者，无论其病因是否相同，因具有一组相同症状与体征，在临床上特称癫痫综合征。小儿癫痫发作诱发失语综合征即 Landau-Kleffner 综合征（LKS），是癫痫发作造成语言中枢的功能障碍导致本病，多见于 BECT 患儿。临床上常见于 1 次或多次癫痫发作后，在意识清楚时却不能说话，但听觉正常，能以点头、眼神和体语示意。2～3 天后言语可渐渐恢复，但常达不到原有水平。随着发作次数的增加，言语障碍渐渐加重。若及时适当治疗，癫痫发作控制，言语功能可渐渐恢复。故选择 A。

13. 答案：E。儿童神经系统疾病的一般诊断思路如下：（1）定向诊断。确定是否为神经系统疾病，有无神经系统的定位体征。（2）定位诊断。病变部位何在，即解剖诊断，是从神经系统损害后出现的症状和体征，结合神经解剖推断其受损的部位。（3）定性诊断。决定病变的性质和病因，即病因诊断，如血管性、感染性、脱髓鞘性、变性、外伤性、遗传性、占位性、发育异常等，故选择 E。

14. 答案：D。大约 2400 年前希波克拉底提出癫痫发作是大脑功能异常的结果，他认为这种所谓的"圣病"是大脑一致性异常的结果，同时拒绝接受是众神引起癫痫发作的思想。癫痫治疗的第一次明显进步是 1857 年 Locock 对溴化物在妇女经期癫痫发作治疗有效性上的观察。20 世纪 70 年代和 80 年代，诊断技术上进一步的发展，包括能够将临床癫痫发作现象和发作性脑电变化联系起来的合成视听脑电图，习惯的神经精神病学的测试组和一些复杂的神经影像学技术。高清晰度磁共振成像（MRI）、磁共振分光镜检法、正电子发射型计算机体层摄影（PET）、单光子发射型计算机体层摄影（SPECT）等一些影像学工具被用来定位和发现引起癫痫发作的解剖学物质。分子生物学和遗传学的发展，加深了对癫痫的病理生理学的认识。这种传统的癫痫诊断即分为以下 3 步：（1）明确是否是癫痫；（2）明确癫痫是原发性还是症状性；（3）明确癫痫的病因。故选择 D 选项。

15. 答案：E。2001 年国际抗癫痫联盟提出了癫痫诊断的新方案，由 5 个层次组成：（1）发作期症状学，根据标准描述性术语对发作时症状进行详细的不同程度的描述。（2）发作类型，根据发作类型表确定患者的发作类型，如可能应明确在大脑的定位；如为反射性发作，需要指明特殊的刺激因素。（3）癫痫综合征，根据已被接受的癫痫综合征表进行癫痫综合征的诊断。应理解有时这种诊断是不可能的。（4）病因，如可能根据经常合并癫痫或癫痫综合征的疾病分类确定病因，遗传缺欠，或症状性癫痫的特殊病理基础。（5）损伤，这是非强制性的，但时常是有用的诊断附加指标，主要是关于癫痫造成损伤的程度。损伤的分类将根据世界卫生组织（WHO）ICIDH－2 功能和残障的国际分类标准制定。故选择 E。

（甘靖　高晓琳）

第四节　小儿热性惊厥

1. 答案：C。小儿热性惊厥是引起儿童惊厥发作的常见原因，与发热性疾病中体温骤然升高有关，不属于癫痫，远期预后良好。起病年龄为 6 个月～6 岁，82％在 6 个月～3 岁发病，男孩稍多于女孩，因此本题选 C。小于 6 个月、大于 6 岁发病者均不典型，因此对于年龄太小或太大的热性惊厥患儿，需注意排除颅内感染、癫痫或其他器质性疾病导致的惊厥。

2. 答案：B。单纯性热性惊厥通常出现在发热 24 小时内（部分在 12 小时内）、体温上升期，体温一般超过 38.5 ℃，因此选 B 选项。热性惊厥时往往高热，因此 A、E 选项均错误。发热超过 24 小时出现惊厥需考虑复杂性热性惊厥或颅内感染等其他疾病，因此 D 选项错误。

3. 答案：B。小儿热性惊厥的持续时间多数短暂，持续数分钟，多数在 5 分钟以内停止，缓解后嗜睡。持续时间过长（超过 15～20 分钟）的惊厥，需考虑复杂性热性惊厥或其他器质性颅内疾病。持续时间长于 5 分钟，还需警惕发展为惊厥持续状态，需积极进行止惊处理。

4. 答案：D。小儿热性惊厥多数是全面性强直阵挛或阵挛发作，且 1 次热程仅发作 1 次。少数患儿的发作是局灶性发作、强直性发作或失张力发作。少数患儿在 1 次热程中有大于 1 次的发作。上述少见情况均需考虑复杂性热性惊厥。

5. 答案：E。本例患儿的年龄是热性惊厥的好发年龄（6 个月~3 岁），惊厥出现在发热 24 小时内，表现为全面性强直阵挛发作，母亲幼时有热性惊厥史，结合患儿脑膜刺激征阴性，退热后一般情况好，无头痛、呕吐、意识障碍，基本排除颅内感染，故诊断考虑单纯性热性惊厥。其他答案选项不全面。

6. 答案：E。复杂性热性惊厥是以后发展为癫痫的高危因素，在发热 24 小时后出现惊厥，持续时间超过 15~20 分钟，局灶性发作、强直性发作或失张力发作等发作形式，1 次热程惊厥发作超过 1 次，均应考虑复杂性热性惊厥。

7. 答案：C。严重的电解质紊乱可能引起惊厥发作。例如，当血清钠低于 125 mmol/L（特别是低于 120 mmol/L）或高于 150 mmol/L，血清钙低于 1.8 mmol/L（游离钙低于 0.9 mmol/L）时，有可能引起儿童惊厥发作。因此，儿童期出现抽搐，需注意除外电解质紊乱引起。其他答案选项不是本例行电解质检查的主要原因。

8. 答案：C。儿童期出现抽搐，需注意排除低血糖等引起，研究结果表明，严重和长时间的低血糖能够导致惊厥。新生儿血糖低于 2.2 mmol/L、较大婴儿和儿童空腹血糖低于 2.8 mmol/L 为低血糖。其他答案选项不是本例行血糖检查的主要原因。

9. 答案：A。当儿童出现惊厥发作时，需注意排除心律失常引起。可能引起惊厥的心律失常包括尖端扭转性室性心动过速、三度房室传导阻滞等。本例患儿明显心率增快，因此，本例行心电图检查的原因主要是排除心律失常引起的惊厥。本例患儿的心电图提示窦性心动过速，未见其他恶性心律失常。患儿心率增快的原因考虑与高热有关。排除先天性心脏病需行心脏彩超检查，B 选项错误。单次、短时间的惊厥发作一般不会造成明显的心肌损害，因此 D 选项可排除。

10. 答案：D。对于首次发生惊厥的儿童，头部影像学检查是基本检查，以排除先天性脑发育异常、颅内出血、颅内肿瘤、颅内感染等造成的惊厥。单纯性热性惊厥患儿的头颅影像学检查多数正常。患儿无外伤史，颅骨骨折可能性小，因此排除 C 选项。单次、短时间的惊厥发作不会引起明显的脑水肿，排除 E 选项。

11. 答案：B。对于首次出现惊厥的患儿，脑电图是基本检查，以明确患儿的脑电图特点。多数热性惊厥患儿的脑电图未见异常或轻度异常。部分患儿可见明显的棘波、尖波发放，此类患儿发生癫痫的风险增加。脑电图对明确病因、评估疾病的严重程度、判断预后具有重要意义。心脏彩超、肌电图、胸部 X 线摄影均不是本例患儿目前所需完善的检查，因此排除 A、C、D 选项。脑脊液是明确有无颅内感染的重要检查，但本例患儿热退后精神、反应好，脑膜刺激征阴性，不支持颅内感染，目前没有指征行脑脊液检查，排除 E 选项。

12. 答案：D。热性惊厥患儿在发热期脑电图可见慢波活动增多或轻度不对称等异常，这种非特异性异常对评价预后没有意义。因此，一般选择在热退 1~2 周后再行脑电图检查，方能反映患儿本身的脑电图特点。

13. 答案：C。热性惊厥是儿童期的良性疾病，脑电图通常表现为正常或睡眠期偶发尖波等轻度异常。高度失律通常见于婴儿痉挛症，因此排除 A。明显的棘波、尖波发放通常见于癫痫儿童，在热性惊厥儿童少见，因此排除 B。全导大慢波发放主要见于病毒感染等引起的脑实质炎症，因此排除 D。大脑有明显局灶性病变时可能出现局部脑电波不对称，因此排除 E。

14. 答案：A。幼儿在 2 岁前可能存在巴氏征阳性，2 岁后逐渐转为阴性，属正常现象，结合本例患儿智力、运动发育正常，头颅 CT 检查未见异常，故本题选 A。患儿头颅 CT 检查正常，因此排除 C、D、E 选项。

15. 答案：E。解析：儿童出现惊厥发作时，需鉴别非惊厥性的发作性疾病。屏气发作是儿童期的一种常见现象，婴幼儿多见，发病前常有发怒、疼痛、惊吓等诱因，患儿剧烈哭闹后出现呼吸暂停、青紫或苍白，部分继发意识丧失、全身强直、肢体抖动，可伴尿失禁，发作一般不超过 1 分钟，脑电图正常，无特殊治疗，主要通过避免诱因和剧烈哭闹防止再发。

16. 答案：A。很多患儿在热性惊厥发作时被抱入急诊室，这时首选的处理是静脉注射地西泮 0.2~0.3 mg/kg（最大剂量为 10 mg）。地西泮起效快，控制惊厥快速、有效。在没有静脉通道或建立静脉通道困难时也可使用地西泮 0.3~0.5 mg/kg 直肠给药。苯巴比妥和水合氯醛起效慢，不是控制惊厥的一线治疗，因此排除 B、E 选项。患儿惊厥时无法口服给药，强制口服给药可能引起窒息，排除 C、D 选项。

17. 答案：B。热性惊厥可以预防，在发热早期退热，避免体温骤升，同时短期口服地西泮预防惊厥，可以减少约 2/3 的热性惊厥复发。对于复杂性热性惊厥、反复发作、脑电图明显异常者，必要时给予长期口服丙戊酸钠等抗癫痫药物预防。

18. 答案：C。大部分热性惊厥是良性疾病，发作次数不多，随年龄增长不再出现。2%~10% 的患者发展为癫痫，无危险因素者发生癫痫的概率不到 1%，而具有复杂性热性惊厥、有癫痫家族史、精神运动发育异常、脑电图明显异常等高危因素者发展为癫痫的风险增加。

（蔡浅云　高晓琳）

第五节　婴儿痉挛症

1. 答案：B。婴儿痉挛症是一种儿童时期常见的癫痫脑病，可导致患儿精神运动发育严重倒退，治疗困难，预后不良，一旦诊断该病，对患儿及其家庭都是一种灾难。婴儿痉挛症在 1841 年由 West 首次报道，又称为 West 综合征（West syndrome，WS）。临床上可以依据其特征性三联征做出诊断，具体是指：痉挛发作、脑电图高度失律图形和精神运动发育倒退。强直痉挛发作、脑电图暴发-抑制图形、精神运动发育落后主要见于大田元综合征。大田元综合征是一种恶性癫痫脑病，生后早期发病，多数有先天性脑结构异常或严重围生期脑损伤，主要发作形式为强直痉挛，表现类似婴儿痉挛的发作，脑电图表现为暴发-抑制图形，可与婴儿痉挛症鉴别。一部分大田元综合征的患儿可在 6 个月~1 岁转变为婴儿痉挛症。故其他选项不正确。

2. 答案：A。婴儿痉挛起病多数在 1 岁以内，高峰为 4~7 月龄，因此称为"婴儿"痉挛。少数患儿在 1 岁以后发病。

3. 答案：D。婴儿痉挛症是一种由多种病因引起的癫痫综合征，按病因可分为症状性、隐源性和特发性。症状性婴儿痉挛症患儿的基础病因明确，占所有患儿的85%～90%。目前已知可以导致婴儿痉挛症的病因有100多种，包括基因突变、染色体畸形、先天性脑发育异常（如胼胝体发育不良）、结节性硬化、代谢性疾病（如苯丙酮尿症）、缺氧缺血性脑病、中枢神经系统感染等。特发性是指病因迄今尚未阐明的婴儿痉挛症，可能与遗传因素有关。隐源性是指推测可能由某种基础疾病导致，但是通过目前的检查手段尚不能明确病因的婴儿痉挛。特发性和隐源性的患儿仅占10%～15%。结节性硬化是婴儿痉挛症的常见病因之一，但不是唯一原因，因此排除E选项。

4. 答案：E。痉挛发作有其独特的临床表现，熟练掌握其特点有助于临床正确诊断。痉挛发作常表现为点头、拥抱样动作，患儿两臂前举、头和躯干向前屈曲，可伴有哭闹，一次发作持续约1秒缓解，少数病例表现为四肢伸展状抖动1次。发作常于睡醒后成串出现，每串数次至数十次，也可单发。

5. 答案：C。高度失律图形是婴儿痉挛症的特征性图形，属于婴儿痉挛三联征之一。高度失律图形表现为在高波幅的不对称、不同步的慢波基础上，夹杂多灶性的尖波和棘波发放，属于重度异常脑电图，严重影响患儿的智力和运动发育。暴发波和全导抑制图形交替出现是暴发-抑制脑电图的特点，常见于大田原综合征。多灶性的尖波、棘波发放见于癫痫或癫痫脑病患儿。全导低电压提示脑功能严重抑制或基本丧失，见于各种病因所致的严重脑功能损伤，预后不良。

6. 答案：E。Lennox-Gastaut综合征（LGS）也是一种严重的癫痫脑病，起病年龄较婴儿痉挛症晚，多在3～5岁。与婴儿痉挛症相对单一的发作形式不同，LGS表现出多种形式的癫痫发作，伴有智力进行性倒退。发作形式包括强直发作、不典型失神、失张力发作、肌阵挛发作。脑电图严重异常，除了多灶性的异常放电外，1.5～2.5 Hz的慢棘慢复合波和广泛性棘波节律暴发是LGS相对特征性的脑电图改变。20%～60%的婴儿痉挛症以后转变为LGS。

7. 答案：E。部分婴儿期良性发作性疾病的发病年龄与婴儿痉挛症有重合，症状呈发作性，可出现痉挛样发作，需要注意鉴别。婴儿早期良性肌阵挛在生后3～9个月发病，表现很像婴儿痉挛，发作时点头、身体前驱、上肢抬起，连续数次或成串发作，发作时意识清楚，无痛苦表情，无异常哭闹、发笑等，精神发育一般正常。脑电图检查发作期和发作间期均正常（与婴儿痉挛症的主要鉴别点），头颅MRI检查正常，无特殊治疗，一般数周至数月后发作停止，远期预后良好。非癫痫性强直发作也是一种良性发作性疾病，常见于婴儿期，发作形式不同于婴儿痉挛症，表现为凝视、咬牙、头颈部伸缩或左右摇动，无意识丧失，可被外界刺激中断，脑电图发作期和发作间期均无异常，不需特殊治疗，多于1岁左右停止发作。

8. 答案：D。根据目前的婴儿痉挛症国际共识，治疗非结节性硬化症引起的婴儿痉挛症的首选治疗是使用促肾上腺皮质激素（ACTH），且越早使用效果越好。ACTH尽量在短期内达到最大有效剂量，并持续使用2周，2周后继续使用泼尼松口服维持。经ACTH治疗2周，58%～76%的患儿痉挛发作停止，58%～89%的脑电图高度失律消失，复发率为27%～32%。对复发者1/3至1/2的患儿再用ACTH仍有效。对于结节性硬化症引起的婴儿痉挛症推荐的一线治疗药物是氨己烯酸，但氨己烯酸的严重不良反应是导致不可逆的视野缺损，需注意视野检查。

9. 答案：D。在使用 ACTH 治疗后，为了达到对发作的持续控制、避免复发，需要添加抗癫痫药物治疗。根据中国癫痫病诊疗指南，用于婴儿痉挛症添加治疗的药物有托吡酯、丙戊酸、氯硝西泮、拉莫三嗪。卡马西平不是治疗婴儿痉挛症的推荐药物，因此排除 E。左乙拉西坦有时也被用于婴儿痉挛症的添加治疗。

10. 答案：E。对于大多数婴儿痉挛症患儿，目前首选的治疗方案是静脉输注 ACTH，继之口服泼尼松维持。ACTH 与泼尼松均属于激素类药物，且用药时间较长，临床需特别注意相关不良反应。二者常见不良反应包括高血压、高血糖、感染、消化道溃疡、电解质紊乱、骨质疏松、肾上腺皮质功能减退等。ACTH 的特殊不良反应还包括肥厚型心肌病、脑水肿、脑萎缩、硬脑膜下积液及硬脑膜下血肿等，需注意观察。

11. 答案：A。患儿在使用托吡酯和泼尼松联合治疗的情况下，发作未得到控制，根据癫痫治疗的原则，单药治疗效果不佳的情况下，可合理地联合用药。丙戊酸或氯硝西泮是治疗婴儿痉挛症的推荐药物，与托吡酯的作用机制不同，联合用药能够产生协同作用。联合用药后应密切观察患儿的发作控制情况，同时，联合用药也使患儿发生不良反应的风险增加，应注意观察。患儿头部 MRI 检查并未发现明确的病灶，因此没有手术治疗的指征，排除 B 选项。迷走神经刺激术通过电流刺激迷走神经减少癫痫发作，一般作为多种药物治疗无效后的一种姑息性治疗手段，但目前患儿还有调整用药的空间，暂不考虑，排除 D 选项。奥拉西平不是治疗婴儿痉挛症的推荐药物，因此排除 E 选项。

12. 答案：B。部分婴儿痉挛症治疗困难，尽管正规使用 ACTH、泼尼松、抗癫痫药物，仍得不到理想控制，严重影响患儿的智力和运动发育。本例患儿目前已达到难治性癫痫的标准（正规使用两种或两种以上的抗癫痫药物并经过足够的疗程，发作仍未控制）。生酮饮食（ketogenic diet，KD）是一种特殊的饮食疗法，目前主要用于治疗儿童难治性癫痫。生酮饮食治疗婴儿痉挛症有效，据报道，经生酮饮食治疗后，62% 的患儿发作停止，复发率为 12.5%。尽管左乙拉西坦和拉莫三嗪这两种药物患儿没有使用过，但是患儿已经使用了两种抗癫痫药物，推测再加用第三种药物有效的可能性小，且三药联用使发生不良反应的概率大大增加，因此目前可以考虑为患儿加用生酮饮食治疗。患儿头颅 MRI 检查未发现确切病灶，因此不具备手术指征，A 选项错误。康复治疗是促进患儿智力、运动发育的重要环节，对于控制发作没有作用，因此排除 C 选项。

13. 答案：E。生酮饮食治疗是癫痫综合性治疗的重要组成部分，在此作一简要介绍。生酮饮食中，脂肪高比例，糖类（碳水化合物）和蛋白质低比例，是高比例脂肪－低热卡饮食，其中的蛋白质足够生长发育，饮食 90% 的热卡由脂肪产生。脂肪在体内分解代谢产生酮体（乙酰乙酸、β－羟丁酸和丙酮），酮体对癫痫发作有抑制作用。目前生酮饮食主要运用于儿童难治性癫痫或一些特殊的代谢性疾病的治疗，包括婴儿痉挛症、Lennox－Gastaut 综合征、药物治疗失败的全面性癫痫、葡萄糖转移酶 1 缺乏症。一般情况下，生酮饮食作为二线治疗，对正规药物治疗无效的癫痫患儿可试用生酮饮食。但对于婴儿痉挛症、Lennox－Gastaut 综合征等严重癫痫脑病，多数情况下仅用抗癫痫药物治疗效果不佳，生酮饮食也可以作为一线治疗。近年来，葡萄糖转移酶 1 缺乏症逐渐在国内被认识。葡萄糖转移酶 1 存在于脑组织毛细血管内皮细胞膜上，通过易化扩散转运葡萄糖为大脑神经细胞提供能量。如果该转运蛋白缺陷或其基因发生突变，均能影响脑内葡萄糖的转运，从而使脑的能量代谢出现障碍而发病。生酮饮食是该病的特效治疗，机体代谢生酮饮食产生酮体，后者可以不依赖葡萄糖转运系统而进入脑组织，作为大脑有效的替代能源。患儿使用生酮饮食后，症状显著好转，癫痫发作迅速停止，预后明显改善。

14. 答案：B。婴儿痉挛症作为一种癫痫脑病，对患儿的智力和运动发育均存在不良影响。据研究，80%~90%的患儿出现不同程度的智力缺陷和运动发育迟滞。

15. 答案：E。多种因素影响婴儿痉挛症的预后，据研究，发病年龄越早，预后越差。不同的基础病因也决定不同的疾病转归，有明确的脑实质损害疾病者，预后较差。越早治疗，能早期终止痉挛发作者，预后较好。另外，痉挛发作程度越重，预后越差。

（蔡浅云　高晓琳）

第六节　自身免疫性脑炎

1. 答案：E。随着检测手段的进步，目前对儿童脑炎的诊断水平有了很大的提高。既往有很多诊断不明的脑炎患儿最终被诊断为"病毒性脑炎"，但其实并没有找到病毒感染的证据和潜在的病因。随着研究的深入，发现很大一部分儿童脑炎由异常的自身免疫反应导致，称为自身免疫性脑炎，抗 NMDA 受体脑炎属于其中一种。不同病因脑炎中约有 4% 为抗 NMDA 受体脑炎，成人、儿童均可发病。NMDA 受体属于离子型的谷氨酸受体，是一种电压、配体双重门控通道，既受电压门控，也受递质门控，主要表达在前额叶皮质、海马、杏仁核以及下丘脑等部位的神经细胞膜表面。NMDA 受体参与调节突触传递、触发突触重塑以及学习记忆等，其功能障碍与精神行为异常、药物成瘾、神经退行性改变等有关。抗 NMDA 受体脑炎发病机制主要为机体产生了针对 NMDA 受体的抗体，后者与 NMDA 受体结合，导致 NMDA 受体的数目减少和功能减退，进而引起学习、记忆和其他行为能力的缺陷以及相关临床症状。多数患者前驱期的类病毒感染以及遗传易感性可能在启动免疫反应中有促进作用。本例患儿也是通过查到血和脑脊液的抗 NMDA 受体抗体强阳性最后确诊。

2. 答案：B。抗 NMDA 受体脑炎可发生于任何年龄段，但以年轻女性多见（约占 91%）。已知病例中最小者 20 个月大幼儿，最长者 76 岁。本例患儿也为女性。

3. 答案：E。由于抗 NMDA 受体脑炎起病多隐匿，脑炎典型症状在发病初期并不突出，临床应提高对该病的警惕，熟悉该病的临床表现有利于早期诊断，减少误诊。患者前驱期多为非特异的病毒感染样症状，如发热、头痛、呕吐、腹泻等，不易察觉，继而出现精神症状，如妄想、幻觉、躁狂、强迫观念。如果早期没有得到及时正确的治疗，症状逐渐加重，出现惊厥发作、记忆力减退、意识障碍、不自主运动、自主神经功能障碍、通气障碍。儿童患者的常见症状为异常行为、惊厥发作、不自主运动，异常行为表现为发脾气、易激惹、攻击行为、性格改变，常有语言减少或不语、重复性语言等；而精神症状表现不如成人患者突出。儿童的自主神经功能障碍通常较轻，通气障碍也较成人患者少见。本例患儿主要表现为异常行为、发脾气、激惹、沉默少语，而幻觉、妄想等精神病性症状不突出，与文献报道相符。通过本例我们应该认识到，对儿童无明显诱因出现精神行为异常，特别是伴有意识水平下降、记忆力减退者，需注意排除抗 NMDA 受体脑炎。

4. 答案：C。据报道，59％的抗 NMDA 受体脑炎合并肿瘤，特别是生殖细胞肿瘤，其中以卵巢畸胎瘤或睾丸生殖细胞瘤最多见。肿瘤可能与抗 NMDA 受体抗体的产生有关。在卵巢畸胎瘤中发现含有抗 NMDA 受体亚单位的神经组织，该组织可产生抗体释放到血清和脑脊液中，与海马和前额叶神经细胞膜表面的 NMDA 受体结合。其他可能合并的肿瘤有小细胞肺癌或神经母细胞瘤，但相对少见。

5. 答案：C。由于抗 NMDA 受体脑炎患者有较高的肿瘤发生率，因此我们为本例患儿安排了胸腹部 CT 检查和肿瘤标志物检查，以排除潜在的肿瘤。患儿糖类抗原 CA19－9 升高，尽管目前没有发现确切的肿瘤病灶，但需要定期随访和复查。通过本例我们应该认识到，对所有抗 NMDA 受体脑炎患者都有必要完善相关的影像学检查排除肿瘤的可能性。

6. 答案：D。抗 NMDA 受体脑炎作为一种免疫介导性脑炎，通常出现类似病毒性脑炎的脑脊液改变，有核细胞数正常或轻度升高，以淋巴细胞升高为主，蛋白质轻度升高或正常，葡萄糖及氯化物多数正常。总体说来，抗 NMDA 受体脑炎的脑脊液改变无特异性。本例患儿的脑脊液检查基本正常。本题选 D。

7. 答案：C。抗 NMDA 受体脑炎的头颅 MRI 改变具有个体差异性。约 50 ％的患者头颅 MRI 检查无异常，另外 50％的患者在皮质（颞叶多见）、海马、小脑、基底节区、脑干等部位出现异常信号。抗 NMDA 受体脑炎的病理改变主要为局部的炎性水肿和脱髓鞘，相应地，头颅 MRI 的信号改变通常为 T1 像低信号，T2 像和 FLAIR 像高信号，可能伴有病灶或脑膜的轻度强化。本例患儿主要在额、颞叶有类似信号改变，支持诊断。

8. 答案：E。总的来说，抗 NMDA 受体脑炎的脑电图改变不具有特异性，由于脑实质受损，常出现弥散性背景波慢化，部分能够检测到癫痫样放电和电发作。此外，临床上有时不易区分抗 NMDA 受体脑炎患儿不自主运动和真正的癫痫发作，视频脑电图监测发作期的脑电图改变有助于鉴别二者：癫痫发作时脑电图监测到异常放电，而不自主运动的脑电图多为背景波，没有癫痫样放电。

9. 答案：E。病毒性脑炎的临床表现和脑脊液改变很像抗 NMDA 受体脑炎，因此，需要注意鉴别二者。病毒性脑炎由病原感染所致，常出现发热症状，而抗 NMDA 受体脑炎的发热症状可能不突出。随着检验水平提高，能够检测到的病毒种类更加全面，例如本例，为了排除病毒性脑炎，检测了包括巨细胞病毒、风疹病毒、单纯疱疹病毒在内的多种病毒 IgM。除了检测病毒 IgM，目前临床上广泛开展的还有病毒 DNA 检测。病毒性脑炎患儿的血和脑脊液抗 NMDA 受体抗体均阴性也是重要的鉴别点。

10. 本题：B。能够引起自身免疫性脑炎的抗体主要有两大类，作用于神经细胞内抗原的抗体，如抗 Hu 抗体、抗 Ma2 抗体和作用于神经元细胞表面抗原的抗体，如抗 NMDA 受体抗体、抗 $GABA_B$ 受体抗体等。针对神经细胞内抗原的特异性抗体通常由某些相对特定肿瘤组织如小细胞肺癌、睾丸癌、淋巴瘤等表达，与畸胎瘤产生抗 NMDA 受体抗体的机制类似。通过检测血和脑脊液相关抗体的表达可以鉴别不同抗体相关的自身免疫性脑炎。此外，系统性红斑狼疮、抗磷脂抗体综合征、桥本脑病等引起的脑炎也属于广义的自身免疫性脑炎的范畴，也可以通过检测特异性的抗体加以鉴别。

11. 答案：E。抗 NMDA 受体脑炎主要由异常的自身免疫反应导致，糖皮质激素和静脉注射免疫球蛋白能够调节免疫功能、抑制异常的免疫反应、减少抗 NMDA 受体抗体的产生，对本病具有较好的治疗效果。血浆置换能够迅速清除体内的异常抗体、炎性因子，减缓或终止异常免疫反应的进展，也常被用于治疗抗 NMDA 受体脑炎。三者均为抗 NMDA 受体脑炎的一线免疫治疗。本例患儿经过糖皮质激素和免疫球蛋白治疗后症状明显好转，证明免疫治疗有效。对于发现肿瘤的患者，尽早切除肿瘤能够显著改善预后。

12. 答案：E。丙种球蛋白冲击治疗在儿童免疫介导性疾病的治疗中使用广泛，例如川崎病、抗 NMDA 受体脑炎、格林-巴利综合征、重症肌无力。熟悉冲击治疗的方案是临床正确使用的前提。具体的方案有：1 天方案 [2 g/(kg·d)]、2 天方案 [1 g/(kg·d)]，或 5 天方案 [400 mg/(kg·d)]，总量均为 2 g/kg。本题选 A。目前常用的是 1 天或 2 天方案。丙种球蛋白使用的主要问题是价格昂贵，使用中需警惕过敏反应、感染经血传播疾病等不良反应。

13. 答案：E。甲泼尼龙的冲击疗法主要用于重症免疫介导性疾病的治疗，熟悉其具体方案和相关不良反应是临床正确使用的前提。儿童甲泼尼龙的冲击疗法常用方案为 15～30 mg/(kg·d)，溶于 5% 的葡萄糖 100～200 ml 内 1～2 小时静脉滴注，最大剂量不超过 1 g/d，连续 3 天为 1 个疗程，或隔日 1 次，3 次为 1 个疗程，最多可使用 3 个疗程。由于冲击疗法激素的使用量大，需特别注意激素相关不良反应，如高血压、高血糖、感染、消化道溃疡、电解质紊乱、心律失常等。为了减少或避免不良反应的发生，在给予本例患儿甲泼尼龙冲击治疗的同时，也给予了保护胃黏膜、补钙，监测血压、血糖等辅助治疗措施。

14. 答案：C。经过一线免疫治疗未缓解的患者，需要继续给予二线药物治疗。可用于抗 NMDA 受体脑炎的免疫抑制剂有利妥昔单抗和环磷酰胺，必要时两药联用，故本题选 C 选项。据报道，未发现肿瘤的抗 NMDA 受体脑炎患者，在激素、丙种球蛋白治疗基础上加用利妥昔单抗，患者精神症状逐步改善并最终完全康复。

15. 答案选：E。解析：经过早期诊断、早期治疗，大部分抗 NMDA 受体脑炎患者恢复良好。据研究，在起病后 40 天内开始治疗并且多药联合治疗者效果更佳。治疗方面强调持续的免疫治疗，激素治疗的时间为 6～12 个月，辅以康复治疗等综合治疗措施。12%～25% 的病例复发，首次发作时未接受免疫治疗者更易复发。对尚未发现肿瘤的患者，推荐定期进行盆腹腔的影像学检查，以排除潜在的肿瘤。

（蔡浅云　高晓琳）

第三十一章 内分泌系统疾病
思考题参考答案及解析

第一节 先天性甲状腺功能减低症

1. 答案：E。目前我国免费进行的新生儿筛查项目为 4 项，包含先天性甲状腺功能减低症（简称甲减）、G-6-PD 缺陷、苯丙酮尿症及先天性肾上腺皮质增生症。故选 E。

2. 答案：D。新生儿筛查是生后 3 天充分哺乳后即 72 小时采集。故选 D。

3. 答案：D。目前新生儿筛查是采用足跟血进行检测。故选 D。

4. 答案：C。新生儿筛查先天性甲减的项目是促甲状腺激素（TSH），当 TSH>20 mU/L 时，为筛查阳性。故选 C。

5. 答案：E。先天性甲减的病因主要包含：甲状腺不发育或发育不全、甲状腺素合成缺陷、碘缺乏、甲状腺或靶器官反应性低下、促甲状腺激素缺乏等。而淋巴细胞在甲状腺组织的浸润属于获得性甲减，为桥本甲状腺炎。故选 E。

6. 答案：D。先天性甲减的患儿常为过期产，出生常为巨大儿，新生儿期可以出现黄疸消退延迟，生后腹胀、便秘，喂养困难，反应迟钝，皮肤粗糙，皮温较低等症状，故选 D。

7. 答案：B。甲状腺激素的主要生物学作用是促进物质和能量代谢以及机体的生长和发育。（1）促进新陈代谢，使绝大多数组织耗氧量加大，增加产热。作用于物质代谢的不同环节，促使糖代谢速率加快，促进肝糖原分解；加速脂肪代谢，胆固醇的合成和分解都加快，但分解大于合成；促进 mRNA 转录，增加蛋白质合成，机体呈氮的正平衡。（2）促进生长发育，对长骨、脑和生殖器官的生长发育至关重要。神经细胞和胶质细胞的生长、神经系统功能的发生与成熟、脑血流量的正常供应均有赖于正常水平的甲状腺激素；长骨的二次骨化中心出现时间、骨化速度均受甲状腺激素的调控。如果在婴儿期就缺乏甲状腺激素则会患呆小症。（3）提高中枢神经系统的兴奋性。甲状腺激素对神经细胞前体细胞的分化、增殖、凋亡和重建均有调节作用。此外，还有加强和调控其他激素的作用及加快心率、加强心收缩力和加大心排血量等作用。故选 B。

8. 答案：D。促甲状腺激素释放激素（TRH）由下丘脑分泌，主要作用为刺激垂体的 TSH 合成和释放，还能促进生长激素的分泌。TSH 由垂体前叶分泌细胞分泌，是调节甲状腺功能的主要激素，可促进甲状腺细胞增生，甲状腺腺体增大，促进甲状腺合成和分泌甲状腺激素。当血中甲状腺激素降低时，其负反馈作用减弱，下丘脑分泌的 TRH 和垂体分泌的 TSH 增加，从而刺激甲状腺激素合成与分泌增加，使血中 T_3、T_4 恢复正常。与此相反，当血中甲状腺激素增高时，其负反馈抑制作用加强，TRH 及 TSH 分泌减少，从而使甲状腺激素合成与分泌减少。通过这种反馈调节，使甲状腺功能保持正常。故选 D。

9. 答案：E。甲状腺素的合成和释放受多因素影响。二碘络氨酸、甲状腺球蛋白都参与甲状腺素的合成过程。TSH 是垂体分泌的激素，其作用是刺激甲状腺分泌甲状腺素。丙硫氧嘧啶可阻断碘与络氨酸的结合，影响甲状腺素的分泌。而 C 肽是反映胰岛功能的指标，不参与甲状腺素的生物合成及释放过程，故选 E。

10. 答案：C。患儿新生儿筛查提示甲状腺功能异常，表示筛查的 TSH 升高，存在两种可能性：（1）患儿为先天性甲减；（2）为正常新生儿，筛查结果为假阳性。因此，新生儿筛查异常的患儿，需要在 1 个月大左右复查静脉甲状腺功能，以明确是否为先天性甲减患儿。此时用药是不正确的。故选 C。

11. 答案：A。患儿复查甲状腺功能提示 TSH 明显升高，T_4 降低，可诊断先天性甲减。若 T_4 正常，可能为高 TSH 血症；暂时性甲减通常是由于患儿母亲孕期有甲状腺疾病史，如桥本甲状腺炎，其体内抗体通过胎盘进入胎儿体内造成，而此患儿母亲孕期无甲状腺疾病史，故暂时性甲减的可能性小，故选 A。

12. 答案：D。先天性甲减分为 2 类：散发性及地方性。散发性的原因多系先天性甲状腺发育不良或甲状腺激素合成障碍、酶缺陷导致；地方性的原因是孕妇饮食中缺碘，导致胎儿在胚胎期因缺碘导致甲减。故选 D。

13. 答案：D。先天性甲减的患儿有特殊面容，表现为鼻梁低、眼距宽等，易与唐氏综合征（21-三体综合征）混淆；此外，患儿有皮肤粗糙、怕冷、低体温，在新生儿期还可以出现黄疸消退延迟。因甲减导致基础代谢率低下，胃肠蠕动缓慢，易出现腹胀、便秘等症状。未经治疗的甲减患儿，会出现体格发育及智力发育落后，即为呆小症。故选 D。

14. 答案：B。先天性甲减的患儿常常会出现身材矮小，骨龄片提示骨龄落后。而性早熟会出现骨龄提前，骨肿瘤常表现为骨痂异常增生或出现骨质破坏。故选 B。

15. 答案：A。对先天性甲减的患儿，一旦诊断，即需予左甲状腺素钠（优甲乐）进行替代治疗，治疗剂量需从小剂量开始，逐渐加量，至临床症状改善、TSH 和 T_4 正常，即可作为维持量使用。其随访依据甲状腺功能控制情况及治疗时间，可由每月 1 次逐渐延长至半年 1 次。在生后 1~2 个月大开始治疗的患儿，不会遗留神经后遗症。

（刘颖　高晓琳）

第二节　性早熟

1. 答案：C。青春期是指从第二性征开始发育到完全成熟这一时段，青春期开始的年龄取决于下丘脑－垂体－性腺轴功能启动的迟早，通常女孩在 10~12 岁，男孩在 12~

14 岁开始。故选 C。

2. 答案：D。女孩的青春期发育一般从 10～12 岁开始，持续 1.5～6 年，平均为 4 年；在乳房开始发育后 1 年，身高会急骤增长，而月经来潮后身高增长会明显减缓。发育顺序为：乳房发育—阴毛、外生殖器改变—月经来潮—腋毛。故选 D。

3. 答案：A。男孩的青春期整个过程需 5 年以上，以睾丸容积超过 3 ml 标志青春期开始，睾丸容积达 6 ml 可出现遗精现象。发育过程顺序：睾丸—阴茎增长、增粗—阴毛、腋毛—胡须。故选 A。

4. 答案：E。性发育按 Tanner 分期分为 5 期，乳房以 B 代表，睾丸、阴茎以 G 代表，阴毛以 P 代表。具体分期及特点见表 31-1：

表 31-1　Tanner 分期表

分期	乳房（B）	睾丸、阴茎（G）	阴毛（P）	其他
1	幼儿型	幼儿型，睾丸直径小于 2.5 cm	无	
2	出现硬结，乳头及乳晕稍增大	双侧睾丸和阴囊增大，睾丸直径大于 2.5 cm（4～8 ml）；阴囊皮肤变红、起皱；阴茎稍增大	少许稀疏直毛，色浅；女孩限阴唇处；男孩限阴茎根部	生长增速
3	乳房和乳晕更增大，侧面呈半圆状	双侧睾丸、阴囊增大，睾丸长径约 3.5 cm（10～15 ml）；阴茎开始增长	毛色变深、变粗，见于耻骨联合上	生长速率达高峰；女孩出现腋毛，男孩可出现胡须、痤疮、变声
4	乳晕、乳头增大，侧面观突起于乳房半圆上	阴囊皮肤色泽变深；阴茎增长、增粗，龟头发育；睾丸长径约 4 cm（15～20 ml）	如同成人，但分布面积较小	生长速率开始下降，女孩见初潮
5	成人型	成人型，睾丸长径大于 4 cm（大于 20 ml）	成人型	

5. 答案：B。性早熟的标准是女童在 8 岁前，男童在 9 岁前出现第二性征，故选 B。

6. 答案：D。性早熟分为中枢性性早熟（真性性早熟，CPP）、外周性性早熟（假性性早熟）和部分性性早熟。由颅内病变，如肿瘤、手术、感染等导致的性早熟为中枢性性早熟，由卵巢肿瘤、肾上腺肿瘤、外源性药物等导致的性早熟为外周性性性早熟。女童的性早熟以中枢性性早熟多见，男童以外周性性早熟多见。部分性性早熟包括单纯性乳房早发育、单纯阴毛早现、单纯性早初潮。故选 D。

7. 答案：ABCE。考虑性早熟的患儿，需要明确是否是性早熟，以及性早熟的类型。因此，需要完善妇科 B 超了解有无卵泡发育及妇科肿瘤，行骨龄检查了解骨龄是否有提前，行激素水平检查明确是否是中枢启动，有无外周性激素分泌异常，头部 MRI 检查排除颅内肿瘤或变性等疾病，因此选 A、B、C、E。而染色体检查是不需要的，对诊断及治疗没有意义。

8. 答案：A。促性腺激素释放激素（GnRH）激发试验是诊断 CPP 的"金标准"，试验药物为 GnRH，使用的药物剂量为每次 2.5 μg/kg，最大剂量 100 μg。结果提示 LH 峰值/FSH 峰值≥0.6，且 LH 峰值≥5 U/L，考虑青春期启动，而 FSH 的基础值与峰值对诊断性早熟无明显意义。对于部分病程较短的患儿，在乳房发育早期，未出现明显生长加速，骨龄未出现明显超前时，激发试验可为假阴性。

9. 答案：C。此患儿激发试验提示 LH 峰值小于 5 U/L，且 FSH 峰值明显升高，结合患儿在 8 岁前出现乳房发育，考虑目前为单纯乳房早发育。该患儿发育由乳房开始，而非先出现阴毛等发育，故不考虑肾上腺功能早现；经药物刺激，可以出现 LH 及 FSH 峰值升高，因此垂体功能正常。故选 C。

10. 答案：B。目前认为豆浆等豆制品存在植物性雌激素，对性早熟的患儿有促发育的作用。此外，对巧克力、薯片及饮料等零食也需要限制摄入。而牛奶能提供正常发育需要的优质蛋白、脂肪，因此，牛奶是可以正常摄入的食物。故选 B。

11. 答案：B。单纯乳房早发育是部分性性早熟。患儿在随访过程中长大的乳房有消退，但又再次出现乳房发育，并且出现生长加速的情况（半年时间身高增长 5 cm，即 1 年增长约 10 cm，存在明显身高增长加速），需警惕单纯乳房早发育转变为中枢性性早熟的可能，因为孩子有单纯乳房早发育的病史，故外周性性早熟可能性小。因为乳房发育的同时伴有身高加速增长，因而不可能是单纯的乳房发育加速，因为孩子年龄小于 8 岁，因而不是正常发育过程。患儿的乳房均匀长大，无包块，肿瘤可能性小，且肿瘤不会引起身高增长加速。故选 B。

12. 答案：A。解析：此患儿激发试验提示 LH 峰值大于 5 U/L，LH 峰值/FSH 峰值大于 0.6，结合患儿在 8 岁前出现乳房发育，近期有生长加速的情况，考虑目前为中枢性性早熟。该患儿发育由乳房开始，而非先出现阴毛等发育，故不考虑肾上腺功能早现；经药物刺激，可以出现 LH 及 FSH 峰值升高，因此垂体功能正常。故选 A。

13. 答案：A。CPP 患儿治疗的目的是抑制性发育进程，延缓骨骼过快成熟和改善最终成人身高，避免心理行为问题。患儿骨龄提前 2 岁以上，伴有明显生长加速，考虑为快速进展型性早熟，需要积极给予 GnRHa 治疗。目前该患儿预测身高与遗传身高接近，但可能因快速进展的 CPP 导致最终身高落后，因此也需要积极治疗。在治疗过程中，部分患儿可能出现生长减速的情况，因此，需定期复查，如出现预测身高严重受损的情况，需要加用生长激素联合治疗。患儿目前出现生长加速，乳房发育，估计按 Tanner 分期为 2 或 3 期，月经来潮是 4 期，而每期之间的时间间隔在 1～1.5 年，因此，患儿可能在 1～2 年月经来潮。故选 A。

14. 答案：C。CPP 的治疗用药，常见的有曲普瑞林、亮丙瑞林等制剂，其药效是天然 GnRH 的 15～200 倍；国内推荐方案：治疗首剂为 3.75 mg，此后剂量为每次 80～100 μg/kg，治疗用药每 4 周 1 次，最多不超过 5 周。治疗过程中如出现阴毛发育或进展，通常代表肾上腺功能初现，并不一定意味着治疗失败。停药时机：一般治疗建议持续 2 年以上，女孩骨龄 12 岁，男孩骨龄 13 岁可以根据情况考虑是否需要停药，因为骨龄不是合适的唯一停药指标，骨龄 12 岁可以出现在不同年龄的 CPP 患儿中，因此停药需要综合考虑患儿的年龄、生长速率、身高等指标。故选 C。

15. 答案：D。对于 CPP 患儿，治疗过程中的随访通常是每 3 个月进行一次生长发育评估和激素水平检测，每半年进行一次骨龄检查，在停药后仍需定期复查，监测患儿的身高、性征发育情况，故选 D。

（刘颖 高晓琳）

第三十二章 儿童急救
思考题参考答案及解析

第一节 病例 1

1. 答案：D。休克是循环血量不足和氧供给不能满足组织代谢需要的结果。休克是从代偿性到失代偿性的一个连续进展过程。代偿性休克的表现：心动过速、肢端发凉、毛细血管再充盈时间延长、周围脉搏比中心脉搏弱、血压正常。此患儿在原发病的基础上，出现有休克早期的表现，包含：烦躁，肢端凉，毛细血管充盈时间延长，心率增快，呼吸增快，血压正常。所以此时应该采取的措施是 0.9%氯经钠注射液（生理盐水）扩容。

2. 答案：B。患儿出现呼吸困难加重，血氧饱和度不能维持，存在呼吸衰竭，此时应该行气管插管，呼吸机辅助通气。

3. 答案：E。气管插管成功建立人工气道，听诊双肺呼吸音对称，说明导管深度合适，剑突下不能听见气过水声，说明气管导管未错入食管。

4. 答案：D。依据年龄估算 1~10 岁小儿气管导管内径（ID）尺寸：不带球囊导管（mmID）＝年龄/4＋4，带球囊导管尺寸＝年龄/4＋3。患儿为 1 岁 3 个月幼儿，根据公式估算应该选择内径为 4.5 mm 的气管导管。

5. 答案：D。心肺复苏指南中 A 指的是 Airway，保持呼吸道通畅；B 指的是 Breathing，建立人工呼吸；C 是 Circulation，建立循环。

6. 答案：A。与成人相比，儿童突发心搏骤停并不常见，而且，心搏骤停也并不是常由原发的心脏疾病引起的。常见的是作为进行性呼吸衰竭或休克的终点事件发生，婴幼儿发生心搏骤停多是由于窒息造成的。

7. 答案：E。儿童进行胸外按压时，使用单手或双手按压法，即单手或双手掌根按压胸骨下 1/2（乳头连线中点）；对婴儿进行胸外按压时，单人使用双指按压法，双指位于乳线中点下；双人使用双手环抱法，拇指置于胸骨下 1/2 处。与双指按压法相比，双手环抱法能产生较高的动脉灌注压以及一致的按压深度及力度，是双人复苏时首选的胸外按压方法。

8. 答案：E。指南提出，按压频率是 100~120 次/分。研究结果显示不论是院外或院内复苏，胸外按压也常常过浅、过慢。过浅的按压无法使心脏搏出足够的血液，导致终末器官的灌注不足。

9. 答案：A。患儿病史中提到闻及喉鸣，吸气性三凹征阳性，这些症状及体征均提示存在上气道梗阻可能。在上气道梗阻时，可能出现复苏囊正压通气效果差的情况。

10. 答案：E。患儿心率减慢是因为低氧低通气所致，改善通气后心率可恢复，目前心率87次/分，并不需要使用肾上腺素或阿托品。患儿并不存在需要使用电复律的心室颤动或无脉性快速室性心动过速。纳洛酮适用于因使用阿片类药物引起的可逆性呼吸抑制。

11. 答案：E。触到脉搏、瞳孔逐渐缩小、口唇转红及开始有自主呼吸均提示呼吸或循环逐渐恢复，因此都是心肺复苏有效的指标。

12. 答案：D。在进行心肺复苏时，任何形式的血管通路，骨内或静脉内都是可取的，但是如果不能建立血管通路，可以通过气管内导管给脂溶性药物。

13. 答案：D。患儿颈部CT检查进一步明确肿物性质，耳鼻喉科会诊了解可能进行的手术方式，继续抗感染治疗，肺部感染控制后拟行手术治疗，可完善凝血功能检查等术前检查。患儿目前并未考虑败血症等疾病，无行血培养检查指征。

14. 答案：E。患儿的症状、体征及病史并没有提示血液系统疾病或可能累及骨髓的肿瘤性疾病，故现不需要行骨髓涂片检查。

15. 答案：D。支原体感染首选大环内酯类抗生素，因此选择阿奇霉素。

（罗黎力　高晓琳）

第二节　病例2

1. 答案：E。患儿出现抽搐大发作时，首先应针对惊厥进行处理，止痉首选地西泮（安定）。

2. 答案：B。患儿抽搐后出现对光反射迟钝，考虑脑水肿导致颅内压增高所致，首先应针对脑水肿进行处理。降低颅内压，可静脉注射20%甘露醇。

3. 答案：A。患儿目前DIC筛查示凝血功能异常，出血风险大，故有创性脑脊液检查不是目前应做的检查。患儿有发热及咳嗽，呼吸增快，双肺呼吸音粗，胸片支持诊断支气管肺炎，故需要行痰培养检查明确病原菌及指导抗生素治疗方案。患儿目前诊断败血症或严重脓毒症不能除外，因此应做血培养。

4. 答案：A。白细胞 3000×10^6/L，多核细胞 0.80，蛋白质 3000 mg/L，葡萄糖 1.4 mmol/L。化脓性脑膜炎典型脑脊液改变为压力增高，外观混浊甚至呈脓样。白细胞总数多在 1000×10^6/L以上，以中性粒细胞为主。葡萄糖减少，蛋白质显著增加。脑脊液涂片可找到病原菌。同时应做细菌培养及药敏试验。

5. 答案：E。结核性脑膜炎脑脊液检查结果亦有白细胞总数升高，蛋白质升高，葡萄糖和氯化物降低，因此和一般化脓性脑膜炎的脑脊液区别在于病原学检查。

6. 答案：A。15%～45%的化脑并发硬脑膜下积液。脑室管膜炎主要发生在治疗被延误的婴儿。患儿在强力抗生素治疗下发热不退，惊厥，意识障碍不改善，进行性加重的颈强直甚至角弓反张，脑脊液始终无法正常化，以及CT见脑室扩大时，需考虑本症。抗利尿激素异常分泌综合征炎症刺激垂体后叶致抗利尿激素过量分泌，引起低钠血症。炎症渗出物粘连堵塞脑室内脑脊液流出通道，引起脑积水。

7. 答案：E。热性惊厥好发年龄为 6 个月～3 岁，常在病初体温急剧升高时发生，体温常达 39℃ 以上；全身性抽搐伴有意识障碍，但惊止后，意识很快恢复；一般只发作 1 次，抽搐时间短暂，数秒至数分钟，一般不超过 10 分钟；神经系统检查为阴性，可排除神经系统病变。

8. 答案：A。患儿发热，咳嗽，呼吸频率增快，双肺闻及湿啰音，胸片支持肺炎诊断。在有感染的基础上出现抽搐，浅昏迷，Babinski 征双侧阳性，提示神经系统受累，颅内感染不能排除。根据以上特点可做出诊断。

9. 答案：B。患儿肌钙蛋白及肌红蛋白虽增高，但胸片未见心脏扩大，无心律失常，心电图检查未见异常，不支持心肌炎诊断。心功能不全、心源性休克或心脑综合征，心脏扩大（胸 X 线摄影、超声心动图检查具有表现之一），心电图改变，CK－MB 升高或心肌肌钙蛋白阳性。

10. 答案：C。缓慢静脉注射地西泮（安定），快速静脉滴注 20％甘露醇，患儿转院途中仍有四肢抽动，入院查体四肢肌张力高，瞳孔对光反射迟钝，首先应针对惊厥和脑水肿进行处理，预防脑疝。止惊首选地西泮；降低颅内压，可静脉注射 20％甘露醇每次 1～1.5 g/kg。甘露醇也可和利尿剂合用脱水。

11. 答案：D。儿童社区获得性肺炎指南推荐：A 群链球菌（首选大剂量青霉素、阿莫西林、氨苄西林），MRSA 首选万古霉素。我国支原体对大环内酯类抗菌药物耐药突出，阿奇霉素作为替代选择。

12. 答案：E。呼吸频率增快提示肺炎，尤其是 5 岁以下儿童；呼吸困难对肺炎的提示意义大；对于 3 岁以上儿童，胸部湿啰音和支气管呼吸音（管状呼吸音）对诊断肺炎有较高敏感度和特异度。

13. 答案：A 呼吸频率增快提示肺炎，尤其是 5 岁以下儿童。呼吸频率增快的判定标准（平静时观察 1 分钟）：小于 2 月龄≥60 次/分，2 月龄及以上≥50 次/分，1～5 岁≥40 次/分，大于 5 岁≥30 次/分。在所有临床征象中，呼吸频率增快对放射学已诊断肺炎的患儿有最高的敏感度（74％）与特异性（67％）。

14. 答案：A。患儿查体无双肺湿啰音增加，气管导管检查未提示见血性分泌物，凝血功能障碍已纠正，胸片不支持肺出血诊断。患儿反复抽搐存在反流误吸的风险，但入院后经药物治疗后全身发作停止，肌张力降低，且有气管插管，都能防止反流。给予万古霉素加美罗培南（美平）抗感染治疗后体温及反应细菌感染指标均下降，故暂不考虑耐药菌感染的可能性。

肺泡灌洗液培养为曲霉菌。

15. 答案：E。真菌感染时使用糖皮质激素会导致免疫抑制，真菌感染更难控制。短疗程使用糖皮质激素：喘憋明显伴呼吸道分泌物增多者；中毒症状明显的重症肺炎，例如合并缺氧中毒性脑病、休克、脓毒症者；有急性呼吸窘迫综合征者；胸膜腔短期有大量渗出者；肺炎高热持续不退伴过强炎性反应者。有细菌感染者必须在有效抗菌药物使用的前提下加用糖皮质激素。

（罗黎力　高晓琳）

第三节　病例 3

1. 答案：A。典型的临床表现：M样（毒蕈碱样）症状，N样（烟碱样）症状；中枢神经系统症状；特殊气味；肌束震颤为特异性，四肢内侧、颈部和胸部较易观察。此患儿以中枢神经系统症状如抽搐、意识不清、昏迷、瞳孔如针尖大小、大小便失禁为主要表现，伴有腺体分泌增加（流涎）、肢端湿冷等表现，结合有大蒜味，饮入不明液体史，故考虑有机磷中毒诊断。

2. 答案：D。患儿已有呼吸不规则、发绀等呼吸衰竭表现，需尽快进行气管插管辅助通气。虽然考虑有机磷中毒所致，但对昏迷患者洗胃前应先插入气管插管，防止误吸。虽然患者以反复抽搐就诊，但目前并未出现抽搐，故首先采取的诊疗措施不包含地西泮（安定）止痉。

3. 答案：C。口服中毒要彻底洗胃，洗胃应尽早进行，最好在中毒后6小时内。口服中毒患者，无论中毒时间长短、病情轻重，均应彻底洗胃。洗胃开始1~2小时一次，以后3~4小时一次，重者3~5天至引流液无味。患者意识清楚且能合作时，饮温水300~500 ml，然后自己用手指、压舌板或筷子刺激咽后壁或舌根诱发呕吐，如此反复进行，直到胃内容物完全吐出为止。洗胃液水温：30~38 ℃，过凉可促进胃肠蠕动，过热则可促进毒物在胃内直接吸收。

4. 答案：B。治疗应达到阿托品化。阿托品化的指征应该是口干、皮肤干燥及心率增快，其他表现有瞳孔较前扩大、颜面潮红、肺湿啰音消失。

5. 答案：B。正常人体存在乙酰胆碱，后者为交感神经和副交感神经节前纤维、副交感神经节后纤维和运动神经兴奋的化学递质。而有机磷的主要毒理作用是抑制神经系统胆碱酯酶活性，使乙酰胆碱堆积，使胆碱能神经受到持续冲动，导致先兴奋后衰竭的一系列毒蕈碱样、烟碱样和中枢神经系统等症状。

6. 答案：E。阿托品中毒：瞳孔扩大、意识模糊、烦躁不安、抽搐、昏迷和尿滞留。

7. 答案：E。一旦诊断为阿托品中毒，应立即减少或停用阿托品，或延长给药间歇，轻度中毒迅速减少阿托品，对中、重度阿托品中毒者必须立即停用阿托品，并采用下列措施：输液、利尿促进阿托品排泄；选用阿托品拮抗剂（毛果云香碱）；对出现高热、抽搐、肺水肿、脑水肿对症支持治疗。对中度以上中毒患者应常规给予20%甘露醇防颅内压升高，并有利于利尿、降温，必要时重复应用或给予糖皮质激素。必要时行血液净化治疗。

8. 答案：D。对复能剂及抗胆碱能药物的应用，一般把胆碱酯酶活性恢复到50%~60%，作为治疗的指标。

9. 答案：B。氯解磷定（氯磷定）、碘解磷定（解磷定）是胆碱酯酶复能剂，它可以使磷酰化的胆碱酯酶复能，恢复水解乙酰胆碱（ACh）的能力，能解除烟碱样症状，复能剂对刚形成不久的磷酰化胆碱酯酶易复能，对形成时间较长的老化酶复能困难，故应早期配合阿托品使用。中、重症患者可延长时间应用胆碱酯酶复能剂5~7天。

（罗黎力　高晓琳）

主要参考文献

[1] 方建培. 中国重型 β 地中海贫血的诊断和治疗指南 [J]. 中华儿科杂志, 2010, 48 (3): 186-189.

[2] 胡文广, 钟佑泉, 吴惧, 等. 伴中央颞区棘波的小儿良性癫痫脑电图特点分析 [J]. 四川医学, 2003, 24 (3): 222-223.

[3] 胡亚美. 诸福棠实用儿科学 [M]. 8 版. 北京: 人民卫生出版社, 2012.

[4] 教育部人事司组. 高等教育心理学 [M]. 北京: 高等教育出版社, 1998.

[5] 李成良, 顾美玲. 大学教学理论与方法 [M]. 贵阳: 贵州教育出版社, 1995.

[6] 李晓甦, 柳汝明, 王露婕, 等. 幼年特发性关节炎药物治疗循证指南的系统评价 [J]. 中国循证医学, 2015, 15 (2): 152-158.

[7] 马卫东, 马丽萍. 伴中央颞区棘波的小儿良性癫痫临床表现及脑电图特点 [J]. 中国现代药物应用, 2009, 3 (14): 45-46.

[8] 毛萌, 李廷玉. 儿童保健学 [M]. 3 版. 北京: 人民卫生出版社, 2014.

[9] 石淑华. 儿童保健学 [M]. 2 版. 北京: 人民卫生出版社, 2005.

[10] 孙广超, 曾华松. 生物制剂治疗幼年型特发性关节炎新进展 [J]. 中国实用儿科杂志, 2012, 27 (8): 627-632.

[11] 万学红, 卢雪峰. 诊断学 [M]. 8 版. 北京: 人民卫生出版社, 2013: 244-247.

[12] 王海燕. 肾脏病学 [M]. 3 版. 北京: 人民卫生出版社, 2008.

[13] 王卫平. 儿科学 [M]. 8 版. 北京: 人民卫生出版社, 2014.

[14] 吴敏媛, 李志刚. "童急性淋巴细胞白血病诊疗建议(第四次修订)"解读 [J]. 中华儿科杂志, 2014, 52 (9): 641-644.

[15] 吴敏媛, 郑胡铺, 儿童原发性免疫性血小板减少症诊疗建议 [J]. 中华儿科杂志, 2013, 51 (5): 382-384.

[16] 吴升华. 儿科住院医师手册 [M]. 3 版. 南京: 江苏科学技术出版社, 2004.

[17] 薛辛东. 儿科学 [M]. 2 版. 北京: 人民卫生出版社, 2010.

[18] 杨峻, 廖伟强, 邓慧延. 儿童化脓性脑膜炎的病原菌分布及其耐药情况分析 [J]. 实用心脑肺血管病杂志, 2015 (12): 36-38.

[19] 易著文. 小儿过敏性紫癜的诊断与治疗 [J]. 中国实用儿科杂志, 2009, 24 (11): 827-830.

[20] 易著文. 小儿内科特色诊疗技术 [M]. 北京: 科学技术文献出版社, 2008.

[21] 曾华松. 幼年特发性关节炎国际分类标准及治疗 [J]. 实用儿科临床杂志, 2011,

26（9）：721－724.

［22］张伶俐，李幼平，张川，等. 中国儿童临床指南现状分析及循证临床指南评价［J］. 中国循证医学杂志，2011，11（9）：991－999.

［23］赵祥文. 儿科急诊医学［M］. 3 版. 北京：人民卫生出版社，2010.

［24］中华医学会儿科学分会儿童保健学组. 维生素 D 缺乏及维生素 D 缺乏性佝偻病防治建议［J］. 中国儿童保健杂志，2015，23（7）：781－782.

［25］中华医学会儿科学分会. 儿童保健与发育行为诊疗规范［M］. 北京：人民卫生出版社，2015.

［26］中华医学会儿科学分会呼吸学组. 儿童社区获得性肺炎管理指南（2013 修订）（上）［J］. 中华儿科杂志，2013，51（10）：745－752.

［27］中华医学会儿科学分会呼吸学组. 儿童社区获得性肺炎管理指南（2013 修订）（下）［J］. 中华儿科杂志，2013，51（11）：856－862.

［28］中华医学会儿科学分会呼吸学组. 毛细支气管炎诊断、治疗与预防专家共识（2014 年版）［J］. 中华儿科杂志，2015，53（3）：168－171.

［29］中华医学会儿科学分会呼吸学组. 中国儿童支气管哮喘诊断与防治指南［J］. 中华儿科杂志，2008，46（10）：745－753.

［30］中华医学会儿科学分会肾脏病学组. 小儿肾小球疾病的临床分类、诊断及治疗［J］. 中华儿科杂志，2001，39（12）：742－746.

［31］中华医学会儿科学分会新生儿学组，《中华儿科杂志》编辑委员会. 新生儿肺出血的诊断与治疗方案［J］. 中华儿科杂志，2001，39（4）：248.

［32］中华医学会儿科学分会新生儿学组，《中华儿科杂志》编辑委员会. 新生儿高胆红素血症诊断和治疗专家共识［J］. 中华儿科杂志，2014，52（10）：745－748.

［33］中华医学会儿科学分会血液学组. 儿童霍奇金淋巴瘤的诊疗建议［J］. 中华儿科杂志，2014，52（8）：586－589.

［34］周柏林. 获得性癫痫失语综合征［J］. 综合临床医学，1997（3）：285.

［35］朱大年，王庭槐. 生理学［M］. 8 版. 北京：人民卫生出版社，2013：71－79.

［36］American Academy of Pediatrics. Management of hyperbilirubinemia in the newborn infant 35 or more weeks of gestation［J］. Pediatrics，2004，114（1）：297－316.

［37］Annane D，Bellissant E，Bollaert P E，et al. Corticosteroids in the treatment of severe sepsis and septic shock in adults：a systematic review［J］. Jama，2009，301（22）：2362－2375.

［38］Brouwer M C，Thwaites G E，Tunkel A R. Dilemmas in the diagnosis of acute community-acquired bacterial meningitis［J］. Lancet，2012，380（9854）：1684－1692.

［39］Cheson B D，Fisher R I，Barringcon S F，et al. Recommendations for initial evaluation，staging，and response assessment of Hodgkin and Non-Hodgkin lymphoma：the Lugano classification［J］. J Clin Oncol，2014，32（27）：3059－3067.

［40］Dellinger R P，Carlet J M，Masur H，et al. Surviving sepsis campaign guidelines for management of severe sepsis and septic shock [J]. Crit Care Med, 2004, 32 (3): 858−873.

[41] Dellinger R P. The surviving sepsis campaign: where have we been and where are we going? [J]. Cleve Clin J Med, 2015, 82 (4): 237−244.

[42] Edwards J C. Seizure types, epilepsy syndromes, etiology, and diagnosis [J]. CNS Spectr, 2001, 6 (9): 750−755.

[43] Engel J. A proposed diagnostic scheme for people with epileptic seizures and with epilepsy: report of the ILAE Task Force on Classification and Terminology [J]. Epilepsia, 2001, 42 (6): 796−803.

[44] Flexner A. Medical education in the United States and Canada, Bulletin number four (1910) [M]. New York: The Carnegie Foundation, 1910.

[45] Gkampeta A, Pavlou E. Emerging genetic influences in benign epilepsy with centro-temporal spikes − BECTS [J]. Epilepsy Res, 2012, 101 (3): 197−201.

[46] Glauser T, Ben-Menachem E, Bourgeois B, et al. Updated ILAE evidence review of antiepileptic drug efficacy and effectiveness as initial monotherapy for epileptic seizures and syndromes [J]. Epilepsia, 2013, 54 (3): 551−563.

[47] Kelly P A, Haidet P, Schneider V, et al. A comparison of in-class learner engagement across lecture, problem-based learning, and team learning using the STROBE classroom observation tool [J]. Teach Learn Med, 2005, 17 (2): 112−118.

[48] Larry K Michaelsen, Michael Sweet. The Essential Elements of Team-Based Learning [J]. EW DIRECTIONS FOR TEACHING AND LEARNING, 2008, 2008 (116): 7−27.

[49] Le Saux N. Guidelines for the management of suspected and confirmed bacterial meningitis in Canadian children older than one month of age [J]. Paediatr Child Health, 2014, 19 (3): 141−152.

[50] Levine R E, O'Boyle M, Haidet P, et al. Transforming a Clinical Clerkship with Team Learning [J]. Teaching & Learning in Medicine, 2004, 16 (3): 270−275.

[51] Marti-Carvajal A J, Sola I, Gluud C, et al. Human recombinant protein C for severe sepsis and septic shock in adult and paediatric patients [J]. Cochrane Database Syst Rev, 2012 (12): 732−734.

[52] Michaelsen L, Richards B. Drawing conclusions from the team-learning literature in health-sciences education: a commentary [J]. Teach Learn Med, 2005, 17 (1): 85−88.

[53] Nandi P L, Chan J N, Chan C P, et al. Undergraduate medical education: comparison of problem-based learning and conventional teaching [J]. Hong Kong Med J, 2000, 6 (3): 301−306.

[54] Parmelee D X, DeStephen D, Borges N J. Medical students' attitudes about team-based learning in a pre-clinical curriculum [J]. Med Educ Online, 2009, 14: 1.

[55] Plunkett A, Tong J. Sepsis in children [J]. Bmj, 2015, 350: h3017.

[56] Specchio L M, Beghi E. Should antiepileptic drugs be withdrawn in seizure-free patients? [J]. CNS Drugs, 2004, 18 (4): 201－212.

[57] Sterling S A, Miller W R, Pryor J, et al. The impact of timing of antibiotics on outcomes in severe sepsis and septic shock: a systematic review and meta-analysis [J]. Crit Care Med, 2015, 43 (9): 1907－1915.

[58] Sweet D G, Carnielli V, Greisen G, et al. European consensus guidelines on the management of neonatal respiratory distress syndrome in preterm infants － 2013 update [J]. Neonatology, 2013, 103 (4): 353－368.

[59] Tai B C, Koh W P. Does team learning motivate students' engagement in an evidence-based medicine course? [J]. Ann Acad Med Singapore, 2008, 37 (12): 1019－1023.

[60] Tan H J, Singh J, Gupta R, et al. Comparison of antiepileptic drugs, no treatment, or placebo for children with benign epilepsy with centro temporal spikes [J]. Cochrane Database Syst Rev, 2014, 9 (5).

[61] Thompson B M, Schneider V F, Haidet P, et al. Teambased learning at ten medical schools: two years later [J]. Med Educ, 2007, 41 (3): 250－257.

[62] Trinka E, Cock H, Hesdorffer D, et al. A definition and classification of status epilepticus－Report of the ILAE Task Force on Classification of Status Epilepticus [J]. Epilepsia, 2015, 56 (10): 1515－1523.

[63] Tsai J C. The basic principles and practical skills in problem-based learning [J]. Journal of Healthcare Quality, 2008, 2: 81－85.

[64] Tunkel A R, Hartman B J, Kaplan S L, et al. Practice guidelines for the management of bacterial meningitis [J]. Clin Infect Dis, 2004, 39 (9): 1267－1284.

[65] Vasan N S, DeFouw D O, Holland B K. Modified use of team-based learning for effective delivery ofmedical gross anatomy and embryology [J]. Anat Sci Educ, 2008, 1 (1): 3－9.

[66] Wahawisan J, Salazar M, Walters R, et al. Reliability assessment of a peer evaluation instrument in a team-based learning course [J]. Pharm Pract (Granada), 2016, 14 (1): 676.

[67] Warrier K S, Schiller J H, Frei N R, et al. Long-term gain after team-based learning experience in a pediatric clerkship [J]. Teach Learn Med, 2013, 25 (4): 300－305.

[68] Zgheib N K, Dimassi Z, Bou Akl I, et al. The long-term impact of team-based learning on medical students' team performance scores and on their peer evaluation scores [J]. Med Teach, 2016: 1－8.

附　录

英语缩略语

AIDP：Acuteinflammatorydemyelinatingpolyneuropathy，急性感染性多发性神经根炎

AMAN：Acute motor axonal neuropathy，急性运动轴索性神经病

AMSAN：Acute motor sensory axonal neuropathy，急性运动感觉轴索性神经病

APN：Acutepanautonomic neuropathy，急性泛自主神经病

ARDS：Acute respiratory distress syndrome，急性呼吸窘迫综合征

ASN：Acute sensory neuropathy，急性感觉神经病

ASO：Antistreptolysin O，抗链球菌溶血素 O

ATM：Acute transverse myelitis，急性横贯性脊髓炎

CMAP：Compound muscle action potential，复合肌肉动作电位

CMV：Cytomegalovirus，巨细胞病毒

CT：Electronic computer X-ray tomography technique，电子计算机体层摄影

DIC：Disseminated intravascular coagulation，弥散性血管内凝血

EBV：Epstein-Barr virus，EB病毒

FEV：Forced expiratory volume，用力呼气量

FVC：Forced vital capacity，用力肺活量

GBS：Guillian-Barre syndrome，格林－巴利综合征

Hb：Hemoglobin，血红蛋白

HD，HL：Hodgkin's lymphoma，霍奇金淋巴瘤

ICS：Inhaled corticosteroids，吸入糖皮质激素

IDA：Iron Deficiency Anemia，营养性缺铁性贫血

IDSA：Infectious diseases society of america，美国传染病协会

MCHC：Mean corpuscular hemoglobin concentration，红细胞平均血红蛋白浓度

MCH：The level of mean corpsular hemoglobin，红细胞平均血红蛋白量

MCV：Mean corpuscular volume，红细胞平均容积

MFS：Miller-Fisher syndrome，Miller Fisher 综合征

MG：Myasthenia gravis，重症肌无力

MIC：Minimal inhibitory concentration，最小抑菌浓度

MRI：Magnetic resonance imaging，磁共振

MUAP：Motor unit action，运动单位动作电位

NCV：Nerve conduction velocity，神经传导速度

PEF：Peak expiratory flow，呼气峰流速

PE：Plasma exchange，血浆置换

PET：Positron Emission Computed Tomography，正电子发射型计算机体层摄影

Rtc：Reticulocyte，网织红细胞

SABA：Short-acting beta-agonist，短效 β 受体激动剂

SIADH：Syndrome of inappropriate antidiuretic hormone secretion，抗利尿激素分泌失调综合征

SIgA：Secretory immunglobulin A，分泌型免疫球蛋白 A

SIRS：Systemic inflammatory response syndrome，全身炎症反应综合征

SSC：Surviving sepsiscampain，拯救脓毒症战役